常见病

中医处方与用药

张 翼 ——— 编著

化学工业出版社

·北京·

内容提要

全书共分 14 章，对中医内科、儿科、外科、皮肤科、妇产科等临床各科共计 144 种疾病的辨证用药、中成药、单方验方进行了系统论述。所选处方均为常用中药，用法简便，可操作性强，适用于临床各级中医师，尤其是基层医师参考使用。

图书在版编目（CIP）数据

常见病中医处方与用药/张翼编著. —北京：化学工业出版社，2020.7（2024.2重印）

ISBN 978-7-122-37026-6

Ⅰ.①常…　Ⅱ.①张…　Ⅲ.①常见病-中药疗法

Ⅳ.①R243

中国版本图书馆 CIP 数据核字（2020）第 083351 号

责任编辑：李少华　　　　　　　　文字编辑：赵爱萍
责任校对：边　涛　　　　　　　　装帧设计：史利平

出版发行：化学工业出版社
（北京市东城区青年湖南街 13 号　邮政编码 100011）
印　　装：大厂聚鑫印刷有限责任公司
850mm×1168mm　1/32　印张 13¼　字数 359 千字
2024 年 2 月北京第 1 版第 6 次印刷

购书咨询：010-64518888　　　　　售后服务：010-64518899
网　　址：http://www.cip.com.cn
凡购买本书，如有缺损质量问题，本社销售中心负责调换。

定　　价：38.00 元

前 言

中医学的理论体系来源于长期的临床实践，其实用性价值与临床密不可分。有感于此，笔者在繁忙的工作之余，广泛搜集国内各种文献，认真总结自己的临床经验，编写成《常见病中医处方与用药》一书，奉献给读者。

全书共分14章，着重介绍了中医内科、儿科、外科、皮肤科、妇产科等临床各科疾病的辨证用药、中成药、单方验方在临床上的应用。为方便临床查阅，疾病名称按照现代医学的分类方式编排，更加贴近临床，以便给广大临床工作者锤炼基础知识、改进知识结构、了解中医动向、更新中医观念提供有益的帮助。

该书实用新颖、内容丰富、简明扼要、结构严谨，既有前人的研究成果和经验，又有笔者自己的学术创见，是临床各科医学工作者、医学院校师生的良师益友。由于笔者水平有限，加之时间仓促，书中难免有疏漏之处，敬请各位读者批评指正。

张翼

2020 年 4 月

目 录

第一章 传染性疾病 / 1

第一节 流行性感冒 ……………………… 1
第二节 麻疹 ……………………………… 4
第三节 水痘 ……………………………… 7
第四节 流行性腮腺炎 …………………… 10
第五节 流行性乙型脑炎 ………………… 12
第六节 病毒性肝炎 ……………………… 16
第七节 肾综合征出血热 ………………… 22
第八节 流行性脑脊髓膜炎 ……………… 25
第九节 伤寒与副伤寒 …………………… 28
第十节 霍乱 ……………………………… 31
第十一节 痢疾 …………………………… 33
第十二节 疟疾 …………………………… 36

第二章 呼吸系统疾病 / 40

第一节 急性气管-支气管炎 …………… 40
第二节 慢性支气管炎 …………………… 42
第三节 支气管扩张 ……………………… 47
第四节 哮喘 ……………………………… 51
第五节 阻塞性肺气肿 …………………… 55
第六节 细菌性肺炎 ……………………… 60
第七节 肺脓肿 …………………………… 63
第八节 肺结核 …………………………… 66
第九节 肺栓塞 …………………………… 71
第十节 肺性脑病 ………………………… 74

第三章　循环系统疾病　/76

第一节　充血性心力衰竭 ································ 76

第二节　心律失常 ································ 78

第三节　心绞痛 ································ 82

第四节　心肌梗死 ································ 86

第五节　高血压病 ································ 89

第六节　病毒性心肌炎 ································ 93

第七节　原发性心肌病 ································ 96

第八节　风湿热 ································ 98

第九节　风湿性心脏瓣膜病 ································ 100

第十节　感染性心内膜炎 ································ 103

第十一节　心包炎 ································ 105

第四章　消化系统疾病　/108

第一节　胃食管反流病 ································ 108

第二节　急性胃炎 ································ 109

第三节　慢性胃炎 ································ 113

第四节　消化性溃疡 ································ 117

第五节　胃黏膜脱垂症 ································ 121

第六节　溃疡性结肠炎 ································ 123

第七节　急性出血性坏死性肠炎 ································ 125

第八节　肠易激综合征 ································ 127

第九节　肝硬化 ································ 129

第十节　肝性脑病 ································ 136

第十一节　急性胆囊炎 ································ 139

第十二节　胆石症 ································ 141

第十三节　急性胰腺炎 ································ 143

第五章　泌尿系统疾病 / 147

第一节　急性肾小球肾炎 …………… 147
第二节　慢性肾小球肾炎 …………… 150
第三节　肾病综合征 ………………… 153
第四节　肾盂肾炎 …………………… 157
第五节　慢性肾功能衰竭 …………… 162
第六节　尿石症 ……………………… 166

第六章　血液系统疾病 / 170

第一节　缺铁性贫血 ………………… 170
第二节　再生障碍性贫血 …………… 173
第三节　白细胞减少和粒细胞缺乏症 ……… 176
第四节　急性白血病 ………………… 178
第五节　过敏性紫癜 ………………… 181
第六节　原发性血小板减少性紫癜 ……… 183
第七节　血友病 ……………………… 185

第七章　内分泌和代谢疾病 / 188

第一节　糖尿病 ……………………… 188
第二节　低血糖 ……………………… 191
第三节　尿崩症 ……………………… 193
第四节　单纯性肥胖症 ……………… 194
第五节　痛风 ………………………… 197
第六节　单纯性甲状腺肿 …………… 200
第七节　甲状腺功能亢进症 ………… 202
第八节　腺垂体功能减退症 ………… 206

IV

第八章 结缔组织病和风湿病 /208

第一节　类风湿关节炎 ·················· 208
第二节　系统性红斑狼疮 ·············· 212

第九章 神经系统疾病 /215

第一节　面神经炎 ····················· 215
第二节　三叉神经痛 ··················· 216
第三节　急性脊髓炎 ··················· 218
第四节　急性感染性多发性神经根炎 ···· 220
第五节　缺血性中风 ··················· 222
第六节　出血性中风 ··················· 226
第七节　脊髓、延髓空洞症 ············ 228
第八节　癫痫 ························· 230
第九节　重症肌无力 ··················· 233
第十节　进行性肌营养不良 ············ 235
第十一节　遗传性共济失调 ············ 236
第十二节　肝豆状核变性 ·············· 237
第十三节　多发性硬化 ················ 241
第十四节　周期性麻痹 ················ 242
第十五节　震颤性麻痹 ················ 244

第十章 儿科疾病 /247

第一节　维生素 D 缺乏性佝偻病 ········ 247
第二节　厌食症 ······················· 249
第三节　急性上呼吸道感染 ············ 252
第四节　急性感染性喉炎 ·············· 256
第五节　支气管肺炎 ··················· 257
第六节　支气管哮喘 ··················· 261

第七节　充血性心力衰竭 ………………… 264

第八节　小儿腹泻 …………………………… 265

第九节　急性肾小球肾炎 ………………… 269

第十节　肾病综合征 ……………………… 272

第十一节　营养性缺铁性贫血 …………… 274

第十一章

外科疾病

/277

第一节　疖 …………………………………… 277

第二节　痈 …………………………………… 278

第三节　丹毒 ………………………………… 280

第四节　急性蜂窝织炎 …………………… 282

第五节　全身化脓性感染 ………………… 284

第六节　急性乳腺炎 ……………………… 286

第七节　乳腺增生病 ……………………… 289

第八节　烧伤 ………………………………… 292

第九节　血栓闭塞性脉管炎 ……………… 296

第十节　深静脉血栓形成 ………………… 300

第十一节　内痔 …………………………… 303

第十二节　外痔 …………………………… 304

第十三节　肛裂 …………………………… 306

第十四节　直肠、肛管周围脓肿 ………… 308

第十五节　肛瘘 …………………………… 310

第十六节　脱肛 …………………………… 312

第十七节　前列腺炎 ……………………… 314

　　一、急性前列腺炎 …………………… 315

　　二、慢性前列腺炎 …………………… 316

第十二章 皮肤科疾病 /319

第一节　带状疱疹 …………………… 319

第二节　接触性皮炎 …………………… 321

第三节　急性湿疹 …………………… 322

第四节　荨麻疹 …………………… 325

第五节　药物性皮炎 …………………… 328

第六节　神经性皮炎 …………………… 330

第七节　皮肤瘙痒症 …………………… 333

第八节　银屑病 …………………… 336

第九节　痤疮 …………………… 339

第十节　黄褐斑 …………………… 342

第十一节　白癜风 …………………… 345

第十三章 妇产科疾病 /348

第一节　妊娠剧吐 …………………… 348

第二节　妊娠高血压综合征 …………………… 350

第三节　晚期产后出血 …………………… 353

第四节　产褥感染 …………………… 355

第五节　急性盆腔炎 …………………… 358

第六节　功能失调性子宫出血 …………………… 360

第七节　痛经 …………………… 363

第八节　不孕症 …………………… 366

第九节　子宫脱垂 …………………… 370

第十节　阴痒 …………………… 373

第十一节　外阴白色病变 …………………… 375

第十四章 恶性肿瘤 /378

第一节　鼻咽癌 …………………… 378

第二节　甲状腺癌 …………………… 381

第三节　食管癌 …………………… 384

第四节　乳腺癌 …………………… 387

第五节　肺癌 …………………… 391

第六节　胃癌 ………………………………………… 396

第七节　肝癌 ………………………………………… 400

第八节　大肠癌 ……………………………………… 406

第九节　胰腺癌 ……………………………………… 410

传染性疾病

第一节　流行性感冒

流行性感冒（简称流感），是由流感病毒所引起的一种具有高度传染性的急性呼吸道传染病。借空气、飞沫迅速传播，常可发生不同规模的流行。临床特征为起病急，病程短，全身中毒症状明显，可见发热、乏力、头痛、周身酸痛等。婴儿、老年人可继发肺炎。以冬春季多发。中医称为"时行感冒""时气病"等。

中医学认为，因感受寒邪或受非时之气，或感受风邪或暑热、或凉燥及温燥所致。感冒的病因以感受风邪为主，但常与人体正气强弱，感邪轻重有密切关系。其病位主要在于肺卫，一般以实证多见。如虚体感邪，则为本虚标实之证。

（一）辨证用药

1. 风寒型

症见恶寒重，发热轻，无汗，头痛，肢节酸痛，鼻塞，流清涕，舌苔薄白而润，脉浮或浮紧。治宜辛温解表。方药：荆防败毒散。荆芥、防风、生姜、柴胡、薄荷、川芎、桔梗、枳壳、茯苓、甘草、羌活、独活。

2. 风热型

症见发热重，恶寒轻，汗出不畅，口渴，咽痛，咳嗽，痰黏或黄，流浊涕，舌苔薄白微黄、边尖红，脉浮数。治宜辛凉解表。方药：银翘散。金银花、连翘、豆豉、牛蒡子、薄荷、荆芥穗、桔梗、甘草、竹叶、鲜芦根。

3. 暑湿型

症见发热，微恶风，汗少，肢节酸重或疼痛，头重胀痛。咳嗽痰黏，鼻流浊涕，心烦热，口渴不欲饮、泛恶，小便短赤，舌苔薄黄腻，脉濡数。治宜清暑祛湿解毒。方药：香薷饮加减。香薷、鲜扁豆花、厚朴、金银花、连翘。

4. 气虚上感型

症见恶寒较甚，发热无汗，乏力倦怠，咳痰无力，苔薄白，脉浮无力。因卫表不固，气虚而不能驱邪外出。治宜益气解表。方药：参苏饮加减。党参、茯苓、紫苏叶、葛根、枳壳、木香、陈皮、前胡、清半夏、桔梗、甘草。

若平时气虚卫表不固，经常容易感冒者，用玉屏风散：黄芪150g，白术150g，防风7g。三药混合，每次用15g，冲泡饮用。尤其是老年人在春冬风寒当令之季，或流感来临之时服用玉屏风散，有很好的预防作用。

5. 阴虚上感型

阴津素亏，外感风热，驱邪无力，见身热微恶风寒，汗少，头昏而痛，口干心烦，干咳少痰，舌红少苔，脉细数或弦数。治宜滋阴解表。方药：加减葳蕤汤。玉竹、沙参、麦冬、白薇、豆豉、薄荷、葱白、桔梗、大枣、甘草。

（二）中成药

（1）银翘解毒丸、羚翘解毒丸：适用于风热型，热盛者用羚翘解毒丸。每次 1 丸，每日 3 次，温开水冲服，多饮温开水，同时加入维生素 C 效果更佳。

（2）清热解毒口服液：适用于风热型咽喉肿痛明显者。每次 100ml，每日 3 次。

（3）藿香正气丸：适用于暑湿型而有腹胀、腹泻明显者。每次 1 丸，每日 3 次，口服。

（三）单方验方

（1）羌活、防风、紫苏各 10g，生姜 2 片，苍耳子 10g，水煎服，日 1 剂。用于风寒感冒。

（2）野菊花、大青叶、鱼腥草、淡竹叶各 10g，水煎服，日 1 剂。用于风热感冒。

（3）大青叶 20g，鸭跖草 15g，桔梗 6g，生甘草 6g，水煎服，日 1 剂。用于风热感冒。

（4）荆芥 10g，紫苏叶 10g，茶叶 6g，生姜 3 片，红糖 20g。先将荆芥、紫苏叶用清水冲洗，过滤，与茶叶、生姜一并放入大盅内，置文火上煎沸。另将红糖加水适量，置另盅中煮沸，令其溶解，然后将药液与红糖合并，当茶饮用。每日 1 剂，适用于风寒型。

（5）生姜 3 片切丝，红糖适量。以沸水浸泡，加盖闷五分钟，趁热饮用，服后盖被取汗。适用于风寒型。

（6）大蒜 20g，葱白 5 个，生姜 3 片。上三样切碎，加水煎沸后热饮，盖被取汗。适用于风寒型。

（7）金银花 20g，绿茶 5g，白糖 20g。先将前两味煎去渣，加入白糖，当茶频饮。适用于风热型。

（8）白菜根芯 150g，白萝卜 60g。水煎加红糖适量，当茶饮用，数次可愈。用于风寒感冒。

（9）切白萝卜数片，葱白数根，煮水带渣服下，盖被出少许汗，立见功效。用于风寒感冒。

第二节　麻疹

麻疹是由外感麻疹病毒引起的一种呼吸道传染病。临床以发热、咳嗽、鼻塞流涕、泪水汪汪、满身布发红疹为特征。因疹点如麻粒大，故名"麻疹"。

本病虽一年四季都可发生，但多流行于冬春季节，传染性很强。好发于儿童，尤以 6 个月以上，5 岁以下的幼儿多见。本病患过一次以后，一般终身不再发病。

麻疹是由于感受麻毒时邪所致。邪毒从口鼻而入，主要侵犯肺脾两脏。肺主皮毛，肺司呼吸，开窍于鼻，早期邪犯肺卫，见发热、咳嗽、喷嚏、流涕等与感冒相似的症状。脾主四末，邪毒入于气分，疹子由里达表，透发于全身，并达于四末。疹透之后，邪随疹泄，麻疹逐渐收没，进入恢复期。由于麻为阳毒，易于化热化火，极易耗伤阴津，故后期常见伤阴之证。

麻疹以外透为顺，内传为逆，若正虚不能托邪外泄，或因邪盛化火内陷，均可导致麻疹透发不顺，形成逆证、险证。如麻毒内陷，邪郁于肺，肺气闭塞，则形成麻毒闭肺；麻毒循经上攻咽喉，而致麻毒攻喉；若麻毒炽盛，内陷心包，犯扰肝木，则可形成毒陷心肝，血分热毒炽盛，皮肤可见紫红色斑丘疹。少数患儿因麻毒内陷，正气不足，阳气外脱，可出现内闭外脱之险证，若损及心阳，则可导致心阳虚衰。此外，麻毒移于大肠，可引起协热下利，毒结阳明，可出现口疮、牙疳；迫血妄行，可导致鼻窍出血。

（一）辨证用药

1. 顺证

（1）初热期：从开始发热到出疹，3 天左右。起病较急，发热咳嗽，流涕喷嚏，目赤胞肿，泪水汪汪，或微恶风寒，小便短赤，大便稀溏，起病 2～3 天在颊黏膜近臼齿处见微小灰白色麻疹黏膜斑，苔薄白或微黄，脉浮数。治宜辛凉透表，清宣肺卫。方药：宣毒发表汤加减。咽痛蛾肿者，加射干、马勃清利咽喉；壮热阴伤者，加生地黄、玄参、石斛养阴清热；素体阳虚，无力透疹者，加党参、黄芪、黄精扶正透表；风寒外束，腠理开合失司，影响透疹者，加麻黄、细辛辛温透表。初热期疹透不畅者，可配合外治法透疹，如用生麻黄、浮萍、芫荽子各 15g，西河柳 30g，加水煮沸，加入黄酒 250g，用软毛巾蘸药液，趁热轻擦全身等。

（2）见形期：皮疹从见点到透齐，3 天左右。发热不退，咳嗽加剧，阵阵微汗，疹点先见于耳后、发际，渐及头面、胸背、腹部、四肢，最后手足心部见疹，即为出齐。疹点初起细小而稀，渐次加密，疹色先红后暗红，触之稍觉碍手，伴烦躁、嗜睡、口渴，小便黄赤，或大便稀软，舌红，苔黄，脉洪数。治宜清热解毒，佐以透发。方药：清解透表汤加减。疹点紫暗，融合成片者，加赤芍、牡丹皮、生地黄清热凉血；咳嗽痰黄黏者，加黄芩、鱼腥草、杏仁清肺化痰止咳；壮热烦渴者，加生石膏、栀子、知母清热泻火；齿衄、鼻衄者，加藕节炭、白茅根凉血止血。

（3）恢复期：从疹点透齐至没收，3 天左右。发热渐退，咳嗽减轻，胃纳增加，精神好转，疹点依次渐回，疹退处皮肤呈糠状脱屑，留有色素沉着，舌红，苔薄净，脉细软或细数。治宜养阴生津，清解余邪。方药：沙参麦冬汤加减。大便干结者，加火麻仁、全瓜蒌润肠通便；低热不退者，加银柴胡、地骨皮、白薇清退虚热；纳谷不香者，加山药、谷芽、麦芽健脾开胃。

2. 逆证

（1）麻毒闭肺：高热不退，咳嗽气促，鼻翼煽动，喉间痰鸣，疹点紫暗或隐没，甚则面色青灰，口唇发绀，舌红，苔薄黄或黄腻，脉数。治宜清热解毒，宣肺化痰。方药：麻杏石甘汤加减。咳剧痰多者，加川贝母、竹沥、天竹黄清肺化痰；咳嗽气促者，加紫苏子、葶苈子降气平喘；口唇发绀者，加丹参、红花活血化瘀；痰黄热盛者，加黄芩、鱼腥草、胆南星清肺化痰。

（2）热毒攻喉：身热不退，咽喉肿痛，咳声如犬吠，喉间痰鸣，甚则吸气困难，胸高胁陷，面色发紫，烦躁不安，舌红，苔黄腻，脉滑数。治宜清热解毒，利咽消肿。方药：清咽下痰汤加减。大便干结者，加生大黄、芒硝清热泻火通腑；咽喉肿痛者，加六神丸清热利咽。

（3）邪陷心肝：高热不退，烦躁谵语，皮肤疹点密集成片，色泽紫暗，甚则神昏，抽搐，舌红绛起刺，苔黄糙，脉数。治宜清热解毒，息风开窍。方药：清营汤加减。高热、神昏、抽搐者，加紫雪丹清热解毒，镇痉开窍；痰涎壅盛者，加石菖蒲、鲜竹沥清热化痰开窍；大便干结者，加生大黄、芒硝清热通腑。

（二）单方验方

（1）芫荽、浮萍、西河柳、葛根各10~15g，可任选1~2味，水煎1日分服。用于疹前期及疹出未齐者。

（2）鲜芦根、鲜白茅根各20~30g，煎水代茶饮。用于出疹期或疹没期。

（3）鲜芫荽、浮萍各30g，水煎代茶饮。用于疹前期或出疹期，有助皮疹透发。

（4）杏仁、荆芥、紫苏叶、薄荷各9g，麻黄、焦山楂、神曲、炒麦芽各6g，番泻叶1.2g，上药研末。6个月以内的小儿每次0.3~0.4g，6个月至1岁每次0.5~0.8g，1~2岁每次1.4g，2~3岁每次1.6g，3~6岁每次2.2g，6~9岁每次2.6g，9岁以上每次4~5g，每日3次，温开水送服，亦可用芫荽汤送服。适用于麻疹初期疹未透出者。

（5）葛根、牛蒡子、连翘各6g，薄荷、蝉蜕各2g，荆芥、桔梗各5g，前胡3g。上药煎2~3次，将药液装瓶，每次取30~50ml，作保留灌肠15分钟，每日1~2次。适用于麻疹初期及疹出未齐者，有助于皮疹的透发。

（6）紫苏叶、浮萍各30g，西河柳15g。加水煎沸，用药液熏洗全身，每次 15～20 分钟，每日 2～3 次，连续 1～2 天，适用于疹前期及出疹期。

（7）牵牛子 15g，明矾 30g。将上药研末，加少许面粉，用醋调成糊状，敷双侧涌泉穴，每日 1 次，5～7 天为一个疗程。适用于麻疹并发肺炎者。

（8）麻黄、浮萍、芫荽、西河柳各 15～30g（可任选 1～2味），加黄酒 60g。加水适量，煎沸用药气熏蒸室内，再用毛巾蘸药液，敷擦头面、胸背、四肢。用于疹前期及疹出未齐者。

（9）鲜苎麻根 90～150g。煎水，趁温轻擦患儿全身，洗后擦干皮肤，盖被保温，让患儿微微出汗。有助皮疹透发。用于疹前期及疹出未齐者。

（10）苔藓、嫩柳枝各 250g，星星草 120g，蝉蜕 200 个。上药加水 6000ml，煎煮 15 分钟，放至温度适宜时，沐浴全身，令微汗出，注意避风，每日 1 次，2～3 次为一个疗程。适用于小儿麻疹重症皮疹稠密暗红，疹出未齐者。

（11）芹菜、粳米各 50g。取芹菜洗净，沸水焯过，切碎，待粥至半熟时加入芹菜，同煮至粥熟为度。每日食 1～2 次，趁温服。适用于麻疹透发不畅者，有助于麻疹的透发。

（12）胡萝卜 50～100g，粳米 50g。将胡萝卜洗净，切成薄片，加入粳米中，一同加水煮粥。每日早、晚各食 1 次。适用于疹回期，邪去正伤、肺脾气虚者。

第三节　水痘

水痘，以其形态如豆，色泽明净如水泡，故名。亦称"水花""水喜"。是由外感时行邪毒引起的急性传染病。临床上以发热，皮肤分批出现丘疹、疱疹、结痂为其特征。

本病一年四季都有发生，但多见于冬春两季。儿童时期任何年龄皆可发病，而以 1～4 岁为多见。因其传染性强，容易造成流行。

中医学认为，病因为外感时行邪毒，邪毒由口鼻而入，蕴郁于肺，故见发热、流涕、轻微咳嗽等肺卫症状。病邪深入，郁于肺脾，肺主皮毛，脾主肌肉，时邪与内湿相搏，外透于肌表，则发为水痘。少数患儿因素体虚弱，加之调护不当，邪盛正衰，湿热炽盛，内犯气营，可见疱疹稠密，色泽红赤紫暗，壮热口渴，神志昏糊，甚则抽搐。

（一）辨证用药

1. 风热轻证

轻度发热，鼻塞流涕，咳嗽，喷嚏，起病后 1～2 天出疹，此起彼落，斑丘疹、疱疹、痂盖可同时并见，疹色红润，疱浆清亮，分布稀疏，以躯干为多，苔薄白，脉浮数。治宜疏风清热，利湿解毒。方药：大连翘汤加减。咳嗽有痰者，加杏仁、浙贝母宣肺化痰；咽喉疼痛者，加板蓝根、僵蚕清热解毒利咽；头痛者，加菊花、蔓荆子疏风清热止痛。

2. 热毒重证

壮热不解，烦躁不安，口渴欲饮，面红唇赤，水痘分布较密，根盘红晕显著，疹色紫暗，疱浆混浊，大便干结，小便黄赤，舌红或红绛，苔黄糙而干，脉洪数。治宜清热凉营，解毒渗湿。方药：清胃解毒汤加减。疹色暗紫，疱浆混浊者，加紫草、栀子、木通清热凉营渗湿；口唇干燥，津液受损者，加麦冬、石斛养阴生津；口舌生疮，大便干结者，加生大黄、全瓜蒌泻火通腑。

发疹过程中，疱疹已消退，出现壮热不退，神志模糊，口渴烦躁，甚则昏迷、抽搐，此为邪毒炽盛，内陷心肝之变证，由于症情危重，应积极救治。可予清瘟败毒饮加减，清热解毒，凉血泻火，并吞服紫雪丹、安宫牛黄丸、至宝丹等镇痉开窍之品。

（二）中成药

（1）板蓝根冲剂：用于水痘疾病初起，邪郁卫气，皮疹稀疏，疱液清亮者。

（2）六神丸：用于水痘壮热不退，咽喉红肿，皮疹稠密者。

（3）清开灵注射液：用于水痘重证，壮热不退，神志昏迷，四肢抽搐者。

（4）双黄连注射液：用于水痘重证，毒热炽盛，壮热不退，烦躁不安者。

（三）单方验方

（1）芦根 60g，野菊花 10g，水煎，连服 2～3 天。用于水痘疹稠疱大，疱液清亮，肤痒者。

（2）黄芩 5g，木通 2.5g，共研细末，水煎，分 3～4 次服，服散剂，其量减半。用于水痘气营两燔，热毒壅盛者。

（3）金银花 20g，甘草 3g，水煎服，每日 1 剂。用于水痘邪郁卫气属表者。

（4）金银花、连翘、六一散、车前子各 10g，紫花地丁 15g，加水 1000ml，煮煎去药渣，将药液倒入盆中待凉，让患儿沐浴 20～30 分钟，每日 1 次，连续 2～3 次。用于水痘疱疹稠密，疱液清亮，肤痒不舒者。

（5）黄连膏，涂擦于疱疹局部，每日 1～2 次。用于疱疹成疮，或干癟而痛者。

（6）青黛 60g，煅石膏、滑石各 120g，黄柏 30g，冰片、黄连各 15g，共研细末，取药末适量，加麻油调和成稀糊状，外涂患处，每日涂擦 3 次，连续 3～5 日。用于水痘疱疹稠密，疱液清亮，肤痒不舒者。

（7）青黛适量布包，扑撒疱疹局部，每日 1～2 次。用于水痘肤痒，疱疹破溃者，有助结痂。

（8）金银花、连翘、蒲公英、野菊花、生薏苡仁、车前草各 20g，赤芍、生甘草各 10g，土茯苓 30g，黄柏 15g，加水 2000～3000ml 煎沸去渣，药液倒入盆中待凉，让患儿沐浴，每次 20～30 分钟，每日 2～3 次，连用 2～3 日。用于水痘疱疹稠密，疱液混浊，肤痒不舒者。

（9）胡萝卜 50～100g，粳米 50g。将胡萝卜洗净，切成薄片，加入粳米同煮成稀粥，早、晚各服 1 次。用于水痘兼见口腔黏膜疱疹或口舌糜烂者。

（10）金银花 10g，粳米 50g。将金银花洗净，加水煎汁，取药液加入粳米再煮成稀粥，日食 2～3 次。用于水痘发热，纳呆食少者。

第四节　流行性腮腺炎

本病是由风温邪毒引起的急性传染病。以发热、耳下腮部漫肿疼痛为其临床主要特征。

本病一年四季都有发生，冬春易于流行。学龄儿童发病率较高。一般预后良好。年长儿童可并发睾丸肿痛等症。病情严重者，可见昏迷、痉厥变证。

病因为感受风温时毒所致，主要病机为邪毒壅阻少阳经脉，与气血相搏，凝滞耳下腮部。邪毒从口鼻而入，侵犯足少阳胆经，胆经起于眼外眦，经耳前耳后下行于身之两侧，终止于两足无名指端。少阳受邪，毒热循经上攻腮颊，与气血相搏，气滞血瘀，运行不畅，凝滞腮颊，故局部漫肿、疼痛。热甚化火，出现高热不退，烦躁头痛。经脉失和，机关不利，故张口咀嚼困难。

足厥阴肝经循少腹络阴器，邪毒引睾窜腹，则可伴有睾丸肿胀、疼痛或少腹疼痛。肝气乘脾，还可出现上腹疼痛等症。

足少阳胆经与足厥阴肝经互为表里，热毒炽盛，正气不支，邪陷厥阴，扰动肝风，蒙蔽心包，可出现高热不退、抽搐、昏迷等症。

（一）辨证用药

1. 常证

（1）温毒在表：轻微发热恶寒，或头痛咽痛，1～2 天后一侧腮部肿胀、疼痛，继则另一侧腮部也肿，或两侧腮部同时肿胀、疼痛，边缘不清，触之痛甚，咀嚼不便，或伴头痛，咽痛，纳少，舌红，苔薄白或淡黄，脉浮数。治宜疏风清热，散结消肿。方药：柴胡葛根汤加减。腮部肿痛者，加夏枯草散结消肿；发热无汗者，加荆芥、薄荷疏风解表。

（2）热毒蕴结：高热不退，多见两侧腮部肿胀疼痛，坚硬拒按，张口、咀嚼困难，烦躁，口渴引饮，或伴头痛，呕吐，咽部红肿，食欲不振，尿少黄赤，舌红，苔黄，脉滑数。治宜清热解毒，散结消肿。方药：普济消毒饮加减。腮部肿胀疼痛甚者，加夏枯草、海藻软坚散结；热甚者，加生石膏、知母清热泻火；大便秘结者，加大黄、芒硝通腑泄热；呕吐者，加竹茹清胃止呕。

2. 变证

（1）邪陷心肝：高热不退，烦躁不安，神昏，嗜睡，项强，反复抽搐，腮部肿胀疼痛，坚硬拒按，头痛，呕吐，舌红，苔黄，脉洪数。治宜清热解毒，息风开窍。方药：凉营清气汤加减。热甚者，加清开灵注射液或双黄连注射液静脉注射以清热解毒；抽搐频繁者，加钩藤、僵蚕以平肝息风。

（2）毒窜睾腹：腮肿渐消，一侧或两侧睾丸肿胀疼痛，或伴少腹疼痛，痛甚者拒按，舌红，苔薄黄，脉数。治宜清肝泻火，活血止痛。方药：龙胆泻肝汤加减。睾丸肿甚者，加荔枝核、延胡索理气消肿；伴呕吐者，加玉枢丹降逆止呕。

（二）中成药

（1）甘露消毒丹：用于头痛腮肿，张口疼痛，咀嚼困难者。
（2）六神丸：用于腮部肿胀，咀嚼不舒者。

（三）单方验方

（1）板蓝根、夏枯草各 60g，紫花地丁 30g，每日 1 剂。用于腮腺肿胀期。

（2）鲜海金沙 30g 或干根 15g，水煎服，每日 1 剂。用于痄腮轻症。

（3）金银花、板蓝根各 30g，水煎服，每日 1 剂，连服 3～4天。用于痄腮发热不高，咀嚼不舒者。

（4）蒲公英、紫花地丁各 30g，水煎服，每日 1 剂，连服 3～4天。用于腮部肿胀，咀嚼疼痛者。

（5）夏枯草 30g，蝉蜕 6g，煎水代茶饮。用于痄腮初起，腮部肿胀不舒者。

（6）活蚯蚓数条（洗净），白糖适量，拌在一起，不久即化为水液，以此液涂擦局部，每日数次，连续 2～3 天。用于痄腮轻症。

（7）青黛散以醋调糊，涂擦患处，每日 3～4 次，用于痄腮初起，病症尚轻者。

（8）鲜蒲公英、鲜马齿苋、鲜芙蓉花叶，任选一种，捣烂外敷患处，每日 1 次，连续 2～3 天。用于痄腮轻症。

（9）新鲜仙人掌，除刺剖开，以切面（亦可捣泥）外敷患处，每日数次，连续 2～3 天。用于痄腮轻症。

（10）赤小豆 30g，粳米 50g。先用砂罐将赤小豆煮烂，然后加入粳米同煮成稀粥，每日 1～2 次，连续 2～3 天，用于痄腮肿胀轻症。阴虚津枯者忌食。

（11）牛蒡根（鲜品）100g，粳米 50g，先将牛蒡根捣绞取汁30ml，然后将粳米加水煮粥，待粥将熟时加入牛蒡根汁，再煮数沸即可，每日 1～2 次，连服 2～3 天。无牛蒡根亦可用牛蒡子 15g代替。用于腮肿咽痛轻症。脾胃虚寒者忌服。

第五节　流行性乙型脑炎

　　流行性乙型脑炎，简称"乙脑"，是由乙型脑炎病毒引起的中枢神经系统的急性传染病。多发于儿童，通过蚊虫叮咬而传播，夏秋季流行。临床以高热、意识障碍、脑膜刺激征为主要表现。属于中医"暑温""暑症""暑厥""暑风"等范畴。

本病的发生是感受了暑热之气，因夏月暑气当令，气候炎热。夏令雨湿较多，因天暑下逼，地湿上蒸，暑热与湿邪互相熏灼为患。严重者热盛耗伤阴液而动风，热盛化火，风盛生痰，痰盛生惊，故临床可见高热、抽搐、痰鸣、昏迷等危重证候。

（一）辨证用药

1. 急性期

（1）卫气型：多见于轻型、普通型和重型的初期。症见发热或恶寒，头痛，嗜睡，自汗，口渴，烦躁或有项强及轻度惊厥。苔薄白、白腻或微黄，脉浮数或滑数。治宜透表解毒。方药：银翘散加减。金银花、连翘、大青叶、板蓝根各30g，豆豉12g，薄荷、竹叶各10g，贯众15g，芦根60g。

（2）气营型：多见于普通型与重型。症见壮热不退，头痛项强，神志昏迷，反复抽搐，唇口焦干，小便短赤，大便秘结。舌质红绛，苔黄厚而燥，脉数。治宜清气泄热，凉营解毒。方药：石膏知母汤合清营汤加减。生石膏60g，大青叶、板蓝根各30g，玄参12g，麦冬、知母各10g，紫草、生地黄各15g，连翘、竹叶、牡丹皮各9g，甘草5g，犀角粉（水牛角代）（冲）1g。便秘加生大黄6g，玄明粉（冲服）4g；昏迷加郁金6g，石菖蒲9g；喉内痰鸣加鲜竹沥10ml；反复惊厥加天麻6g，钩藤、地龙干各9g，菊花5g。

（3）营血型：相当于极重型。症见高热、深度昏迷，反复抽搐，严重者频繁抽搐，全身强直，角弓反张，痰声辘辘或出现面灰唇青，肢冷汗出，吐血，便血。舌质红绛或紫绛，舌苔干黄或光滑无苔，脉细数。治宜清热凉血，解毒镇痉。方药：清瘟败毒饮加减。犀角（水牛角代）尖、黄连各3g，生石膏（先煎）180g，知母15g，生地黄30g，栀子、玄参各12g，牡丹皮、赤芍、黄芩各9g，竹叶、生甘草各6g。若邪毒损阴耗阳，使阴液枯而阳气脱，则转拟益气养阴，敛肺固脱，用生脉散合参附汤，并加六神丸鼻饲。

2. 恢复期

(1) 肝肾阴虚：症见肢体强直或震颤，失语，咬牙，潮热颧红。舌质红绛，脉细数。治宜滋养肝肾，育阴潜阳。方药：大定风珠加减。龟甲（先入）、鳖甲（先入）、龙骨（先入）、牡蛎（先入）各 30g，麦冬 15g，杭白芍、阿胶（烊化冲服）、红花、桃仁、地龙各 9g。

(2) 气阴两虚：症见轻度发热或午后潮热，倦怠乏力，自汗或盗汗，四肢强直或瘫痪。舌质红嫩少苔，脉细数无力。治宜清气生津，益气和胃。方药：竹叶石膏汤加减。太子参、制半夏、青蒿各 9g，麦冬 12g，生石膏（先煎）30g，竹叶 6g。

(3) 痰热蒙窍：症见烦躁不安，喉间痰鸣，言语謇涩，精神异常。舌质红，苔黄厚腻，脉细数。治宜清心豁痰开窍。方药：导痰汤加减。陈胆南星、陈皮、天竺黄各 6g，半夏、枳实、菖蒲、郁金各 9g，茯苓 12g，黄连 3g。

（二）中成药

(1) 六神丸：六神丸中麝香、蟾酥有兴奋呼吸中枢和血管运动中枢的作用，并对支气管痉挛有保护、镇咳、祛痰等作用。故对爆发型乙脑呼吸衰竭患者痰涎壅盛、喉部分泌物过多而致喉头阻塞症状有回苏急救之效，早期应用六神丸能起到治疗和预防呼吸衰竭的效果。每次 20 粒，日 3 次。

(2) 地龙注射液 0.5～1ml，取丰隆、中脘、膻中等穴注射。用于痰多者。

(3) 人参注射液 0.5～1ml，取膻中、中府、肺俞等穴注射。用于呼吸衰竭。

(4) 板蓝根冲剂：由板蓝根组成。具有清热解毒作用。主要用治多种病毒感染性疾病。每次 1～2 袋，每日 3 次。

(5) 银黄口服液：由金银花、黄芩组成。具有清热解毒之功。

用治多种感染性疾病。每次 1 支，日 3 次。

（6）复方大青叶冲（针）剂：具有清热解毒，解表清热之功。用治多种急性热病卫气同病者，每次 1 袋，每日 3 次或每日注射 2 次，每次 2ml。

（7）牛黄清宫丸：由天竺黄、连翘、金银花、白芷、牛黄、水牛角等组成。具有清瘟解毒，镇惊化痰作用。用治温邪里热引起的头痛身热、口渴咽干、肢体抽搐等。每次 2 丸，每日 2 次。

（8）安宫牛黄丸：由牛黄、犀角（水牛角代）、麝香、珍珠、黄连、郁金等组成。具有清热开窍，镇惊安神之功。用治温邪入里，逆传心包引起的高热惊厥、烦躁不安、神昏谵语等。每丸重 3g，口服，每次 1 丸。

（三）单方验方

（1）采集淡红色的鲜活地龙（又名蚯蚓，绿色而蜷曲者不宜用），以冷水洗净，不必剖开，每 100g 加开水约 50ml，炖汤内服，重复炖 2 次，30 日为 1 个疗程。小儿用量每次 100～200g。用本法治疗乙脑后遗症，在病后 6 个月内效果较好。

（2）取牛筋草 90g，加水 600ml，浓煎成 50～100ml，分 3 次服，每日 1 剂，7～10 日为 1 个疗程（药液忌与糖同服，可加些食盐）。

（3）板蓝根 30g，水煎，分 2 次服，每日 1 剂，也有效验。

（4）云母（金精石或银精石）15g，连翘、贯众各 30g。角弓反张、抽搐者加当归、钩藤各 12g；前额痛者加石膏 30g；腹痛加白芍、陈皮各 12g；呕吐甚者加法半夏 10g；便秘加大黄 5g（兼症消失后则分别停用加味药）。水煎服，日服 1 剂（方中云母用食盐泡水，洗净泥沙后加入药）。

（5）白花蛇舌草、白马骨、地耳草各 30g，重楼（七叶一枝花）9g。每日 1 剂，2 次分服。适用于急性期。

（6）生石膏 40g，板蓝根、大青叶各 30g，生地黄、连翘各 20g，紫草 12g，黄芩 9g。适用于急性期。

（7）板蓝根 30g，沙参 20g，天花粉 12g，莱菔子、郁金各 9g，神曲 6g，谷芽、麦芽各 10g。适用于恢复期。

（8）石膏、大青叶、板蓝根、野菊花、六月雪各 30g，鹅不食草 6g，金银花藤、海金沙各 15g。适用于急性期。

（9）瓜蒌子、豆豉各 15g，黄连 4.5g，炒枳实、金银花、郁金各 6g，玄参、连翘各 9g，鲜芦根 24g，紫雪丹 3g（冲），葱白 3 寸。水煎服。适用于乙型脑炎证属伏暑挟湿又感寒而发。

（10）大青叶 100g。水煎，分 2 次服。

（11）伸筋草、透骨草各 50g，干姜数片。水煎，熏蒸及浸泡用，治肢体挛缩。

（12）止痉散（全蝎、蜈蚣、天麻各 50g，僵蚕 100g，共研细末），用于抽搐的患者，每次服 0.5～1g，每日 2～4 次，严重抽搐时，1 次服 3g，以后每 4～6 小时服 0.5～1g。

第六节　病毒性肝炎

病毒性肝炎是由肝炎病毒引起的以肝细胞变性、坏死为主要改变的一组传染病。根据病原学性质等的不同，肝炎病毒分为甲、乙、丙、丁、戊型，分别引起相应的病毒性肝炎。其中甲型、戊型只有急性肝炎，乙型、丙型、丁型既有急性肝炎，又可转变为慢性肝炎。本病属中医"黄疸""胁痛"等病范畴。

本病的主要病因为湿热与疫疠。外感湿热之后，湿邪不能外泄，郁蒸而助热，热邪不能宣达，蕴结而助湿，湿与热蕴蒸不解而产生本病，《沈氏尊生书·诸疸源流》说："又有天行疫疠，以致发黄者，俗谓之瘟黄，杀人最急。"认识到引发本病的病因是一种传染性物质——疫疠。其具有热毒的特性，热毒壅盛，邪入营血，内陷心包，多为急黄险症。慢性期以外邪缠绵、脉络瘀阻、肝郁脾虚、肝肾不足等虚实夹杂为主，但病程日久，阴损及阳，又可导致肾阳亏虚。

（一）辨证用药

1. 肝胆湿热

症见右胁胀痛，脘腹满闷，身黄或无黄，小便黄赤。舌胖大，苔黄腻，脉弦滑或濡缓。治宜清热利湿，凉血解毒。方药：茵陈蒿汤加味。茵陈60g（包），栀子12g，陈皮6g，生大黄、半夏各9g，金钱草、田基黄、板蓝根各30g。

2. 肝郁脾虚

症见胁肋胀满，面色萎黄，精神抑郁或烦急，纳差，脘痞，腹胀。舌质或稍暗、苔薄白、边有齿印，脉沉濡或沉弦。治宜疏肝解郁，健脾和中。方药：逍遥散加减。柴胡、当归各9g，白术、茯苓各12g，党参15g，郁金10g，丹参20g，陈皮、木香各6g，砂仁3g。乏力，加黄芪30g；肝区痛，加香附、延胡索各9g；纳呆，加鸡内金9g，山楂12g，谷芽、麦芽各10g。

3. 肝肾阴虚

症见头晕耳鸣、两目干涩、口燥咽干、失眠多梦、五心烦热、腰膝酸弱、舌红苔少、脉弦细等。治宜滋养肝肾。方药：一贯煎加减。生地黄、麦冬各10g，白芍15g，女贞子、当归、五味子、川楝子、枸杞子各9g。午后低热，加牡丹皮9g，地骨皮15g；口干、食少，加沙参、石斛各15g；眩晕重者，加白蒺藜10g；失眠，加首乌藤（夜交藤）、炒酸枣仁各12g；腰腿酸痛甚者，加桑寄生12g；木瓜15g。

4. 气滞血瘀

症见面色晦暗，肝脾肿大、质硬，蜘蛛痣，肝掌。舌质紫暗，或有瘀点瘀斑，苔腻，脉弦。治宜调气活血，化瘀通络。方药：化瘀汤加减。当归、丹参各12g，郁金10g，桃仁、红花、赤芍各

9g，青皮 6g，牡蛎 30g（先煎）。

5. 脾虚湿困

症见面色苍黄，肢体困倦，胁腹胀满不适或隐痛，纳差便溏，苔腻舌质淡，脉濡缓。多见于慢性迁延性或活动性肝炎。治宜健脾化湿。方药：香砂六君子汤加减。党参、白术、半夏各 9g，茯苓、怀山药、生熟薏苡仁各 12g，陈皮、木香各 6g，砂仁 3g（研后下），谷芽、麦芽各 15g。

6. 热毒炽盛

症见起病急骤猝然壮热，黄疸迅速加深，其色如金，胁痛腹满，神昏谵语，或见衄血、便血，或肌肤出现瘀斑。舌质红绛，苔黄燥，脉弦滑数。多见于重症肝炎。治宜清热解毒，凉营开窍。方药：犀角散加减。犀角（水牛角代）（磨冲）、黄连各 3g，升麻、栀子、牡丹皮、赤芍、生甘草各 9g，生大黄 6g，茵陈（先煎）、鲜生地黄各 30g。

7. 肾阴亏虚

症见胁痛隐隐，缠绵不休，面色萎黄或黧黑，腰膝酸软，畏寒肢冷，或遗精带下。舌淡苔薄白，脉细尺弱。多见于慢性活动性肝炎后期，或乙肝病毒表面抗原阳性的病例。治宜温养苦泄。方药：二仙汤化裁。党参、仙茅、淫羊藿（仙灵脾）、苍术、苦参各 9g，小蓟、虎杖各 15g，平地木 30g，川黄连、胡黄连各 3g。

（二）中成药

（1）龙胆泻肝丸：每次 6～9g，每日 2～3 次。用于肝胆湿热引起的头晕目眩、口苦目赤、黄疸等症。

（2）茵陈五苓丸：每次 6g，每日 2 次。用于湿热黄疸初起，全身尽黄，小便短赤。

（3）肝舒乐冲剂：口服，每次 1 袋，每日 2 次。用于肝经湿热所致的黄疸，胁肋胀痛，食欲不振，舌苔黄腻。

（4）复方垂盆草糖浆：每次 50ml，每日 2 次。用治急性肝炎、迁延性肝炎及慢性活动性肝炎。

（5）茵栀黄注射液：每次 4ml，每日 2 次。用于湿热黄疸，肌肤黄染，胁痛纳减，小便黄赤，舌苔黄腻，以及热毒炽盛之高热，躁动，神昏之急黄证候。

（6）肝炎冲剂：每次 1 袋，每日 2 次。用于湿热蕴蒸所致的黄疸或无黄疸、胁下胀痛、肝脏肿大、食欲不振、舌苔黄腻等。

（7）田基黄注射液：每次 2～4ml，每日 1 次，肌内注射。

（8）黄疸茵陈冲剂：每次 1 袋，每日 2 次。用于湿热熏蒸所致的肌肤黄染，头重身疼，倦怠乏力，脘闷不饥，小便黄赤，舌苔黄腻。

（9）舒肝丸：每丸 9g，1 次 1 丸，每日 2 次。用于肝郁气滞引起的胸胁胀满、胃脘疼痛、嗳气吞酸、饮食乏味等。

（10）肝泰冲剂：每日 3 次，开水冲服。用于急、慢性无黄疸型肝炎及肝炎综合征之胁肋胀痛、嗳气纳少等。

（11）舒肝和胃丸：每次 9g，每日 2 次。用于治疗肝炎证属肝胃气滞，症见胁肋胀痛、脘腹胀满等。

（12）安宫牛黄丸：口服，每次 1 丸，每日 2 次。用于温邪入里、逆传心包引起的高热惊厥、烦躁不安、神昏谵语等。

（13）紫雪散：每次 1～3g，每日 2 次。适用于邪热内陷心包而见高热烦躁、神昏谵语、抽搐惊厥、口渴喜饮、唇焦舌干、尿赤便秘等。

（14）清开灵注射液：每次 40～80ml，每日 1~2 次。用于治疗急性重症肝炎，高热神昏，黄疸明显者。

（15）牛黄清热散：口服，每次 1.5g，每日 2 次。适用于温邪入里引起的高热惊厥，四肢抽搐，烦躁不安，痰浊壅盛。

（16）肝炎春冲剂：每次 15g，每日 3 次。用于甲、乙型肝炎及各种慢性肝炎所引起的疲乏无力、厌油腻、纳呆食少、口苦恶心等症。

（三）单方验方

（1）田基黄全草 45g。水煎，加白糖适量，分 2 次服，每日 1 剂，15 日为 1 个疗程，必要时延长。对病毒性肝炎或急性黄疸型肝炎有效。

（2）鲜三叶人字草（鸡眼草）100g。加水煎 20～30 分钟去渣，分 3 次服，儿童减半。对病毒性肝炎有效。

（3）虎杖根 30g。水煎，分早、晚服，每日 1 剂。对无黄疸型病毒性肝炎有效。

（4）鲜虎杖根 30g，鲜垂柳（柳树）叶 150g，鲜小飞杨全草 90g。加水煎取药液 2 次，共约 200ml，分 3 次服，每日 1 剂，连服 10～15 剂。对急性黄疸型肝炎有效，预防用可每日 1 剂连服 5～7 天。

（5）茵陈 30～60g，威灵仙、丹参各 30g，大黄 6～15g。水煎服，每日 1 剂。本方对急性黄疸型肝炎有较好疗效。

（6）凤尾草全草、白芍各 30g。水煎，分 3～4 次服，每日 1 剂，儿童酌减，或鲜车前草全草 150g，加水煎成 600ml，分 2 次服，每日 1 剂。对病毒性肝炎或急性黄疸型肝炎均有效。

（7）路边菊（鸡儿肠）全草、车前草全草各 500g，茵陈 250g。加水过药面，煮沸后慢火煎两小时过滤，浓缩至 1000ml，装瓶煮沸消毒备用。3～5 岁每次 15ml，6～10 岁每次 20ml，11～14 岁每次 30ml，每日服 3 次，服至黄疸消退，肝功能恢复正常，肝脾不肿大为止。本方对小儿急性黄疸型肝炎有效。

（8）茵陈、白芍、菊花各 20g，佛手、橘红各 12g，白茅根、鸡骨草、金钱草各 30g，甘草 10g，泽泻 15g。水煎服，每日 1 剂。此方适于较重肝炎而且有黄疸者。

（9）丹参 60g，茵陈 30g，加水煮至 300ml，再加红糖 15g。每日 1 剂。治黄疸型肝炎。

（10）茵陈 60g，蒲公英、土茯苓各 30g，栀子 12g，柴胡、龙胆、大黄、甘草各 9g。水煎服，每日 1 剂。治黄疸型肝炎。

（11）茵陈 20g，白术 15g，茯苓、附子各 9g，干姜、炙甘草各 6g。水煎服。治黄疸型肝炎。

（12）茵陈 60g，鸡蛋 6 枚。加水将鸡蛋煮成黑色，食鸡蛋，每日 2～3 次，至黄疸消失。

（13）栀子 30g，鸡蛋 2 枚。加水煮 30 分钟。早晚空腹食鸡蛋 1 枚。治黄疸型肝炎。

（14）取新鲜公猪胆汁顿服，每天 1 次，5 天为 1 个疗程。对甲型肝炎有特效。

（15）大叶金花草、茵陈各 30g，煮液 300ml，分 3 次服，7 天为 1 个疗程。

（16）黄根 30g，黄牛肉 100g，加水煮沸后文火再煮 20 分钟。食肉饮汤，每日 1 次。治急性黄疸。

（17）小麦苗捣烂绞汁，6 小时一次，每次 60～100ml，治急性黄疸型肝炎。

（18）茵陈（鲜品）做菜佐餐，连服 3～5 日，治急性黄疸型肝炎。

（19）黄花 20～30g，太子参 15～20g，黄精 15g，陈皮 15g，山茱萸 15g，生山楂 30g，连翘 25g，女贞子 18g，茯苓 18g，丹参 20g。田三七粉（冲服）3g。熟猪肝 30g 为引。水煎服，每日 1 剂，早晚饭前分 2 次服，3 个月为 1 个疗程。治慢性肝炎。

（20）柿叶 500g 切细，略蒸后阴干，每天取 5g 用沸水泡茶饮，治慢性肝炎。

（21）柿子适量加米醋浸泡后饮，治慢性肝炎。

（22）柴胡 15g，白芍 15g，五味子 15g，当归 15g，党参 15g，白术 15g，板蓝根 15g，茯苓 15g，黄芪 30g，丹参 30g，焦三仙各 15g，甘草 10g。水煎服，每日 1 剂。治乙型肝炎。

（23）茵陈 30g，栀子、黄芩各 10g，酒大黄 3g。水煎服，每日 1 剂。治乙型肝炎。

（24）乙肝消毒汤Ⅰ号（柴胡、茵陈、白芍、当归、白术、茯苓、大青叶、板蓝根、丹参、五味子、甘草各 15g）。水煎服，每日 1 剂。

（25）乙肝消毒汤Ⅱ号（田三七 5g，柴胡、全蝎各 10g，山楂15g，黄芪、茵陈各 20g，郁金、白芍、丹参、白花蛇舌草各 30g）。水煎服，每日 1 剂。

（26）半枝莲、茵陈、淫羊藿各 30g，虎杖 24g，土茯苓、当归各 20g，柴胡、牡丹皮各 12g，枳壳、竹茹各 15g，甘草 6g，鸡内金 9g，黄芪 40g。水煎服，每日 1 剂，30 剂为 1 个疗程。治乙型肝炎。

（27）柴胡、白芍、当归、白术、茯苓、板蓝根、大青叶、五味子各 15g，甘草 10g，丹参 30g。水煎服，每日 1 剂，连服 30 剂为 1 个疗程。治乙型肝炎。

（28）茵陈、鱼腥草、玉竹、谷芽、麦芽、枸杞子、白芍各15g，菊花、郁金、石斛、佛手、牡丹皮、鸡内金各 10g。水煎服，每日 1 剂，30 天为 1 个疗程。治乙型肝炎。

（29）黄芪 180g，党参 45g，何首乌 90g，淫羊藿 60g，肉苁蓉90g，黄柏 45g，水牛角粉 30g。加水煎至 500ml。每次服 100ml，每日 2 次。治乙型肝炎。

（30）六神丸，每次 10 粒，每日 3 次，连服 2～4 周，肝功能有明显改善。

第七节　肾综合征出血热

肾综合征出血热，是由出血热病毒引起的自然疫源性传染病。以发热、出血、低血压休克、急性肾功能不全为临床表现。潜伏期1～8 周，多发生于青壮年，流行季节为每年 5～12 月，属于中医"时疫""疫疠"范畴。

中医学认为，其发病的主要原因是由于感受了疫疠之邪。风热上受，故见起病急，畏寒，发热，头痛，腰痛，眼眶痛；热炽化火，火伤络脉，故见出血倾向。病程日久，肾阴不足，肺闭失降，肝风液竭则尿少尿闭，正邪相争，正不抗邪，则肝风内动，亡血伤阴；正能抵邪，则日渐恢复，尿量增多，但肝肾不足，经治则可康复。

（一）辨证用药

1. 发热期

（1）邪袭卫表：发热，恶寒，头痛，身痛，腰痛，无汗或微汗不畅，口干，颜面潮红，两目微赤，浮肿轻微。舌苔薄白或略黄，脉浮滑而数。治宜清热透邪。方药：银翘散加减。金银花、连翘各15g，薄荷3g（后下），牛蒡子、荆芥、淡豆豉各9g，芦根30g，竹叶6g。

（2）阳明热盛：壮热口渴，汗出气粗，面红目赤，浮肿轻微，小便短赤，大便秘结。舌红苔黄，脉洪大而数或洪实而数。治宜清气泄热，解毒生津。方药：白虎汤加减。生石膏60g（先煎），知母12g，金银花、连翘各15g，板蓝根30g，生甘草9g。

（3）气血两燔：壮热口渴，心烦不宁，皮肤显斑，甚则便血、衄血，神昏谵语。舌质红绛，脉弦细数。治宜清气解毒，凉血宁络。方药：清瘟败毒饮加减。生石膏60g（先煎），知母、黄芩、栀子、牡丹皮、赤芍、生甘草各9g，黄连、犀角(水牛角代)(磨冲)各3g，生地黄30g，连翘15g，玄参12g，竹叶6g。

2. 低血压期

（1）邪热内闭：恶热口渴，腹部、腋下灼热，四肢厥冷，口唇发绀，心烦不宁，身有斑疹，小便短赤。舌质红绛，苔黄，脉细数。治宜凉血解毒，清热开窍。方药：清营汤送服紫雪丹。犀角（水牛角代）（磨冲）、紫雪丹（吞服）、黄连各3g，生地黄、连翘各30g，玄参、麦冬各12g，金银花、丹参各15g。

（2）阴亏阳衰：四肢厥冷，面色苍白，口唇发绀，冷汗淋漓，烦躁不安。舌质淡，苔黄，脉微欲绝。治宜益气养阴，回阳救逆。方药：生脉散合参附汤、安宫牛黄丸。人参（另煎代茶）、五味子、附子（先煎）各 9g，麦冬 12g，黄芪 15g，安宫牛黄丸 1 粒（化服）。

3. 少尿期肾阴枯涸

小便量少（一昼夜在 400ml 以下），甚至无尿，萎靡嗜睡，口干饮少，水入即吐。舌光红、无津，脉细数无力。肾阴枯涸：治宜滋肾生津，育阴利湿。方药：左归饮合猪苓汤。生地黄、滑石各30g，山药、山茱萸、枸杞子、猪苓、阿胶（烊化）各10g，茯苓、泽泻各 12g，炙甘草 6g。呕恶，加吴茱萸 3g，竹茹 12g；昏睡谵语加菖蒲、郁金各 10g，并加服玉枢丹 9g。

4. 多尿期肾虚不固

小便频数，夜间尤多，甚则失禁遗尿，尿量剧增，尿色清淡不混，伴有口渴、多饮、腰酸、神疲、乏力。舌质淡而欠润，脉沉细无力。肾虚不固：治宜补肾固摄。方药：右归丸合缩泉丸加减。熟地黄 30g，山药、山茱萸、桑螵蛸各 10g，枸杞子、杜仲、鹿角胶、覆盆子各12g，菟丝子、益智各 15g，熟附子 9g，肉桂 1g，黄芪 45g。

5. 恢复期

（1）脾虚邪恋：胸脘满闷，纳呆便溏，低热不退，口干心悸。舌淡红，苔薄腻，脉虚缓。治宜健脾化湿，清热和胃。方药：参苓白术散加减。党参、白术、炒扁豆各 9g，茯苓、熟薏苡仁各 12g，砂仁 3g（后下），竹叶 6g，芦根 30g。

（2）气阴两伤：倦怠乏力，少气多汗，口渴舌燥，大便艰难。舌红少苔，脉细弱。治宜益气养阴，生津润燥。方药：生脉散加味。太子参、黄芪各 9g，麦冬、北沙参各 12g，五味子 3g，火麻仁 15g。

（二）中成药

（1）黄芪注射液：24～32ml 溶于葡萄糖内，每日 1 次，3～4

天为 1 个疗程。

（2）板蓝根注射液：100％注射液 60～100ml 静滴，每日 1 次，连用 5 天。

（3）大青叶注射液：100％（1g）或 200％（2g）30～60ml 加入 10％葡萄糖 500ml 静滴，每日 1 次，连用 3～4 天。

（4）红参注射液：2～4ml 加入葡萄糖液中静脉滴注，用于低血压期。

（5）紫雪丹、安宫牛黄丸：口服，可用于退热。

（6）复方丹参注射液：20ml 加入 5％～10％葡萄糖液中，静脉滴注。用于化瘀。

（三）单方验方

（1）生石膏 50g，大青叶、生地黄各 25g，茜草、黄芩、知母、栀子、牡丹皮、紫草、黄柏、甘草、金银花各 5g，丹参、连翘各 15g。水煎服。适于发热期。

（2）羊蹄根 15g，海蚌含珠 30g，白茅根 60g，煎汤频服；或水牛角 30g 刨成薄片，水煎服。适于出血现象严重时。

（3）半边莲、马鞭草各 30g，水煎服；体虚者用鲜车前草 60g，大葱根 15g，捣烂敷脐。适于尿少或尿闭，体实者。

（4）桔梗、川贝母、巴豆霜各等量用热米汤调成糊状，每日 0.5～1g。喂服或鼻饲。适用于流行性出血热急性肾功能衰竭。

第八节　流行性脑脊髓膜炎

流行性脑脊髓膜炎简称流脑，是由脑膜炎球菌引起的急性化脓性脑膜炎，通过飞沫经呼吸道传播，经鼻咽部侵入血循环，形成败血症，最后于脑膜和脊髓膜形成化脓性炎症。本病属中医学温病中的"春温"或"冬温"。由于本病具有流行性发病的特点，因而又可归属于中医的"温疫"范畴。

本病多因人体正气不足,感受温疫邪毒,不能抗御温邪而发病。小儿脏腑娇嫩,气血未充,更易传染。

(一) 辨证用药

1. 卫分证

症见发热微恶寒,头痛,咳嗽,口微渴,无汗或少汗。舌边尖红,苔薄黄,脉浮数。治宜辛凉解表。方药:金银花、连翘、荆芥、豆豉、薄荷、牛蒡子、桔梗、竹叶、芦根、甘草。高热加鸭跖草;头痛剧烈加野菊花;项背强加葛根;咽肿痛加蒲公英;咳脓痰加川贝母、黄芩。

2. 气分证, 热壅肺气

症见高热口渴,咳嗽气喘,咳黄稠痰或血痰,胸闷胸痛,便秘。舌红,苔黄厚黏腻,脉滑数。治宜清热宣肺。方药:麻黄、杏仁、石膏、甘草。热郁胸膈症见身热口渴,心中懊恼,胸膈烦闷,口渴唇焦,咽痛龈肿,大便秘结,舌红苔黄,脉数。治宜泄热除烦。方药:栀子豉汤,加黄芩、瓜蒌皮、枇杷叶、大黄等。热入阳明症见壮热烦渴,面赤大汗,大便秘结,脉洪大。治宜清气泄热或通腑泄热。方药:清气泄热用石膏、知母、粳米、甘草;通腑泄热用大黄、芒硝、枳壳、厚朴。

3. 营分证

症见身热夜甚,口干不欲饮,心烦不寐,斑疹隐隐。舌红绛,脉细数。治宜清营凉血。方药:犀角 (水牛角代)、黄连、丹参、玄参、生地黄、麦冬。兼神昏谵语之热闭心包者加莲子心、竹叶卷心水煎服,并送服安宫牛黄丸、至宝丹或紫雪丹。

4. 血分证

症见全身斑疹密布,咯血,吐血,衄血,溲血,便血,身体灼热，烦躁甚或谵狂，四肢抽搐，舌绛，脉细数。治宜凉血止血。方药：犀角（水牛角代）、生地黄、牡丹皮、芍药。兼少腹硬满急痛，大便秘结加桃仁、当归、大黄、芒硝。

5. 阴伤气脱证

症见低热，干咳少痰，口干渴或五心烦热，手足蠕动甚则瘛疭，神倦耳聋或发热骤退，大汗不止，呼吸短促，烦躁不安。脉细数。治宜益气养阴。方药：太子参、沙参、五味子、麦冬、天花粉、鳖甲、牡蛎。

（二）中成药

（1）10％人参注射液：1～2ml 肌内注射或静脉注射，每 30～60 分钟用 1 次。服加味参附汤（红参、附子各 4.5g，龙骨、牡蛎各 15g，麦冬 9g，甘草 3g）。用于休克。

（2）丹参注射液：5 岁以下每次 8g（每毫升相当于生药的 2g），5～12 岁为 12～16g，12 岁以上为 32g，以每剂加入 5％葡萄糖 40～200ml 静注或静滴。

（3）安宫牛黄丸：1 丸/次，每日 2 次。

（4）参附注射液：20ml 加入 25％葡萄糖液 20ml 静脉缓慢推注，每 15～30 分钟 1 次，连续 3～5 次。适用于爆发型的阳气暴脱。

（三）单方验方

（1）龙胆 15～50g。水煎服。

（2）紫花地丁 100g。水煎服。

（3）鲜松针 400g，甘草 9g。加水 500ml，煎成 400ml，成人每次饮 250ml。

（4）鱼腥草、鸭跖草、半枝莲、野荞麦根各 30g，虎杖 15g。水煎服，每日 1 剂。用于卫分、气分证。

（5）龙胆、炙甘草各 2.5g，僵蚕、酒地龙各 5g，干蝎尾、西洋参（另炖兑服）各 3g，全蜈蚣 1 条，双钩藤、黄菊花、大生地黄、青连翘、鲜生地黄各 6g，首乌藤、白蒺藜、酒杭芍各 10g。水煎服，同时用当门子（麝香）0.15g，西牛黄 0.3g，羚羊角 0.6g，研细末分 2 次随药冲服。适用于流行性脑脊髓膜炎。

（6）贯众、大青叶、板蓝根、野菊花、连翘等，选 2～3 味水煎服，可用于本病的预防和治疗。

（7）生石膏、鲜芦根各 30g，莲子心、地骨皮、薄荷、黄连、桃仁、杏仁各 6g，金银花 18g，知母、黄柏、僵蚕、龙胆各 9g，生鳖甲 4～5g，鲜菖蒲 12g，安宫牛黄丸 1 粒（分化）。水煎服。适用春瘟，症见神昏谵语欲狂，大渴引饮。

（8）生地黄 15g，当归、甘草、全蝎、地龙各 10g，川芎、蜈蚣、菖蒲各 3g，荷叶、白茅根各 30g。水煎服，必要时鼻饲。适用于流脑热极生风，邪陷心包，神昏抽搐，舌红绛，苔黄燥，脉数。

（9）荠菜花 30g，水煎代茶。可隔日或 3 日服 1 次，连服 2～3 周。有预防流行性脑脊髓膜炎作用。

第九节　伤寒与副伤寒

伤寒、副伤寒是由伤寒或副伤寒杆菌经消化道感染而引起的急性传染病。二者除病原体、免疫性各有特点外，在流行病学、临床特点、病理变化和防治措施等方面均相近似。本病是一古老的全球性疾病，我国早在古代医书中提及的"伤寒"，是多种外感热性病的总称，现代医学所称的"伤寒"属中医学"湿温"范畴。

本病由于感受湿温病邪，弥漫三焦，而以中焦脾胃为主，病势缠绵，变化多端。初起湿郁于表，为时甚短；继则湿热留恋气分，历时较长，日久则化燥化火，热入营血；后期邪衰正伤，致气阴两亏。

（一）辨证用药

1. 湿重于热

（1）邪遏卫气：恶寒少汗，身热不扬，午后热象较显，头重如裹，身重肢倦，胸闷脘痞。苔白腻，脉濡缓。治宜芳香宣化。方药：藿朴夏苓汤加减。藿香、半夏、豆豉、枳壳各 9g，厚朴 6g，茯苓、生薏苡仁、猪苓、泽泻各 12g，白豆蔻 3g（研后下）。

（2）湿郁三焦：发热午后为甚，不渴或渴不欲饮，汗出热不退，头痛身重，表情淡漠，大便稀溏。舌淡红，苔白腻，脉缓。治宜祛湿泄浊。方药：达原饮为主方。厚朴、草果、生甘草各 6g，槟榔、知母、黄芩、白芍各 9g。

2. 湿热并重

发热渐高，汗出不解，口渴不欲多饮，心烦脘痞，恶心呕逆，小便短赤，大便溏而不爽，或外发白痦，或见黄疸，或神志昏蒙，时清时昧。舌质红，舌苔黄腻，脉滑数。治宜化湿清热。方药：连朴饮为主方。黄连 3g，厚朴 6g，石菖蒲、半夏、豆豉、焦山栀各 9g，芦根 30g。

3. 热重于湿

身热壮盛，口渴引饮，面赤大汗，呼吸气粗，脘痞身重。苔黄微腻，脉象洪大。治宜清热化湿。方药：苍术白虎汤加味。生石膏 60g（先煎），知母、连翘各 12g，粳米 15g，甘草、竹叶各 6g，苍术 9g，鲜芦根 30g。

4. 热入营血

身热夜甚，心烦不安，时有谵语或神昏不语，手足抽搐，斑疹隐隐，舌绛少苔。如病情进一步发展，深入血分，则可见灼热躁扰，骤然腹痛，便下鲜血或吐血、衄血。若出血不止，则进而可见身热骤退、面色苍白、汗出肢冷、呼吸短促、舌淡无华、脉象微细急促等危象。治宜清热凉营止血。方药：犀角地黄汤加味。犀角（水牛角代）3g（磨冲），赤芍、牡丹皮各 9g，生地黄、槐花、地榆各 15g，金银花炭、侧柏叶炭各 12g。吐血、咯血、鼻出血加金银花、连翘、荷叶边、杏仁、薏苡仁、藕节、滑石、鲜芦根、鲜白茅根；便血加紫草、仙鹤草、白槿花、墨旱莲；尿血加鲜白茅根、益母草、鲜车前草。如出血不止，以致气随血脱者，急予独参汤益气固脱。

5. 余邪未尽，气阴两伤

身热退而未尽，形体消瘦，胸脘稍闷，神疲乏力。苔黄而干或光剥无苔，脉细弱。治宜清解余邪，益气养阴。方药：竹叶石膏汤加减。竹叶 6g，生石膏 30g（先煎），太子参、麦冬各 9g，石斛、茯苓各 12g，薏苡仁 15g。

（二）中成药

（1）紫雪丹：1～2 丸，口服。用于高热者。

（2）清开灵注射液：20～60ml 加入 5%～10% 葡萄糖注射液，静脉滴注。用于高热者。

（3）云南白药：2～4g 冲服。用于肠出血。

（三）单方验方

（1）地锦草 20g。水煎服，每日 1 剂。适用于伤寒早、中期患者。

（2）佩兰叶、黄郁金、白茯苓、生竹茹各 10g，法半夏 6g，陈皮、小枳实各 5g，生甘草 15g，石菖蒲 3g，飞滑石 12g。水煎服，每日 1 剂，疗效较好。

（3）凤尾草、鱼腥草各 50g，绵茵陈 9g，藿香梗 8g。水煎服，每日 1 剂。合并有肠出血者可加地榆 18g，黑槐花 10g；有鼻衄者可加莲蓬 9g，白茅根 30g，黑栀子 9g；合并有中毒性肝炎症状者，可加栀子 10g，另配合使用 50％葡萄糖加维生素 C 静脉用药 1 周。

（4）以 100％茶叶煎剂 10ml 口服，每日 3 次。

（5）将乌梅洗净，加水炖至熟烂，纱布过滤取汁，用文火熬成膏（每克膏约用梅实 30g），成人每次服 1g，每日服 4 次；用 30g 梅实加清水 1 碗煎至半碗，加糖少许 1 次服，每日服 4 次。

第十节　霍乱

霍乱是由霍乱或副霍乱弧菌所致的烈性肠道传染病。起病急、传播快，是亚洲、非洲大部分地区腹泻的重要原因。属国际检疫传染病。

在中医文献上，从《黄帝内径-素问•六元正经大论》及《伤寒论•辨霍乱病脉证并治》起，就有霍乱的病名及记载，以后历代均有不少新的阐述。但中医文献在清代以前所称的霍乱，主要指以上吐下泻为主要临床表现的疾病，如急性胃肠炎、食物中毒等。此后所论及的霍乱，则主要是阐发了疫疠之邪即霍乱弧菌或埃尔托弧菌引起的真霍乱病。

霍乱是由于饮食不慎，感受疫疠之邪，损伤脾胃，引起脾胃气机升降失常，气逆于上，湿浊下趋，清气不升致清浊相干，升降逆乱所致。

（一）辨证用药

1. 寒霍乱

（1）轻症：暴起呕吐下利，初起时所下带有稀粪，继则下利清稀如水，或如米泔样，不甚臭秽，腹痛或不痛，胸膈痞闷，四肢清冷。舌苔白腻，脉象濡弱。治宜散寒燥湿，芳香化浊。方药：藿香正气散合纯阳正气丸加减。藿香、紫苏、白芷、桔梗、半夏、茯芩、甘草、厚朴。汤药未备时，可先吞服纯阳正气丸。

（2）重症：为吐泻不止，吐泻物如米泔汁，面色苍白，眼眶凹陷，指螺皱瘪，头面汗出，筋脉挛急，舌淡苔白，脉沉微细。治宜温补肝肾，回阳救厥。方药：附子理中汤为主方。附子、党参、炮姜、甘草。

2. 热霍乱

吐泻骤作，发热口渴，心烦脘闷，吐泻有腐臭味，或呕吐如喷，泻下如米泔汁，小便短赤，腹中绞痛，甚则转筋拘挛。舌苔黄腻，脉象濡数。治宜清热化湿，辟秽泄浊。方药：燃照汤或蚕矢汤。前者用省头草、黄芩、栀子、滑石、豆豉、半夏、厚朴、白蔻仁。后者用黄连、黄芩、栀子、大豆黄卷、薏苡仁、半夏、通草、蚕沙、木瓜、吴茱萸。

3. 干霍乱

为卒然腹中绞痛，欲吐不得吐，欲泻不得泻，烦躁闷乱，甚则面色青惨，四肢厥冷，头汗出。脉象沉伏。治宜辟浊解秽，利气宣壅。方药：玉枢丹为主方。山慈菇、雄黄、五倍子、麝香、续随子、红大戟。

（二）中成药

（1）参麦注射液：50ml 加入 10％ 葡萄糖注射液 250ml 内静脉滴注。

（2）参附注射液：80ml 加入 10％ 葡萄糖注射液 250～500ml 内静脉滴注。

（三）单方验方

（1）轻症患者可口服淡盐姜汤、米汤、五汁饮等。

（2）也可用参附汤（人参、附子）或四逆汤（人参、附子、干姜、炙甘草）煎服。

第十一节　痢疾

痢疾是因外感时行疫毒，内伤饮食而致邪蕴肠腑，气血壅滞，传导失司，以腹痛腹泻，里急后重，排赤白脓血便为主要临床表现的具有传染性的外感疾病。

痢疾，古代亦称"肠澼""滞下"等，含有肠腑"闭滞不利"的意思。本病为最常见的肠道传染病之一，一年四季均可发病，但以夏秋季节为最多，可散在发生，也可形成流行，无论男女老幼，对本病"多相染易"，在儿童和年老患者中，常因急骤发病，高热惊厥，厥脱昏迷而导致死亡，故须积极防治。中医药对各类型痢疾有良好的疗效，尤其是久痢，在辨证的基础上，采用内服中药或灌肠疗法，常能收到显著效果。

中医学认为，外感时邪或饮食不节，湿热、疫毒、寒湿之邪壅塞肠中，气血与之相搏结，使肠道传导失司，气血凝滞，化腐化脓而下痢赤白。其病位在肠，位居下焦，与肾有关。其病理特点为气滞、血瘀、食积。

（一）辨证用药

1. 寒湿痢

症见下痢赤白黏冻，白多赤少，发病较急，伴腹痛，里急后重，胃脘饱胀，纳少，头身困重，舌质淡，苔白腻，脉濡缓。治宜温化寒湿。方药：胃苓汤加减。陈皮、桂枝、厚朴、苍术、白术各6g，猪苓、泽泻各12g，茯苓15g；湿热并重，加野麻草、地锦草各15g，藿香9g。

2. 湿热痢

症见痢下脓血，赤白相杂，大便每日十几次或更多，腹痛，里急后重，肛门灼热，小便短赤或发热恶寒。舌苔黄腻，脉滑数。治宜清热解毒，调气行血。方药：芍药汤加减。马齿苋 30g，黄芩、赤芍、白芍各 9g，黄连、枳壳、槟榔、木香（后入）各 6g。热重于湿，加白头翁 9g，金银花 15g，地榆 12g，牡丹皮 6g。

3. 疫毒痢（中毒性痢疾）

症见发病急骤，高热口渴，腹痛烦躁，里急后重，便下紫色脓血，甚者神志不清、循环呼吸衰竭。舌质红，苔黄腻，脉弦滑数。治宜清热凉血解毒。方药：白头翁汤加减。白头翁、生地黄各 15g，黄连、牡丹皮各 6g，黄柏、秦皮、赤芍各 9g。高热神昏，宜合犀角地黄汤：水牛角（先煎）60g，知母 9g，另服紫雪丹或至宝丹 2～3g，或安宫牛黄丸 1～2 丸；惊厥抽搐，加羚羊角粉 1g 送服，钩藤 15g，石决明（打碎先煎）60g；暴痢致脱者，急投人参 10g，附子 6g，或独参汤或人参 10g，熟附子 6g，龙骨、牡蛎（先煎）各 30g。

4. 休息痢（慢性痢疾）

症见痢疾时止时作，日久不愈，倦怠怯冷，嗜卧。舌质淡苔腻，脉濡软或虚大。治宜健脾益气，消积化滞。方药：资生丸加减。人参、黄连、炙甘草、木香、枳实各 6g，白术、扁豆、北山楂肉各 9g，茯苓、神曲各 15g，薏苡仁 20g，麦芽 30g。

（二）中成药

（1）附子理中丸：每次 6g，每日 3 次。用于虚寒痢。

（2）香连丸：由黄连、木香组成。具有清热燥湿，行气止痛之功。用治湿热痢。每次 6g，每日 3 次。

（3）香连化滞丸：每次服 1 丸，每日 2～3 次。用于湿热痢。

（4）安宫牛黄丸：每次服 1 丸，每日 2 次。用于疫毒痢。

（5）人参健脾丸：每次服 2 丸，每日 2 次。用于休息痢。

（6）理中丸合加味香连丸：每次服 6～9g，每日 2 次。用于休息痢。

（三）单方验方

（1）白头翁 30g，川黄连、甘草各 5g，木香 6g，金银花 15g。水煎服，1 日 2 次。用于湿热痢。

（2）鲜黄荆叶 150g。浓煎取汁，1 日分 3 次服完。用于寒湿痢。

（3）黄连 6g，地榆 30g。水煎服，1 日 2 次。用于疫毒痢。

（4）干姜 10g，白术 15g，山药 30g。水煎服，1 日 2 次。用于休息痢。

（5）鲜马齿苋 30～60g。洗净，捣烂绞汁，加温开水服下，每日 1 剂，分 3 次服，连服 7 日。或马齿苋水煎服。

（6）焦山楂 120g，白扁豆花 30g，水煎后早晚分服，治痢疾。

（7）生姜 10g（切丝），乌梅肉 30g（剪碎），绿茶 5g，沸水浸泡半小时，加红糖适量。趁热顿服，每日 3 次。治痢疾。

（8）苦参 30g，加水 2000ml，置砂锅中煎煮 40～60 分钟，浓缩至 400ml 左右。每日 2 次，每次口服 200ml，连服 3～5 天。治痢疾。

（9）大枣 10 枚，煨葛根 20g，柿饼 3 个，红糖 50g，灶心土 30g。先煎灶心土，取其上清液 500ml，加入大枣、煨葛根、柿饼煎煮，取液 100ml，再加红糖搅拌后顿服。治脾胃虚弱、久泻不止、便血。

（10）苦参、白头翁各 15g，秦皮、赤石脂、赤芍各 10g，广木香 9g，生地榆 12g，大蒜 15g，茶叶 10g。加水煎煮 2 次，取药液 400ml，成人每日分两次，儿童每日分 3 次，加糖调味口服。适用于普通型菌痢。

（11）西瓜藤根、叶 100g，水煎服。治水泻痢疾。

（12）鲜葡萄 200g、生姜 200g 捣烂取汁，另用沸水冲泡浓绿茶 500ml，兑入葡萄汁、姜汁各 50ml，蜂蜜适量搅匀顿服。治细菌性痢疾。

（13）红茶 200g，加水适量煎煮。每 20 分钟取煎液 1 次，加水再煎，连煎 3 次，合并煎液后，以小火浓缩，待要干锅时，加入生姜汁 200g，呈黏稠状，稍温，加白糖粉 500g 混匀后晒干，压碎成粉，用沸水冲泡，每次 10g 顿服，每日 3 次。可治肠炎、细菌性痢疾。

（14）鱼腥草全草，鲜品 60～150g（干品减半），水煎服，每天 1 剂，1～3 剂可止痛止痢。亦可嚼服鲜品 20～40g，疗效更佳。

（15）萝卜 10g 加水 500ml，煎煮 10 分钟口服，每日 3 次，3 天为 1 个疗程。治痢疾。

（16）鲜马齿苋 250～300g，蒸熟，加适量蒜泥、食盐（不加油）拌匀食。对急性痢疾 2 次见效。

（17）石榴皮、地榆各 32～64g。水煎分 3 次服，每日 1 剂。也可研细，水泛为丸，每次 6g，每日 2 次。治慢性痢疾。

（18）大黄（研粉）10g，加醋制成颗粒，再加鸡蛋 3 枚拌匀，煎熟用温水送服，每日早晚各服 1 次。对红白痢疾有效。

第十二节　疟疾

疟疾是以寒战壮热，头痛，汗出，休作有时为特征的传染性疾病，多发于夏秋季。

疟疾是一种严重危害人民健康的传染病，我国大部分地区均有流行，以南方各省发病较多。

中医学认为，本病由于疟邪、瘴毒入侵，兼杂感风、寒、暑、湿时令邪气，或复加饮食劳倦等而诱发。病邪入侵人体，出入于营卫之间，或邪正交争，或正邪相离而呈不同证候。

（一）辨证用药

疟疾的辨证，应根据病情轻重、寒热偏盛、正气盛衰及病程久暂等，来确定属于正疟、温疟、寒疟、瘴疟、劳疟的类型。祛邪截疟为治疗疟疾的基本原则。

1. 正疟

症见寒热往来，发作有定时，先呵欠乏力，继而寒战，寒去则内外皆热，头痛面赤，烦渴引饮，终则遍身汗出，热退身凉。舌苔薄白或黄腻，脉弦。治宜和解达邪。方药：小柴胡汤加减。

2. 温疟

症见热多寒少或但热不寒，汗不畅泄，骨节酸痛，头痛如裂，口渴引饮，便结溲黄。脉弦细而数。治宜清热解毒，和解祛邪。方药：白虎加桂枝汤加味。

3. 寒疟

症见寒多热少，口不渴，胸脘痞闷，神疲体倦，苔白腻，脉弦。治宜辛温达邪。方药：柴胡桂枝干姜汤。

4. 瘴疟

（1）热瘴：症见热甚寒微，或壮热不寒，头痛，肢体烦痛，面红目赤，胸闷呕吐，烦渴引饮，大便秘结，小便热赤，甚则神昏谵语，舌红绛，苔黄腻或垢黑，脉洪数或弦数。治宜解表除瘴，清热保津。方药：清瘴汤加减。

（2）冷瘴：症见寒甚微，或但寒不热，或呕吐腹泻，甚则神昏不语，苔白厚腻，脉弦。治宜解毒除瘴，芳化湿浊。方药：加味不换金正气散。

5. 劳疟

症见寒热时作，倦怠无力，食少，自汗，面色萎黄，形体消瘦，或胁下结块，舌质淡，脉细无力。治宜扶养正气，调和营卫。方药：何人饮加减。

（二）中成药

（1）首乌片：何首乌。具有滋补肝肾作用。用治疟疾日久，气血两亏者。每次 5 片，每日 3 次。

（2）青蒿素：具有截疟作用。用治间日疟、恶性疟及抗氯喹株疟疾。

（3）鳖甲煎丸：具有活血化瘀，软坚散结之功。用治疟疾日久所致气血亏损、痰瘀内结、胸胁胀满疼痛、腹部肿块、肝脾肿大等症。每次 9g，每日 3 次。

（4）十全大补丸：每次 1 丸，每日 3 次。本品具有温补气血功能。用治疟疾日久，气血两虚，五脏失养引起的面色苍白、身体消瘦、头晕耳鸣、四肢不温、腰膝无力等症。

（三）单方验方

（1）鲜黄花蒿（青蒿）全草 250g。加水 400ml，煎至 300ml，成人 1 次服 150ml；6～8 岁服 40ml；9～12 岁服 80ml；13～16 岁服 120ml，分别在疟疾发作前 6 小时、3 小时各服 1 次。适于间日疟、三日疟和恶性疟。

（2）威灵仙、青蒿各 15g。用水煎服，每日 2 次。

（3）何首乌 24g，甘草 3g。浓煎 2 小时，每日 3 次，饭前服用。

（4）金钱草适量，搓出香味，做成 2 小丸，于发作前塞入鼻孔内。

（5）取等量川芎、白芷、桂枝、苍术，研成细末。每取 3 分用药棉包好，于发作前 2 小时塞于鼻孔内，4 小时后取出。

（6）马齿苋 120g。洗净，水煎去渣，在疟疾发作前 2～3 小时服下。

（7）鲫鱼 150g，紫苏叶 6g，菖蒲、陈皮各 3g。将鲫鱼洗净，与上述药共煮，加入调料，吃鱼喝汤。

（8）羊骨150g。洗净后炖汤，于发作前3小时服用。

（9）辣椒子30粒（未成年人减半）。每日早晨空腹服下，连服4天为1个疗程。

（10）大蒜头3个。去皮，加些白糖，在疟疾发作前4小时服下，每日吃1次，连吃3～4天。

（11）黄豆100粒，芒硝10g。加水煮熟后吃黄豆。每次吃10粒，1日3次。

（12）香菜籽，水煎，打入鸡蛋3个。在发疟前吃蛋渴汤。再发汗即愈。

（13）甘草2份，甘遂1份。二味共研细末，撒在脐上，加膏药覆盖，于发作前1小时用。

（14）生常山、黄酒各半份。同炒至酒干，常山呈焦黄色，研细粉，每次4.5g，日服3次。

第二章

呼吸系统疾病

第一节　急性气管-支气管炎

急性气管-支气管炎是由感染、物理化学刺激或过敏引起的气管-支气管黏膜的急性炎症。临床主要症状为咳嗽、咳痰，多于短期内恢复。如迁延不愈或反复发作可演变成慢性支气管炎。常见于寒冷季节或气候突变之时诱发。本病相当于中医"咳嗽""喘证"范畴。

本病的病位虽在呼吸道，但其病变实质却在肺脾肾三脏。急性发作期，多由外邪犯肺，肺失清肃而引起咳嗽。

（一）辨证用药

1. 风寒束肺

咳嗽，痰白稀，恶寒发热，头痛，全身酸楚。舌苔薄白，脉浮。治宜祛风散寒，宣肺化痰。方药：三拗汤加味。麻黄、桔梗、甘草各 6g，杏仁、荆芥、前胡、紫苏子各 10g。

2. 风热袭肺

咳嗽，痰黄，或有口干咽痛，发热微恶风。舌苔薄黄或薄白，脉浮数。治宜疏风清热，宣肺化痰。方药：桑菊饮合银翘散加减。桑叶、杏仁、前胡、牛蒡子、黄芩各 10g，金银花、连翘各 15g，薄荷 5g，桔梗 6g，鲜芦根、紫花地丁草各 30g。

3. 燥热伤肺

干咳无痰，或痰少不易咳出，鼻燥咽干，咳甚则胸痛。舌尖红，苔薄黄，脉数。治宜辛凉清肺，润燥化痰。方药：桑杏汤加减。桑叶、杏仁、沙参、象贝母、豆豉、瓜蒌皮、栀子、黄芩各 10g，梨皮 6g，鲜芦根、紫花地丁草各 30g。

（二）中成药

（1）止嗽青果丸：每次 2 丸，每日 2～3 次。

（2）蛇胆川贝液：每次 1 支，每日 2～3 次。

（3）桑菊感冒片：口服，每次 4～8 片，每日 2～3 次，温开水送下；7 岁以下服成人 1/2 量，3～7 岁服 1/3 量。用治急性气管-支气管炎初起症见轻微发热、微恶风寒、头痛、咳嗽、口干、咽痛等症。

（4）银翘散：口服，每次 1 袋，日 3 次，水煎或开水泡。用治急性气管-支气管炎症见但寒不热而渴者。

（5）解热清肺糖浆：口服，每次 15ml，每日 3 次，小儿酌减。用治急性气管-支气管炎症见发热、咳嗽、头痛、咽喉肿痛等症。

（6）千里光片：口服，每次 4 片，每日 3 次，小儿用量酌减，温开水送服。用治急性气管-支气管炎等炎症性疾病。

（7）通宣理肺丸：口服，每次 2 丸，每日 2～3 次。用治急性气管-支气管炎症见发热恶寒，恶寒较甚，头痛鼻塞，咳嗽痰白，无汗而喘，身痛、骨节痛，舌苔薄白，脉象浮紧。

（三）单方验方

（1）桑叶、黄芩各 10g，金银花 20g。水煎服。

（2）紫苏叶、杏仁、枇杷叶各 10g。水煎服。

（3）蒲公英、满山红各 15g。水煎服，每日 1 剂。

（4）石韦 60g。水煎服，每日 1 剂。

（5）千年红、佛耳草、四季青、平地木各 15g。水煎服，每日 1 剂。

（6）丝瓜花 10～20g，蜂蜜 10g。洗净丝瓜花，放入茶杯内，用沸水冲泡，密闭浸泡 10 分钟后，入蜂蜜，趁热顿服，每日 3 次。主治咳嗽痰黄、黏滞不爽、口干。

第二节　慢性支气管炎

慢性支气管炎（简称慢支）是指气管、支气管黏膜及其周围组织的慢性非特异性炎症。临床上以长期反复发作的咳嗽、咳痰或伴有喘息的慢性过程为特征。病情若缓慢进展，常并发阻塞性肺气肿，甚至肺动脉高压、肺源性心脏病。本病为多发病、常见病，多见于中、老年人，寒冷地区患病率较高。本病属中医"咳嗽""喘证""肺胀"等范畴。

咳嗽的病因有外感、内伤两大类。外伤咳嗽是六淫侵袭肺系所致；内伤咳嗽是因为脏腑功能失调，内邪犯肺所致。咳者，不论何因所致，总因肺气上逆，肺失宣肃也。

（一）辨证用药

1. 风寒袭肺型

症见咳嗽声重，痰色白量多，或呈泡沫状，气急、喉痒。伴有鼻塞、流清涕，头痛，肢节酸楚，恶寒、发热，苔白腻，脉浮紧。治宜疏风散寒，宣肺化痰止咳。方药：三拗汤合止嗽散加减。生麻黄 12g，杏仁 12g，甘草 10g，紫菀 10g，款冬花 10g，百部 15g，桔梗 12g，白芍 10g，前胡 10g，清半夏 10g，陈皮 10g，荆芥 10g，防风 10g。

2. 风热犯肺型

症见咳嗽剧烈，气急声嘶，咽痛，痰多，黏稠而黄。伴有鼻流黄涕，口渴，头痛，恶风身热。舌红苔深黄，脉浮数或浮滑。治宜疏风清热，化痰宣肺。方药：桑菊饮加减。桑叶15g，菊花15g，薄荷10g，连翘12g，桔梗12g，杏仁10g，生甘草10g，芦根30g，浙贝母12g，瓜蒌皮15g，鱼腥草30g。

以上两型见于慢性支气管炎伴有急性感染时，可参照以上方法治疗。

3. 痰湿蕴肺型

症见咳嗽反复发作，咳声重浊，痰多，因痰而嗽，痰出咳平，痰黏腻或稠厚成块，色白或带灰色，每于晨起及食后咳痰量甚多，进甜及油腻食物则加重。胸闷，脘痞、呕恶，食少，体倦，大便时溏，舌苔白腻，脉濡滑。治宜健脾燥湿，化痰止咳。方药：二陈汤合三子养亲汤加味。清半夏12g，陈皮10g，茯苓15g，甘草10g，芥子10g，紫苏子10g，炒莱菔子15g，川厚朴12g，苍术15g，白术15g。

4. 寒痰蕴肺型

症见咳嗽反复发作，痰量多而清稀，晨起尤甚。肢节酸楚，微恶风寒，脘闷呕恶，纳食减少，大便可有溏泄。苔薄白而腻，脉紧弦或浮滑。治宜温化寒痰。方药：小青龙汤加味。麻黄12g，桂枝8g，白芍10g，甘草10g，干姜10g，细辛3g，清半夏12g，桔梗12g，杏仁12g，前胡10g，白芍12g，紫苏子10g。

5. 痰热郁肺型

症见咳嗽气粗而促，痰多而稠厚，不易咳出，痰有热腥味，或有痰中带血，胸胁胀满，咳时引痛，面赤舌红，小便黄短，脉滑数。治宜清热化痰肃肺。方药：清金化痰汤加减。桑白皮15g，黄芩 12g，知母 12g，栀子 10g，鱼腥草 30g，蒲公英 15g，浙贝母 12g，瓜蒌皮 20g，桔梗 12g，麦冬 12g，茯苓 15g，薏苡仁 20g，冬瓜子 15g，沙参 15g。

6. 肝火犯肺型

症见上气咳逆阵作，咳时面赤，咽干，常觉痰滞咽喉，咳之难出，量少而黏，胸胁胀痛，口干苦。情绪不佳时加重。舌薄黄少津，脉弦数。治宜清肺平肝，顺气降火。方药：加减泻白散合黛蛤散加减。桑白皮 12g，地骨皮 12g，知母 10g，黄芩 12g，甘草 10g，桔梗 10g，青皮 10g，陈皮 12g，青黛 10g，蛤壳 30g，枇杷叶 10g，瓜蒌皮 20g，竹茹 10g，幺参 12g，沙参 15g。

（二）中成药

（1）施今墨咳嗽痰喘丸：适用于慢性支气管炎痰湿型，或偏寒痰型。每次 30 粒（4～5g），每日 3 次，连续服用，可使发作减轻，渐渐病愈。

（2）止咳枇杷露：适用于痰热咳嗽，每次 30ml，每日 3 次口服。可清化热痰。

（3）橘红丸：适用于痰热型，每次 1 丸，每日 2 次，可清化痰热。

（4）金匮肾气丸：补肾纳气，对长期慢性咳嗽，不论有无肾不纳气症状，只要属偏寒型均可长期应用，对大多数慢性支气管炎患者有较好疗效。亦可和咳嗽痰喘丸结合应用。每次 1 丸，每日 2 次。可长期应用。

（三）单方验方

（1）补骨脂 10g，核桃仁 60g。水煎服，每日 1 剂。对慢性支气管炎属肾虚者有一定疗效。

（2）紫河车 10g，淫羊藿（仙灵脾）15g，紫石英 15g，沉香

4g（后下），党参 10g，白术 10g，茯苓 15g，炙甘草 6g，清半夏 6g，陈皮 6g，炒芥子 10g，炒莱菔子 10g，炒紫苏子 9g。每日 1 剂，水煎，分 2 次服。一般性慢性支气管炎均可应用。

（3）麻黄 15g，炒莱菔子 15g，干姜 15g，桂枝 15g，细辛 15g，杏仁 15g，白芍 15g，前胡 15g，紫苏 30g，磁石 30g，款冬花 30g，厚朴 20g，陈皮 20g，半夏 20g。共研细末，将药末铺在棉衣中间，做成棉背心，穿在身上。

（4）党参 15g，黄芪 15g，白术 15g，杏仁 15g，白芍 12g，前胡 12g，紫河车 30g，山药 30g，清半夏 15g，陈皮 12g，桔梗 15g，防风 12g。研粉，做蜜丸，每丸 10g 重，每日 2 次，长期服用。

（5）黑木耳、冰糖各 10g。共煮熟食用。

（6）鲜南瓜（去皮）500g，红枣（去核）15～20 枚，红糖适量，加水煮服。对支气管哮喘有治疗作用。

（7）核桃仁，每日吃 25g 左右。可以补肾平喘。

（8）柿饼 2 个，川贝母 10g，将柿饼切开去核，纳入贝母，在锅内炖熟服用。日服 2 次，连服数日。

（9）当归、川芎、茯苓、五味子、半夏、杏仁、川贝母、陈皮、桑白皮、甘草各 15g。水煎服。服药前后先饮 200ml 红糖水。晚上服第 1 剂；第 2 天早上空腹服第 2 剂；第 3 天中午服第 3 剂，下午煎服三剂药渣。治慢性支气管炎。

（10）白果 20 枚（去壳捣碎），石韦 30g，冰糖 15g，加水 1000ml，煎至 500ml。发作时服之。主治支气管炎、哮喘。

（11）胡桃肉 50g，冰糖 1g，共捣烂。分 5 次用沸水冲服，每日 1 次。主治气喘。

（12）柚子 1 枚取皮，削去内层白膜，切碎后加适量蜂蜜，隔水蒸熟。早晚各服 1 匙，用少许黄酒冲服。治老年支气管炎、哮喘。

（13）百部 20g，水煎 2 次，合并药汁约 60ml，每次服 20ml，1 天服 3 次，可加少许白糖或蜂蜜，10 天为 1 个疗程。对单纯性慢性支气管炎疗效较好。

(14) 石膏 15g，蜂蜜 30g，杏仁 5g，枇杷叶 2 片，雪梨 2 个。将杏仁研泥，用布包枇杷叶与石膏煎后去渣取汁；将雪梨去皮，捣烂取汁，加入药液中，取药液 500ml，服时加入蜂蜜。每日 3～4 次。治慢性支气管炎。

(15) 鲜百合、藕、枇杷（去核）各 30g，淀粉、白糖各适量。将藕洗净切片，与鲜百合、枇杷同煮，熟时加入适量淀粉调匀。服时加少许白糖，每日数次。治慢性支气管炎。

(16) 川贝母末、杏仁末各 10g，雪梨 1 个。将雪梨挖去心，装入川贝母末、杏仁末，将口封牢，用豆腐浆煮熟，空腹顿服。治慢性支气管炎。

(17) 芥子、紫苏子、莱菔子各 40g，生姜 5 片，食盐（颗粒）250g。焙干后混合研末，在锅内炒热，装入纱布袋扎紧袋口。在患者背部两侧肺区及腋下来回熨烫，每次 30～40 分钟，每日 2～3 次。1 剂药可连用 2 日，每次用前加热。治慢性支气管炎。

(18) 山楂根适量，生姜 3 片，红糖少许。将山楂根洗净，刮去表皮，切成薄片，置锅中，用红糖炙炒后加水 1000ml，加入生姜，煮沸 15 分钟。每日 1 剂，分 2 次服。治支气管炎。

(19) 蒲公英、胡黄连、甘草各 15g，苦参 10g。水煎，每日 1 剂，分 2 次服。治慢性支气管炎。

(20) 甘草 30g，附子 25g，干姜、诃子肉各 15g，炙麻黄 3g。水煎，每日 1 剂，分 2 次服。治慢性支气管炎。

(21) 萝卜 500g（切块）、鱼腥草 50g、杏仁 15g、猪肺 250g（洗净切小块，用沸水氽过）置锅中，加适量水，用大火煮沸后撇去浮沫，再用小火炖至猪肺烂熟，加盐、味精调味，吃肺喝汤，随量食用，每周 2～3 次。治慢性支气管炎。

(22) 瓜蒌、薤白、半夏、黄芩各 10g，赤芍、丹参、连翘、黄芪、党参各 15g，紫花地丁、蒲公英、鱼腥草各 24g，甘草 3g。每日 1 剂，水煎 2～3 次，连服 10 天为 1 个疗程。能清热化痰，益气活血。治慢性支气管炎。

(23) 干丝瓜藤 90～240g，切碎浸泡，煮 1 小时过滤加水再煮，两次滤液合并浓缩至 100～150ml，加糖适量，每次 50～100ml，每日 2～3 次口服，10 天为 1 个疗程。治慢性支气管炎。

（24）棉花根 60g，捣烂，加冰糖 30g、水 2500ml，煎 2 小时后去渣，余液约 300ml。每日 1 剂，2 次分服。治慢性支气管炎。

（25）雪梨 200g，生姜 50g，捣烂绞汁。加蜂蜜 200g 煎煮，凉后随意服。治慢性支气管炎。

（26）杏仁 15g，姜汁 2 汤匙，猪肺 250g。将猪肺洗净切块，加杏仁及清水适量炖至猪肺熟透，再加入姜汁、食盐少许调味，食猪肺、喝汤。每日 1 剂，连服 1 个月。治慢性支气管炎。

（27）蜂蜜 100ml，打入鸡蛋 2 枚，加醋 15ml 及适量清水，搅匀煮沸后分 3 次服（每日用量）。治慢性支气管炎。

第三节　支气管扩张

支气管扩张症是常见的慢性支气管化脓性疾病，系因支气管壁的损伤导致支气管不可逆的扩张和变形。临床上以慢性咳嗽、大量脓痰和反复咯血为特征。随着免疫接种和抗生素的应用，本病的发病率已明显降低。中医属"肺痈""咯血"范畴。

本病患者常为正气不足、卫外不固之体，复因感受风热或风寒郁而化热，及素有痰热内蕴，内外合邪，郁滞于肺。邪热蒸液成痰，阻塞肺窍，进而又致气机不畅，血滞为瘀，痰热与瘀血互结，蕴酿成痈，血败肉腐，化脓外溃。病变后期或反复发作耗伤气阴，成正虚邪恋。

（一）辨证用药

1. 急性发作

（1）风热犯肺：症见发热或无发热，咳痰不爽，痰多色稍黄白，痰中带血或少量咯血，口干咽燥。舌质红，苔薄黄，脉浮数。治宜疏风清热，宣肺化痰。方药：金银花、连翘各 15g，防风、桔梗、浙贝母各 12g，紫菀 10g，麻黄、甘草各 6g。高热者加石膏 30g，黄芩 12g；咯血者加小蓟、仙鹤草各 15g。

（2）痰热内蕴：症见恶寒发热，咳嗽气急，脓痰量多，咳痰难出，胸闷作痛，痰中带血或咯血，烦躁不安。舌质红绛，苔黄而腻，脉弦数或滑数。治宜清热解毒，化痰行瘀，凉血止血。方药：冬瓜子、鱼腥草各 30g，黄芩、茜草根、仙鹤草、小蓟各 15g，桔梗 12g，大黄、黄连、桃仁各 10g，田七末 6g（分 2 次服用）。

（3）热伤肺络：症见咳嗽面赤，痰中带血，痰少或无痰纯属咯血、出血量或多或少，血色鲜红或暗红，情绪急躁易怒，胸痛胁胀。舌质红，苔薄黄，脉弦数。方药：生地黄、白及各 30g，紫珠草 20g，蒲黄 15g（包煎），大黄、焦栀子各 10g，青黛 6g，阿胶 10g（烊化），田七末 6g（分 2 次服用）。

2. 迁延期

（1）阴虚肺热：症见咳嗽，气短，咳痰易出，痰色稍黄，有时痰中带血，低热，盗汗，食少消瘦，大便干结。舌质暗红，舌苔薄黄少津或无苔，脉细数。方药：太子参 30g，山药 20g，沙参、麦冬、百合、玉竹各 15g，川贝母、黄芩、桃仁、赤芍各 10g。

（2）脾肾阴虚：症见咳嗽，痰多色白，神疲气促，汗出肢冷，夜尿频数，面色青白或面、足浮肿，唇舌淡暗。苔白腻，脉虚细或浮而无力。方药：黄芪、太子参各 20g，丹参 15g，法半夏、白术、茯苓各 12g，熟附子、当归、陈皮各 10g，阿胶 10g（烊化）。

（二）中成药

（1）鱼腥草注射液：每次 2ml，每日 1 次，双侧孔最穴注射，咯血止血后改为单侧交替注射。

（2）羊胆丸：每次 3g，日 3 次，小儿可酌减。用治肺阴虚而燥热伤肺所致之咳嗽少痰，痰中带血，伴胸痛，或咯大量血，口干咽燥、五心烦热等症。

（3）鸡鸣丸：每次 3g，日 2 次。用治肺经燥热引起的咳嗽痰黏、痰中带血、气喘胸满、口燥咽干等症。

（4）鸡苏丸：每次 3～6g，1 日 2～3 次，7 岁以上儿童服 1/2 成人量，3～7 岁儿童服 1/3 成人量。

（5）十灰散：每次 9g，日 2 次。用藕汁或萝卜汁磨京墨半碗调服。

（6）黛蛤散：煎服，每次 9～15g，布包水煎服；冲服，每次 1.5～3g，均每日 1～2 次。

（7）利肺片：1 次 3～5 片，日 2 次。用治肺肾两虚，津液不足而见咳痰咯血、潮热盗汗以及气虚哮喘、久嗽等症。

（8）二冬膏：每次 9～15g，日 2 次，小儿酌减量。用治津液不足，肺肾阴虚所致之干咳无痰，咯血，胸闷气短，口干欲饮，舌质红绛苔少，脉浮细数。

（9）二母宁嗽丸：1 次 2 丸，日 2 次。用于阴虚肺热引起的咳嗽痰盛、气短喘促、咽干口渴、劳伤久嗽、痰中带血等症。

（10）百合固金丸：每次 1 丸，日 2 次。用于肺肾阴虚、燥咳少痰、痰中带血、咽干喉痛等症。

（11）橘红丸：每次 1 丸，病重者每次 2 丸，日 2 次。用治痰热壅肺之咳吐脓痰量多、色黄绿黏稠、胸中闷痛、心烦急躁等症。

（12）清气化痰丸：1 次 6～9g，日 2 次，小儿用量酌减。现代广泛用于急性支气管炎、慢性支气管炎急性发作以及支气管扩张伴有感染等。

（13）宁嗽化痰丸：每次 1 丸，日 2 次。用治多年咳嗽，老病痰多者，咽干口渴、胸闷气短、痰中带血等症。

（14）血得宁冲剂：每次 20g，1 日 3～4 次。小儿酌减。用治呼吸道及上消化道的中、小量出血等。

（15）花蕊石止血散：每次 4～8g，日 3 次。用治吐血、咯血等出血性疾患。

（16）牛西西注射液：肌注，每次 2ml，1 日 2～3 次，小儿酌减。用治支气管扩张及肺结核咯血等。

（17）仙桃草膏：每次 12g，日 2 次。用治吐血、咯血、衄血及跌仆损伤肿痛等。

（18）咳哮宁：1 次 4 片，日 2 次。用于慢性支气管炎、咳喘病、支气管扩张、老年性哮喘、肺气肿等。

（三）单方验方

（1）生地黄 18g，黄芩、牡丹皮、大黄炭各 10g。水煎服，用于热伤肺络之咯血。

（2）艾叶 9g，侧柏叶、仙鹤草、墨旱莲、白茅根各 30g。水煎服，每日 2 剂，用于大咯血。

（3）十灰散，每日 3～6g，每日 3 次，温开水冲服，如用十灰丸，煎服为宜，用于支气管扩张咯血。

（4）茯苓、半夏、杏仁各 4g，甘草、干姜、细辛、五味子各 2g，水煎服。用于病灶有某种程度发展、呼吸困难、神疲乏力者。

（5）冬虫夏草 3g，银耳 9g，野百合 15g，炖服，每日 1 次。

（6）黄花菜 25g，白茅根 25g，水煎服。每日1～2料。主治支气管扩张咯血。

（7）鳖甲、蛤粉各 50g，熟地黄 75g，鳖甲、蛤粉同炒黄色，熟地黄晒干，共研成细末，每服 10g，饭后茶水送下。适用于支气管扩张咯血。

（8）新嫩大蒜 100 头，去外皮，置广口瓶内加入 5kg 蜂蜜（以大蒜淹没为准），封口，泡 4～5 个月。早晨空腹食（后吃早点），每次吃蒜瓣 6～8 个，同时服蜂蜜 1 小汤匙。半月（1 疗程）可愈。

（9）葶苈子、桑白皮、鱼腥草、生地黄各 15g，赭石、海蛤壳各 30g，地骨皮、青黛（包煎）、墨旱莲草、仙鹤草、大枣各 10g，三七粉（冲服）、甘草各 3g。水煎服，每日 1 剂，连服 6 天。主治支气管扩张咯血。

（10）黄芪 30～60g，桔梗 10g，沙参 16g，杏仁 10g，紫菀 10g，百合 15g，甘草 10g。水煎服，每日 1 剂。痰稀薄量多加半夏 10g，海浮石 16g，橘红 10g；痰稠黏色黄或白加蛤粉 16g，紫苏子

10g，瓜蒌子 10g；喉中痰鸣者加白前 10g。

（11）大黄末、肉桂末各 3g，赭石 13g。赭石加水煎汤送服。1 剂分 2 次，每日 1 次。治支气管扩张。

（12）莲子 16g，白茅根 32g，鲜藕 32g，大枣 3 枚（去核）。水煎服，每日 1 剂。治支气管扩张、咯血。

（13）白及 20g，血余炭 10g，小蓟 2.5g。研细混匀，分成 5 包，成人每日 2 次，每次 1 包。

（14）生地黄、十大功劳叶、仙鹤草、百部、天冬各 25g，白及 15g，百合 50g，沙参、花蕊石各 20g，秋石 10g，三七粉 7.5g（分 3 次冲服）。水煎服，每日 1 剂，分 3 次服。治支气管扩张咯血。

第四节　哮喘

哮喘是以发作性喉间哮鸣、呼吸困难甚则喘息不能平卧为特点的过敏性疾病。哮为喉中痰鸣，喘为呼吸困难。二者在临床上常同时并发。临床上，急慢性支气管炎、肺气肿、肺心病、心力衰竭等疾病均可出现哮喘，支气管哮喘更是以哮喘为主要症状。哮喘是一种反复发作性疾患，较难治愈。属中医学"哮病"范畴。

哮病在中医学文献里尚有咳嗽上气、呷嗽及哮吼、冷哮、热哮、盐哮、酒哮、醋哮、水哮、风痰哮、花粉哮、年久哮等名称。哮病常反复发作，经年累月不愈，严重影响患者的身体健康，损害劳动力。因此积极开展防治研究，有深远的意义。

本病为宿痰内伏于肺，复感受外邪、饮食不当、情志失常、过度劳累等，引发其痰，以致痰气交阻，肺气上逆而发病。

（一）辨证用药

1. 发作期

（1）寒哮：喉中哮鸣有声，胸膈满闷如塞，痰白清稀多泡沫，面色晦滞，口淡不渴。舌苔白滑，脉浮紧。治宜温肺散寒，化痰平喘。方药：麻黄、甘草各10g，北杏仁、乌梢蛇各18g，地龙、僵蚕各15g，蜈蚣3条，干姜、法半夏各12g，细辛6g，紫花杜鹃30g。水煎服，每日1剂。

（2）热哮：哮证发作症状加痰黄或白而黏浊稠厚，面赤汗出，口苦，口渴喜饮。舌质红，苔黄腻，脉弦滑或滑数。治宜清热宣肺，化痰定喘。方药：麻黄、甘草各10g，生石膏、鱼腥草各30g，北杏仁、乌梢蛇各18g，地龙、僵蚕各15g，瓜蒌子12g，蜈蚣3条。水煎服，每日1剂。

（3）阳气暴脱：哮喘发作严重，面色青紫，汗出淋漓，神倦气怯，肉瞤筋惕，二便失禁，四肢厥冷。舌色青暗，苔白滑，脉微欲绝。治宜回阳救脱。方药：四逆汤加人参。对顽固性哮喘造成激素依赖者，可用中药补肾法。方药：菟丝子、巴戟天、杜仲、枸杞子、山茱萸、鹿角胶各15～20g，熟地黄、山药各20g，附片10g，紫苏子、炙麻黄、款冬花各10～15g。并结合寒热性质则随证加减，每日1剂。

2. 缓解期

（1）肺气虚：易感冒，时咳，自汗，畏风。舌质淡红，苔薄白，脉细弱。治宜补肺益气。方药：玉屏风散加味。黄芪20g，白术10g，防风6g，党参、百合各15g，甘草3g。

（2）脾肺气虚：咳嗽气短，痰液清稀，面色㿠白，自汗畏风，食少，纳呆，便溏，浮肿。舌淡，有齿痕，苔白，脉濡弱。治宜健脾益气。方药：六君子汤加味。黄芪20g，党参、黄精、扁豆各15g，白术、陈皮、半夏各10g，茯苓12g，桂枝6g，甘草3g。

（3）肺肾两虚：咳嗽短气，自汗畏风，动则气促，腰膝酸软，脑转耳鸣，盗汗，遗精。舌淡，尺脉弱。治宜肺肾双补。方药：温阳片加减。黄芪20g，党参、生地黄、熟地黄、怀山药、淫羊藿（仙灵脾）、菟丝子、核桃仁各15g，熟附子6g，补骨脂、陈皮各10g，甘草3g。也可用紫河车（烘干研末装胶囊），日服1.2g。

（二）中成药

（1）定喘丸：每次 3～6g，每日 2 次。用治咳嗽哮喘、胸满气逆、喉中痰鸣等症。

（2）定喘膏：外用，每次 1 张，敷贴肺俞。用治寒喘为病，表现咳嗽痰多、色白而稀、胸膈痞闷、气喘痰鸣等症。

（3）芸香草油气雾剂：哮喘发作时吸入。用治支气管哮喘、慢性支气管炎及喘息性支气管炎等。

（4）鲜竹沥：每次 15～30ml，日 1～3 次，小儿 1 次 5～10ml。用治肺热咳嗽痰多、气喘胸闷、中风舌强、痰涎壅盛、小儿痰热惊风等症。

（5）橘红丸：每次 1 丸，重者每次 2 丸，日 2 次。用治肺热咳嗽、哮喘、咳痰黏黄量多、心中烦闷急躁等症。

（6）哮喘丸：每次 1 丸，日 1～2 次。用治哮喘、老人久咳、喘卧不宁等症。

（三）单方验方

（1）皂角刺、半夏各 12g，麻黄 6g。共研细末，每服 3g，每日 1 次。适于发作期寒哮者。

（2）桑白皮 15g，北杏仁 6g，桔梗 9g。水煎服，每日 1 剂。适于发作期热哮者。

（3）将活壁虎捣烂，打入鸡蛋搅匀，用香油煎饼，每日 1 次。

（4）芥子（研末）、延胡索各 30g，甘遂、细辛各 15g，入麝香 1.5g，研末杵匀，姜汁调涂肺俞、膏肓、百劳等穴。10 天一换，最好在夏日三伏天涂治。用于缓解期。

（5）鲜生姜 9g（切为姜末），大枣 2 枚，糯米 150g。同煮为粥食用。适于老年人冷哮者。

（6）米醋适量煮鸡蛋，蛋熟后去壳再煮 5 分钟，只食鸡蛋，每服 1 枚，每日 2 次。可治季节性哮喘。

（7）紫皮蒜 60g，红糖 90g，蒜捣烂如泥，放入红糖调匀。在砂锅内加水适量熬成膏。每日早晚各服 1 汤匙。可治哮喘。

（8）陈胆南星 2g，水煎服，每日 2 次。适于痰多而黏的哮喘者。

（9）百合 10g，款冬花 10g，麦冬 15g。水煎服，每日 1 剂，早晚各服 1 次。适于肺火咳嗽，痰少而黄或无痰干咳和痰中带血者。

（10）麻黄 5g，苍耳子、辛夷、僵蚕、杏仁、紫菀、款冬花、地龙各 10g，蝉蜕、甘草各 6g，射干 9g。水煎服，每日 1 剂，早晚各 1 次。本方适于昼轻夜重、不能平卧、咳痰不多、冬季发作频繁的过敏性哮喘患者。

（11）明矾 30g，瓜蒌 2 个，萝卜 1500g。将明矾焙枯，瓜蒌烧成炭，研末后调匀。另将萝卜蒸熟后切块，拌药末口服，每次 200～300g，每日 2 次，至药末服完为止。治哮喘。

（12）紫苏叶、陈皮、桑白皮（炒）、人参、生姜各 15g，白茯苓、木香各 10g。加水 400ml 煎至 100ml，每日 1 剂，连服 3 剂。

（13）瘪桃干 15g，旋覆花 10g（包煎），全瓜蒌 15g，老鹳草 15g，姜半夏 15g，防风 10g，五味子 7g，佛耳草 15g。水煎，分 3 次服（早、午、晚），每日 1 剂。适用于各型哮喘，连服 6～9 剂可愈或缓解。为巩固疗效，必要时可再连服 2～3 剂。

（14）椒目研粉，每次 3g，装入胶囊内服，每日 3 次。

（15）将椒目榨油，加工成胶丸，每丸含油 200mg，每次服 4～5 丸，每日 3 次。

（16）麻黄、黄连、半夏各 3g，川贝母、陈皮、杏仁、甘草各 6g，金银花、连翘、芥子、桔梗各 10g，黄芩、板蓝根、沙参各 12g。水煎服，每日 1 剂，2 次分服。治哮喘。

（17）五味子 250g，新鲜红壳鸡蛋 10 枚。将五味子煎汁晾凉后浸泡鸡蛋 5～7 天，每天早晨用开水或热黄酒冲鸡蛋 1 枚，加白糖适量口服。治哮喘。

（18）鲜红萝卜 150g，陈皮 9g，加冰糖适量，水煎服，每日 2次。治哮喘。

（19）鲜百合 50g，杏仁 10g（去皮尖，打碎），粳米 50g，生姜 2 片，共煮稀粥加白糖适量温服。治哮喘。

（20）葶苈子 9g（炒黄，研末），大枣 20 枚，加水 500ml，煎取 200ml，加入葶苈子末再煎 10 分钟，连汤顿服。治哮喘。

（21）丝瓜花 10g，蜂蜜 15g，将洗净的丝瓜花置茶杯中，加沸水浸泡 10 分钟后去渣，再加入蜂蜜搅匀口服，每日 3 次。主治肺热喘证。

（22）1 枚鸡蛋清，白胡椒 7 粒（研碎），搅拌后，隔水加热，倒入 60 度白酒 50ml，点火，同时用筷子搅拌，烫熟，趁热顿服。每日 1 次，连服 15 天。治老年哮喘。

（23）瓜蒌 1 个，去皮，内放制附子 6g，用湿麻纸包好，烤至焦黄，研细。每天早晚温水送服 1.5g。坚持服，对支气管哮喘有良效。

第五节　阻塞性肺气肿

阻塞性肺气肿（简称肺气肿）系指终末细支气管远端（呼吸性细支气管、肺泡管、肺泡囊和肺泡）的气道弹性减退、过度膨胀、充气和肺容积增大，并伴有气道壁破坏的病理状态。肺气肿是一病理形态学的变化，这种病理变化使肺的弹性回缩力减低，呼气时由于胸膜腔压力增加而使气道过度萎陷，胸内气道狭窄，气流阻力增加，临床上多有气流受限的呼吸生理学异常。

本病的形成多因久病不愈，致使肺虚，痰浊潴留，每因再感外邪诱使病情发作加剧。

外感咳嗽久而不愈，逐渐转为慢性；或内伤久咳、支饮、喘哮、肺痨等肺系慢性疾病，迁延失治，痰浊潴留，气还肺间，日久导致肺虚，成为本病的基础。肺虚卫外不固，易感外部六淫之邪，使本病加重。

（一）辨证用药

1. 寒哮型

因多年咳嗽而渐成气短、呼吸困难，少劳后气促。又突然气促加重，喉中哮鸣有声，胸膈满闷如塞，咳不甚，痰少而咳吐不爽，面色晦滞带青，口不渴，或渴喜热饮，天冷及受寒易发，形寒怕冷，舌苔白滑，脉弦紧或浮紧。治宜温肺化痰平喘。方药：射干麻黄汤加味。射干 12g，麻黄 12g，干姜 10g，细辛 4g，清半夏 12g，紫菀 12g，款冬花 12g，炙甘草 10g，五味子 12g，大枣 3 枚，葶苈子 15g，花椒 6g。

若有表寒里饮，寒象较甚者，可用小青龙汤。

2. 热哮型

素有呼吸困难，活动后气促，感受阳邪或痰从热化，气粗息涌，喉中痰鸣如吼，胸高胁胀，咳呛阵作，咳痰色黄或白而黏稠，吐出不利，烦闷不安，汗出，面赤，口苦，口渴喜饮，不恶寒，舌苔黄腻，质红，脉滑数或弦数。治宜清热宣肺，化痰定喘。方药：定喘汤加减。黄芩 15g，桑白皮 15g，杏仁 10g，半夏 10g，款冬花 10g，紫苏子 10g，白果 12g，甘草 8g。

肺热盛者加生石膏；表寒重者加桂枝、生姜；肺气壅实，痰鸣息涌不得卧加葶苈子、地龙；内热盛便闭者加生大黄、芒硝；痰黏稠不易吐者加知母、射干、鱼腥草。

以上两方适用于肺气肿以哮为主的有外感患者。

3. 风寒袭肺型

有呼吸困难、咳喘气促、劳则加重病史，外感风寒，喘咳气急，胸部胀闷，痰多稀薄色白，兼有头痛，恶寒，或伴发热，口不渴，苔薄白而滑，脉浮紧。治宜宣肺散寒平喘。方药：麻黄汤加味。生麻黄 12g，桂枝 10g，杏仁 10g，炙甘草 10g，紫苏子 10g，紫菀 10g，白芍 10g，干姜 8g。

4. 痰热郁肺型

素有呼吸困难、咳喘气促、劳则加重病史，外感热邪，或痰从热化，喘咳气涌，肺部胀痛，痰多黏稠色黄，或带血丝，伴胸中烦热，身热，有汗，渴喜冷饮，面红，咽干，尿赤，大便干结，苔黄或腻，脉滑数。治宜清热泄痰定喘。方药：桑白皮汤加减，桑白皮 15g，黄芩 15g，鱼腥草 30g，蒲公英 15g，浙贝母 10g，杏仁 10g，紫苏子 12g，半夏 12g。

身热甚加生石膏、知母；痰多黏稠加海蛤粉、瓜蒌皮；口渴咽干加天花粉；喘不得卧而便闭加葶苈子、生大黄；痰有腥味加冬瓜子、薏苡仁、芦根等。

5. 痰浊阻肺型

素有咳嗽气促史，现喘而胸满闷窒，端坐呼吸，咳嗽痰多而黏稠、色白，咳吐不爽，纳呆呕恶，口黏不渴，苔白腻而厚，脉滑。治宜化痰降气定喘。方药：二陈汤合三子养亲汤加减。清半夏 15g，陈皮 10g，茯苓 15g，紫苏子 10g，芥子 10g，炒莱菔子 15g，苍术 12g，白术 15g，厚朴 15g。

6. 肺气郁闭型

素有呼吸困难，气促劳后加重。每因情绪刺激而诱发，突然呼吸急促，气憋，胸闷胸痛，咽中如窒，苔薄白，脉弦。治宜开郁降气定喘。方药：五磨饮子加减。沉香 10g，木香 10g，槟榔 15g，乌药 10g，柴胡 12g，生龙骨 15g，生牡蛎 15g，降香 10g。

以上几型适用于慢性阻塞性肺气肿以喘为主的患者。外感解除或急证平息后的治疗以补虚（肺、脾、肾）为要。

7. 肺虚型

咳喘短气，气怯声低，痰少而稀薄，自汗恶风，或咳而痰少而黏，烦热口干，面色潮红，舌淡红或红，脉软弱或细数。治宜补肺益气养阴。方药：生脉散合补肺汤加减。人参 5g（另炖），黄芪15g，麦冬 12g，熟地黄 12g，五味子 10g，款冬花 10g，桑白皮15g，百合 12g，沙参 12g。

8. 脾虚型

素有咳喘上气，气促不得卧，脘腹痞胀，纳谷减少，大便溏泄，或食腻易泻，乏力短言，苔白腻或白滑，脉细而无力。治宜健脾益气，化痰。方药：六君子汤加减。党参 15g，白术 15g，山药12g，茯苓 12g，甘草 10g，陈皮 10g，清半夏 12g，补骨脂 12g，干姜 10g。

9. 肾虚型

平时喘促息短，动则尤甚，纳气不足，腰酸耳鸣，或畏寒肢冷，面色苍白，舌淡胖，质嫩，脉沉细；或颧红，烦热，汗出而黏，舌红少苔，脉细数。治宜补肾纳气。方药：阳虚者用金匮肾气丸。熟附子 12g，肉桂 10g，熟地黄 12g，山茱萸 10g，山药 15g，茯苓 10g，泽泻 10g，牡丹皮 8g，淫羊藿（仙灵脾）15g，补骨脂 12g。

阴虚者用七味都气丸加味。熟地黄 15g，山茱萸 12g，山药15g，茯苓 12g，牡丹皮 10g，泽泻 10g，五味子 12g，党参 15g，麦冬 15g，女贞子 12g，枸杞子 15g。

（二）中成药

（1）金匮肾气丸：有补肾助阳作用，在慢性阻塞性肺气肿的平稳时期可长期服用，方法是每次 1 丸，每日 2 次。

（2）六味地黄丸：有补肾滋阴作用，适合于肺气肿平稳期阴虚者，每次 1 丸，每日 2 次，口服。

（3）知柏地黄丸、七味都气丸：有补肾阴清虚火作用，适合于肺气肿平稳期偏于阴虚火旺者，每次 1 丸，每日 2 次吞服。

（4）咳嗽痰喘丸：适合于肺气肿平稳期有寒痰者，每次 30 粒，每日 2 次吞服。

（5）橘红丸：适合于肺气肿平稳期有痰热者，每次 1 丸，每日 2 次口服。

（6）止咳枇杷露或枇杷膏：有化热痰作用，可用于肺气肿有热痰者，每次 30ml，每日 3 次口服。

（三）单方验方

（1）紫河车一具，烘干研粉，每次 3g，吞服，日服 3 次，可长期服用。

（2）菊花、陈皮各 500g，麻黄 150g，款冬花 100g。装袋制枕头，经常枕用。

（3）枸杞子 20g，山药 30g，百合 15g，茯苓 30g，陈皮 20g，黄芪 50g，熟地黄 30g。研粉做蜜丸，每丸重 10g，每次 1 丸，每日 2 次，长期服用。

（4）山茱萸 10g，核桃仁 15g，甜杏仁 6g，蛤蚧 6g。研粉，每次 6g 吞服，每日 3 次。

（5）紫河车 15g，核桃仁 15g，山药 15g，茯苓 15g。研粉，每次 6g 吞服，每日 3 次，可长期服用。

（6）生山药 120g，煎服，每日 1 剂，坚持食用，至少 3 个月。

（7）紫河车（胎盘）1 具，人参 15g，黄芪 250g，冰糖 1kg。将紫河车（胎盘）、人参、黄芪一同加水适量，浸泡半天，文火煎煮，2 小时后过滤取汁，药渣加水再煎，先后煎 3 次，然后浓缩至 500ml 左右，放入溶化的冰糖药膏。每次 2 食匙，每日 3 次，空腹温开水冲服，1 个月为 1 个疗程。

（8）胡桃仁 1~2 个，生姜 1~2 片，一并细细嚼，每日早晚各 1 次。

（9）胡桃仁 150g，山药 150g，红枣 150g（去核），枸杞子 150g，黄芪 150g，紫河车（胎盘）100g，蛤蚧 50g。先将黄芪煎取

3 次共缩至 200ml，将其余药研粉，加入蜜（枣花蜜最好）500g，搅匀后上笼蒸 2 小时，放冷后，每次 15g，每日 2 次嚼服。

（10）冬虫夏草 3g，猪腰 2 个。猪腰洗干净切片后与冬虫夏草一起用小火炖 1 小时。调味后食肉喝汤，对老年人肺气肿气促，动则加剧，自汗、神疲体倦者有效。

（11）薏苡仁 120g，百合 40g。加水适量浓煎取汁，慢慢频服。对老年人肺气肿气促痰少，口干咽燥，疲倦乏力者有效。

（12）瘦牛肉 150g，南瓜 150g，生姜 3 片，加入调料，共炖至烂熟，经常食用。对老年人肺气肿咳嗽，痰多，胸闷者有效。

（13）新鲜猪肺 100g（或用羊肺），薏苡仁 50g，川贝母 10g。炖熟后调味即可食用饮汤。对老年人肺气肿胸闷气促，痰多自汗者有效。

第六节　细菌性肺炎

细菌性肺炎是临床上常见的肺部炎症，除肺炎球菌、金黄色葡萄球菌引起外，近年来革兰阴性杆菌引起的肺炎亦日益增多，其主要表现为寒战、高热、胸痛、血丝痰（铁锈色痰），但年老体弱者其症状可不典型，应引起重视。本病多见于成年人，中医学属"风温"范畴。

本病多与感受风毒病邪和本身正气虚弱有关。外邪犯肺，肺失顺降，清肃不行，以致疫毒留滞肺络；或因温热之邪，直接灼肺伤津，炼液成痰，痰热交阻于气道；或因感受寒邪，郁而化热，热蕴于肺而致本病。但人体是否发病，还取决于机体抵抗病邪的能力。"正气存内，邪不可干""邪之所凑，其气必虚"。当人体生活起居不当，过度劳倦，正气虚弱，以致肺卫卫外功能下降，不能抗御外邪发为本病。中医还认为，如痰热炽盛，热毒化火，可致痰热闭肺；或腑气秘结；或热入心营；阴液枯竭和阳气虚衰。

（一）辨证用药

1. 邪犯肺卫

恶寒，发热，全身酸痛，咳嗽，痰白或微黄，胸闷或隐痛，口渴。舌边红，苔薄白或黄，脉浮数。治宜辛凉解表，清热化痰。方药：银翘散加减。金银花、连翘各 15g，竹叶、荆芥、薄荷各 6g，芦根、蒲公英各 30g，前胡、桑白皮、瓜蒌皮、黄芩各 10g，甘草 5g。

2. 痰热壅肺

但热不寒，或有寒战，口渴，咳嗽胸痛，咳痰黄稠或铁锈色痰或带血丝，鼻煽气粗，小便黄赤。舌干苔黄，脉洪大或滑数。治宜清肺解毒，宣肺化痰。方药：麻杏石甘汤合千金苇茎汤加味。麻黄6g，杏仁、桃仁、天竺黄各10g，生石膏、苇茎、蒲公英、紫花地丁、鱼腥草各30g，冬瓜子、生薏苡仁各15g，甘草5g。胸痛加赤芍、瓜蒌、郁金各10g；痰中带血加侧柏叶、白茅根各15g；大便秘结加生大黄（后下）10g；神昏谵语加安宫牛黄丸1粒。

3. 气阴两亏，痰热未清

咳嗽，低热，自汗出，手足心热，神疲纳呆。舌红苔薄，脉细数。治宜益气养阴，润肺化痰。方药：竹叶石膏汤加减。太子参、沙参各15g，竹叶、茯苓、党参、杏仁各10g，生石膏、紫花地丁、鱼腥草、蒲公英各30g，麦冬、天花粉、丹参各12g，甘草5g。

4. 阳气虚脱

面色苍白，汗出淋漓，四肢厥冷，气短。脉微细欲绝。治宜回阳固脱。方药：参附汤合生脉散加味。人参15～30g，熟附子10g，麦冬15g，生龙骨、生牡蛎各30g，五味子、炙甘草各9g。阳回后再参照以上3个证型施治。

（二）中成药

（1）安宫牛黄丸或至宝丹：每次 1 丸，适用于血热炽盛、气血两燔者。

（2）生脉注射液：10～20ml 加入 25％葡萄糖 20ml 静注，然后持续静滴 10～20ml，依病情调节剂量。

（3）枳实注射液：5～10ml 静脉注射，再用 10～20ml 加入液中静滴。有升压作用。

（4）复方黄芩片：每次 3～5 片，每日 3 次。清热解毒消炎。

（5）白虎合剂：每次 10ml，每日 3 次。用于肺炎高热症，有退热作用。

（6）鲜竹沥水：每次 20ml，每日 3 次。止咳化痰。

（7）清气解毒注射液：每次 400～500ml，加入 5％葡萄糖溶液 500ml 中静脉滴注，每日 1 次。

（8）大蒜注射液：每次 20～40ml，加入 5％葡萄糖溶液 500ml 中静脉滴注，每日 1 次。适用于霉菌性肺炎。

（9）三黄注射液：用 30～60ml 加入 10％葡萄糖盐水 500ml 中静滴，每日 1 次。

（10）参附注射液：每次 40～100ml 加入 10％葡萄糖溶液 250～500ml 内静脉滴注，每日 2 次，维持用药一般 1～7 天，有很好的抗休克作用。

（三）单方验方

（1）鱼腥草、蒲公英、虎杖、败酱草各 20g，水煎服。

（2）鱼腥草、半枝莲、虎杖各 30g。水煎服。

（3）金银花、蒲公英各 15g，紫花地丁、野菊花、大青叶、金钱草、连翘、栀子各 10g，杏仁、僵蚕、象贝母各 9g。水煎服。

（4）鱼腥草 12g，板蓝根、野菊花、百子草、甘草各 6g。水煎服。用于小儿病毒性肺炎，重者可每日 2 剂。

（5）鲜冬瓜带皮 50g，粳米 50g，同煮成粥。或用冬瓜子 30g，煎水去渣，与粳米煮粥。痰多者可用薏苡仁。冬瓜粥可清热化痰，适用于痰热阻肺者。

（6）菊花 5g，鲜橘皮 1 个，沏水代茶饮，可化痰止咳。痰黄者可多用菊花，痰浊者宜多加橘皮。

（7）紫米 100g，薏苡仁 100g，鱼腥草 100g。煮粥，每日 2～3 次。长期食用清肺润燥。主治肺炎、支气管炎。

（8）芦根 50g，薏苡仁 30g，冬瓜子 25g，黄精 15g，川贝母 9g，桑白皮 10g，水煎服。高热加地骨皮 15g、地龙 9g；咳多湿重加杏仁 9g、车前子 9g；痰多加瓜蒌 15g、黄芩 9g。每日 1 剂，分两次服。

（9）伤湿止痛膏 2 张，胡椒粉少许加白酒拌匀，涂在膏药中间。用热毛巾擦净后背和前胸相当于肺部的皮肤，贴上膏药，每次贴 1 昼夜。

第七节　肺脓肿

肺脓肿是肺化脓性感染的一个主要类型，开始时可能是肺组织的感染性炎症，随后发展至坏死，当坏死液化组织破溃进入支气管，即形成空洞，其外周常为肉芽组织所包围。临床特征为高热、咳嗽、咳大量脓性或臭味痰。多发生于壮年，男多于女，自抗生素广泛应用于肺部炎症感染以来，本症发病率明显降低。肺脓肿相当于中医的"肺痈"。

中医学认为，外感风热，邪从口鼻皮毛入肺，或外感风寒，邪入里化热，邪热熏蒸于肺，使肺气郁滞，血络瘀凝，并使肺失宣肃，肺津失布，肺热炼液成痰，痰瘀相裹，毒聚热蒸，酝酿成痈。此外，平素嗜食辛热煎炸之品，酿湿蒸痰化热，熏灼于肺，而形成肺痈。经云："风雨寒热不得虚，邪不能独伤人。"肺痈发病，常有肺虚之内因存在，因肺卫薄弱，则卫外不固，外邪容易入侵；某些肺痈反复发作、迁延不愈者，亦是因为正虚邪恋所致。

（一）辨证用药

1. 初期

症见恶寒发热，咳嗽，咳白色黏痰，痰量由少渐多，胸痛，咳时尤甚，呼吸不利，口干鼻燥。苔薄黄或薄白，脉浮数而滑。治宜清肺解表。方药：银翘散加减。金银花、连翘、芦根、竹叶、桔梗、牛蒡子、荆芥、豆豉、薄荷、甘草。

2. 成痈期

症见身热转甚，时时振寒，继则壮热，汗出烦躁，咳嗽气喘，胸满作痛，转侧不利，咳吐浊痰，呈黄绿色，自觉喉间有腥味，口干咽燥。苔黄腻，脉滑数。治宜清肺化瘀消痈。方药：《千金》苇茎汤。鲜芦根、薏苡仁、冬瓜子、桃仁。

3. 溃脓期

症见咳吐大量脓血痰，或如米粥，腥臭异常，有时咯血，胸中烦满而痛，甚则气喘而不能卧，身热，面赤，烦渴喜饮。苔黄腻、质红，脉滑数或实数。治宜排脓解毒。方药：加味桔梗汤加减。桔梗、薏苡仁、败酱草、橘红、金银花、甘草、白及。

4. 恢复期

症见身热渐退，咳嗽减轻，咯吐脓血渐少，臭味亦减，痰液转为清稀，精神渐振，食纳好转，或见胸胁隐痛，难以久卧，气短、自汗、盗汗，低热，午后潮热，心烦，口燥咽干，面色不华，形体消瘦，精神萎靡。舌质红或淡红，苔薄，脉细或细数无力。或见咳嗽，咳吐脓血痰日久不净，或痰液一度清稀而复转臭浊，病情时轻时重，迁延不愈。治宜养阴补肺。方药：沙参清肺汤、桔梗煎加减。北沙参、生黄芪、太子参、合欢皮、白及、生甘草、桔梗、薏苡仁、冬瓜子、杏仁、金银花、贝母、枳壳、红藤、连翘、夏枯草、百合、麦冬、阿胶。

（二）中成药

（1）竹沥化痰丸 6g，每日 2 次口服。

（2）栀子金花丸 6g，每日 2 次口服。

（3）壬水金丹 1 丸，每日 2 次口服。

（4）抗炎灵 5 片，每日 4 次。

（5）云南白药 3g，每日 3 次。

（6）野荞麦根 6 片，每日 4 次。

（三）单方验方

对成痈、溃脓期肺痈患者可选用以下处方。

（1）鲜薏苡根适量，捣汁，炖热。每日 3 次，每次 30～50ml，以祛痰排脓。

（2）金荞麦根茎，洗净晒干，去根须，切碎，以瓦罐盛干药 250g，加清水或黄酒 1250ml，罐口用竹篾密封，隔水文火蒸煮 3 小时，最后得净汁约 1000ml，加防腐剂备用。成人每服 30～40ml，每日 3 次，儿童酌减，如发热、脓痰排而不畅，经久不愈，可采用酒剂。亦可用该药 60g 煎服，每日 1～2 次。

（3）鲜鱼腥草 100g，捣烂取汁，用热豆浆冲服，每日 2 次。

（4）丝瓜藤尖（取夏秋间正在生长的），折去一小段，以小瓶在断处接汁，一夜得汁若干，饮服。

（5）白菜 30g，生蛤壳 45g，怀山药 30g，共研细末，每日 2 次，每次 3～5g，开水送下，常服。

（6）白及末 120g，浙贝母末 30g，百合 30g，共研细末，早晚各服 6g。

（7）荷叶适量，煎浓汁，稍加白蜜服之。

（8）陈芥菜卤，每服半杯或数匙，每日 2～3 次，炖热服，亦可用沸豆浆冲服，脓尽为度。

（9）鱼腥草 30g，蒲公英 30g，水煎服。

第八节　肺结核

　　肺结核病是由结核分枝杆菌引起的肺部感染性疾病。长期以来，结核病被认为是婴幼儿和青年人的多发病。近几十年来，由于抗结核药物的合理应用以及卡介苗普种等结核防治措施的加强，婴幼儿和青少年结核病的患病率和死亡率下降十分显著，而老年人特别是老年男性患病率下降缓慢，死亡率随年龄增长而上升。老年人肺结核患者体质弱，免疫力低下，易合并其他疾病，病情较复杂，治疗效果差。因此积极防治老年人肺结核病是保障人民身体健康的重要一环。

　　肺结核中医称为肺痨，是痨虫感染所致，临床上以咳嗽、咯血、潮热、盗汗及身体逐渐消瘦为主要特征。中医认为肺痨是具有传染性的慢性虚弱疾病。由于其劳损在肺，所以称肺痨。本病在古代文献中多有记载，其病名历代所用甚多。一般有尸疰、劳疰、虫疰、毒疰、传尸等名。《中藏经·传尸》中有"人之血气衰弱，脏腑虚羸……或因酒食而迁……或问病吊丧而得……钟此病死之气，染而为疾"的记载。《普济本事方》明确指出本病的病因为"肺虫"。如《普济本事方·诸虫飞尸鬼疰》篇说："肺虫居肺叶之内，蚀人肺系，故成痨疾，咯血声嘶。"《外台秘要·虚劳骨蒸方》对本病的临床表现观察尤为详细，指出："骨蒸……旦起体凉，日晚即热，烦躁寝不能安，食都无味……因兹渐渐瘦损，初着盗汗，盗汗以后即寒热往来。"《丹溪心法·劳瘵》认为"劳瘵主乎阴虚"。《医学入门·痨瘵》指出："潮、汗、咳（或见血，或遗精）、泄分轻重，轻者六症间作，重者六症兼作"概要提出了本病的六个主要症状。

　　肺痨的致病因素主要有两个：一是痨虫感染；另一是内伤不足，气血亏损，阴精暗耗。其病变主脏在肺，可累及脾肾，甚则传遍五脏。病理性质主要是阴虚。

在其传染性上《肘后备急方·治尸注鬼注方》观察到："累年积月，渐就顿滞，以至于死，死后复传之旁人，乃至灭门。"其传染性虽强，但其正气不虚则少有患病，正虚是患病的基础，《古今医统大全·痨瘵门》说："凡人平素保养元气，爱惜精血，瘵不可得而传，惟夫纵欲多淫，苦不自觉，精血内耗，邪气外乘，"并提出："气虚血痿，最不可入痨瘵之门，吊丧问疾，衣服器皿中皆能乘虚而染触。"

总之本病的发生只因体虚，其病情的轻重缓急亦与正气强弱相关。脾为肺之母，肺虚耗夺脾气以自养则脾亦虚；脾虚不能化水谷为精微上输以养肺，则虚更虚，因此而两脏同病。肾为肺之子，肺虚肾失滋生之源，或肾虚相火灼金，上耗母气，则可致肺肾两虚。

（一）辨证用药

1. 肺阴亏损型

干咳，咳声短促，痰中有时带血，如丝如点，色鲜红，午后手足心热，皮肤干灼，或有少量盗汗，口干咽燥，胸部隐隐闷痛，苔薄，边尖质红，脉细或兼数。治宜滋阴润肺。方药：月华丸加减。沙参 12g，麦冬 12g，天冬 12g，生地黄 15g，熟地黄 12g，百部 15g，獭肝 12g，川贝母 10g，阿胶 8g（烊冲），三七 6g，茯苓 10g，山药 10g，玉竹 12g，百合 15g，白及 10g。

痰中带血加仙鹤草、白茅根、藕节；低热明显加银柴胡、功劳叶、地骨皮、青蒿等。

2. 阴虚火旺型

咳呛气急，痰少质黏，或吐稠黄多量之痰，时时咯血，血色鲜红，午后潮热，骨蒸，五心烦热，颧红，盗汗量多，口渴，心烦，失眠，性急善怒，胸胁掣痛，形体日渐消瘦，舌质红绛而干，苔薄黄或剥，脉细数。治宜滋阴降火。方药：百合固金丸合秦艽鳖甲散加减。百合 15g，麦冬 15g，玄参 12g，生地黄 15g，熟地黄 15g，鳖甲 15g，知母 10g，秦艽 10g，银柴胡 15g，地骨皮 12g，青蒿 12g，川贝母 10g，白及 12g，百部 15g，丹参 12g，阿胶 10g（烊冲），五味子 10g。

如咳嗽痰黏或色黄量多者加桑白皮、鱼腥草；咯血不止加牡丹皮、栀子、大黄、紫草；血出紫暗成块，伴胸痛加三七、血余炭、花蕊石、郁金；盗汗甚者加煅龙骨、煅牡蛎；失音或声音嘶哑加诃子、凤凰衣、胡桃肉、白蜜。

3. 气阴耗伤型

咳嗽无力，气短声低，痰中偶或夹血，血色淡红，午后潮热，热势一般不剧，面色㿠白，颧红，舌质嫩红，边有齿印，苔薄，脉细弱而数。治宜益气养阴。方药：保真汤加减。党参 15g，太子参 15g，黄芪 15g，白术 12g，茯苓 10g，炙甘草 8g，天冬 15g，生地黄 15g，熟地黄 15g，当归 12g，白芍 10g，地骨皮 12g，黄柏 12g，知母 12g，白及 15g，百部 15g，丹参 15g。

咳嗽痰稀加款冬花、紫菀、紫苏子；夹有湿痰者加半夏、陈皮、茯苓；咯血加阿胶、仙鹤草、三七；骨蒸、盗汗加鳖甲、牡蛎、银柴胡；有便溏、腹胀、食少者加扁豆、薏苡仁、山药等。

4. 阴阳两虚型

咳逆喘息少气，痰中时带血，血色暗红，潮热，形寒，自汗、盗汗，声嘶失音，面浮肢肿，心慌，唇紫，肢冷，五更腹泻，口舌生糜，大肉尽脱，舌尖红少津，或舌淡体胖边有齿印，脉微细而数，或虚大无力。治宜滋阴补阳。方药：补天大造丸加减。人参 10g，黄芪 15g，山药 15g，枸杞子 12g，龟甲 12g，鹿角 6g，紫河车 10g，地黄 15g，麦冬 12g，阿胶 10g（烊冲），五味子 10g，当归 10g，白芍 10g，百部 15g，黄芩 12g，丹参 15g。

（二）中成药

（1）养阴清肺糖浆：每次 20ml，每日 2 次。适用于阴虚肺燥，咽喉干痛，干咳少痰，或痰中带血。

（2）阿胶：每次 3～9g。每日 2 次，口服。适用于阴血不足，肺燥咳嗽、咯血等症。

（3）利肺片：每次 4～6 片，每日 3 次，温开水送服。用于肺痨咳嗽、咯血。肺经有热者慎服。

（三）单方验方

（1）白及散（南京中医药大学附院方）：白及、百部、牡蛎等分研粉，如病灶有活动，百部加倍，每服 3～5g，每日 2～3 次。

（2）羊胆，烘干，研粉装胶囊，每服 1 粒，每日 3 次。

（3）宁肺散：百部、白及、三七。上药等量研末，每服 1.5g，每日 2～3 次。具止咳止血功效。

（4）断龟片：摄龟，俗名克蛇龟，烧炭，研粉轧片，每片 0.5g。每服 4 片，每日 3 次。

（5）芩部丹（上海中医药大学附属龙华医院方）：黄芩 18g，百部、丹参各 9g，水煎服，或依此比例制成膏剂或片剂。

（6）抗痨丸：沙参、麦冬、五味子、人中白、百部、白及、胡黄连、生地黄、白术、生甘草。用于浸润型结核。

（7）鱼百片：鱼腥草、百部、穿心莲、干蟾皮、金荞麦。制片，每片 0.35g，每次 4～6 片，每日 4 次，口服。

（8）壁虎粉胶囊：壁虎，又名守宫、天龙，放瓦上焙干研细，装胶囊，每服 3～4 粒，每日 3 次。用于肺、肺门淋巴结结核以及胸、腰椎结核。

（9）铁破汤：铁色金、穿破石各 30～60g，阿胶、白及、瓜蒌、杏仁、枇杷叶、紫菀、百部、川贝母各 10g，水煎服。

（10）大蒜对于肺痨颇有效验，内服外用均可，或每次以 30g 佐餐，每日 3 次，或将鲜大蒜泥置纱布上，贴双足涌泉穴 20～30 分钟，局部疼痛时取下。

（11）野百合、款冬花各 90g，蜂蜜 300g，共煎成膏，分为 40 次量。每日 3 次，开水送服。

（12）净五灵脂、芥子各 15g，生甘草 6g，研末，大蒜泥 15g 同捣匀，入醋少量，摊纱布上，敷颈椎至腰椎夹脊旁开 1 寸半，1～2 小时皮肤有灼热感去之。每 7 日 1 次。

（13）五倍子、飞朱砂敷脐治疗肺痨盗汗：取五倍子粉 2～3g，飞朱砂 1～15g，加水成糊状，涂在塑料薄膜上敷于脐窝，用胶布固定，24 小时为 1 次。

（14）百部 20g，地榆 20g，丹参 20g，黄芩 10g。水煎服，每日 1 剂。治浸润型肺结核。

（15）"加味益肺汤"（沙参、桔梗、炒杏仁、百部、陈皮、半夏、白术、白豆蔻、当归、炙桑白皮各 9g，紫菀、夏枯草、鸡内金各 12g，炙甘草 6g，白及 15g，山药 24g，炒酸枣仁 18g），水煎服，每日 1 剂。治浸润型肺结核。

（16）白及、白蔹各 250g，白公鸭 1 只（去毛、内脏），置锅内（高压锅也可）加水适量，煮熟吃肉喝汤。每日 1 剂，可分数次吃完。如病重 1 日内吃不完者，可延缓时间。治肺结核。

（17）兔儿风（别名心肺草）30g，煎汤内服。治肺结核咳嗽、吐血。

（18）夏枯草 500g，加水 2500ml，煎煮后浓缩至 2500ml，加红糖适量成膏。每日 3 次，每次服 15ml。治肺结核。

（19）夏枯草 30g，青蒿 3g，鳖甲 1g。将夏枯草水煎，浓缩成膏，晒干，再将青蒿、鳖甲研细粉，加膏拌匀。每日 1 剂，3 次分服。治浸润型肺结核。

（20）菠菜籽、红糖各 150g，黄芪、白参各 15g。研细后用大蒜 30 头煮熟捣烂和丸。每丸重 6g，每次服 1 丸，1 日 2～3 次。主治肺结核。

（21）菠菜籽 100g，白及 50g，百部 15g。研细口服，每次 6g，1 日 2～3 次。主治肺结核。

（22）白果 30g，百部 15g，白及 9g，冬虫夏草 9g。研细，每次口服 6g，每日 2～3 次。治肺结核。

（23）十大功劳叶 200g，地骨皮 9g，女贞子 9g，甘草 3g。水煎服，每日 2 次。主治肺结核。

（24）猪肺 1 具（除气管），青萝卜 2 个。水煮后饮服。主治肺结核吐脓血，胁下痛，恶寒战栗。

（25）白及、百部、牡蛎各 150g，痰多者可加川贝母 150g；阴虚者可加阿胶（珠）、麦冬各 90g，用黄砂炒后研细，加糯米汤、白蜜和药为丸，如梧桐子大。每日 3 次，空腹温水送服，2 个月为 1 个疗程。轻度结核患者每次 3g，重者每次 5g，也可连续服第二个疗程。服药期间如遇感冒，可暂时停药。口渴者可吃水果。

（26）燕窝 10g，银耳 20g，冰糖适量。将发好的燕窝、银耳加入冰糖，蒸或隔水炖熟服。用于肺结核干咳、盗汗、口干、手足心热、乏力。

（27）核桃仁、芝麻各 500g，蜂蜜适量。将前两味捣烂如泥加蜂蜜搅匀，每日 3 次，每次 10g，10 日为 1 个疗程。治肺结核。

（28）百部、白及、蛤粉、款冬花、白术各 10g，沙参、黄芪各 5g，白豆蔻 2g，五味子 3g。水煎服，每日 1 剂，5 日为 1 个疗程。主治肺结核长期不愈，咳吐白沫，气喘不能平卧，纳少。

第九节　肺栓塞

肺栓塞是静脉或右侧心腔内栓子脱落后流入肺动脉的总称。为心肺血管病中常见的急症之一。肺栓塞可引起三种反应，即急性肺源性心脏病、肺梗死或只表现呼吸困难加重。有些人在长期的生活中可能曾患肺栓塞，但因为栓子微小，肺能处理这些小的纤维蛋白团块或静脉内血凝块，而使其迅速溶解，故可不出现任何临床症状。例如妇女妊娠时少量的滋养叶细胞栓子常随血流流至肺部，经肺处理后并不出现任何临床症状。但也并非肺都能处理这些微小栓子，若处理不了便会引起患者呼吸困难，大块栓塞还可引起急性肺心病或肺栓塞而死亡。

中医古籍中无此病名记载，根据其临床表现，属中医"胸痹""胁痛""喘证"范畴。

本病属中医内伤急症，多起于久病之后，脏腑气血功能失调的基础上，加之种种诱因导致急性发作，引起证候的急剧演变和加重。由于脏腑气血功能的严重受损和亏耗，终至出现危急证候。其主要诱因为六淫七情、饮食劳倦、用力排便、久病离床、手术或外伤等，致使痰湿内聚、痰瘀阻滞脉道、肺气上逆等以致气血逆乱所致。

（一）辨证用药

1. 气滞血瘀、胸痹心痛证

相当于慢性肺栓塞。久病之后，脏腑功能失调之际，突发气滞血瘀之证，气滞气虚，无力鼓动血液运行，症见心慌气短，乏力，心烦心悸，胸闷胸痛。时见脉结代，舌紫暗。治宜益气活血宣痹。方药：黄芪、瓜蒌各 15～20g，当归尾、赤芍、延胡索、薤白各 12g，川芎 15g，半夏 10g。

2. 脾虚痰湿中阻、肺失宣降证

久病伤脾，脾虚失运，痰湿阻肺，肺失肃降，咳嗽少痰，气短，或痰气交阻，而气喘不能平卧。脉弦数或沉弦，舌质淡，苔白腻。治宜健脾燥湿化痰，宣肺降逆止嗽、定喘。方药：太子参、紫菀各 15g，炒白术、紫苏子、杏仁、陈皮、胆南星、前胡、款冬花各 12g，炙麻黄 6g，半夏 10g。

3. 气阴两虚、阴虚内热证

气阴亏耗，胸痛、心慌气短、自汗乏力、五心烦热、口干、烦热等阴虚内热证，或血热妄行，痰中带血或反复咯血，脉细数或沉细无力，舌质红，少津，苔少。治宜益气养阴清热，凉血止血。方药：太子参、北沙参、生地黄、黄芩各 15g，炒白术、黄芪、熟地黄、栀子、桑白皮、地骨皮各 12g，百合 20g。咯血加仙鹤草、地榆炭、白及各 12g。

4. 阳气欲脱、气机逆乱寒厥证

相当于急性肺栓塞。面色苍白，四肢逆冷，心悸多汗，短气乏力，神志呆滞，尿少，烦躁不安，唇指发绀，呼吸短促。脉微欲绝，舌质淡苔少，血压下降。治宜温经散寒，回阳救逆，补气养血。方药：太子参（或红参）、当归各 15g，熟附片（先煎 0.5 小时）、干姜、炙甘草各 10g，黄芪 20g。

（二）中成药

（1）参附针：50％葡萄糖 20～40ml 加入参附针剂 20ml 静脉注射；或用 10％葡萄糖 250～500ml 加入参附针剂 80ml，日 2 次，静脉滴注。

（2）丹参注射液 2～4ml，肌内注射，每日 2 次；或 10～20ml 加入 10％葡萄糖溶液 500ml，静脉滴注。

（3）川芎嗪注射液 120～160mg，加入 10％葡萄糖溶液 500ml，静脉滴注。

（4）参麦注射液 20ml，加入 50％葡萄糖溶液 40ml，静脉注射，或 60～80ml 加入 10％葡萄糖溶液 500ml，静脉滴注。

（三）单方验方

（1）红参 15g，五味子、熟附片（先煎）、干姜、肉桂各 10g，水煎服。有救逆固脱之效。

（2）川贝母末 3g，每日 3 次，口服。有化痰止咳平喘之效。

第十节　肺性脑病

肺性脑病是肺源性心脏病并发症之一，亦是呼吸衰竭发展到严重阶段，导致机体组织细胞严重缺氧和二氧化碳潴留，引起以中枢神经系统功能障碍为主要表现的一种临床综合征，其病死率高，是肺源性心脏病患者死亡的主要原因。因此，必须重视对肺性脑病的早期诊治。肺性脑病属中医"肺胀""昏谵"的范畴。

本病多因久病肺虚痰浊潴留，血瘀阻滞。由于肺虚卫外不固，外邪六淫每易反复乘袭，诱发本病发作，病情日益加重，病初由肺气郁滞，脾失健运，津液不归正化而成，渐因肺气不能化津，肺虚不能传输，肾虚不能蒸化，痰浊愈益潴留，喘咳持续难已。久则痰从寒化成饮，若病程中复感风寒，则可成为外寒内饮之证。感受风热或痰郁化热可表现为痰热证。如痰浊壅盛阻塞气道或肺虚不能吸清呼浊，清气不足而浊气有余，浊邪害清，痰蒙神窍，则可发生烦躁、嗜睡、昏迷等变证。

（一）辨证用药

1. 痰浊闭窍

意识蒙眬，神昏谵语，呼吸急促，或伴痰鸣。舌质紫绛，脉滑数。治宜涤痰开窍。方药：涤痰汤加减。法半夏、胆南星、枳实、茯苓、石菖蒲、竹茹、郁金、丹参、黄芩、甘草。

2. 肝风内动

神昏谵语，躁动不安，四肢抽搐。舌紫绛少苔或无苔，脉虚数。治宜育阴潜阳，平肝息风。方药：羚角钩藤汤加减。羚羊角、桑叶、生地黄、白芍、竹茹、茯苓、石决明、龟甲、钩藤、甘草。

3. 痰盛气衰

面色唇甲淡暗，蜷卧或昏不知人，呼之睁眼而反应差，呼吸微弱，浅促，喉中痰鸣但无力咳痰，小便失禁，四肢厥冷。舌淡或紫苔白，脉沉弱或细数无力。治宜益气养阴，涤痰开窍。方药：生脉散、醒神散。人参或西洋参、麦冬、五味子、黄芪、胆南星、石菖蒲、天竺黄、郁金等。

（二）中成药

（1）安宫牛黄丸 0.5～1 丸，每日 2～3 次，口服或鼻饲。

（2）醒脑静 10～20ml 加于 5％葡萄糖液 500ml 内静脉滴注，每日 1～2 次。

（3）菖蒲注射液 2ml 肌内注射，每 4～6 小时 1 次，或用 10ml 加于 10％葡萄糖液 500ml 中静脉滴注，每日 1 次。

循环系统疾病

第一节　充血性心力衰竭

充血性心力衰竭是指原有心脏病发展到一定严重程度或心脏负荷过重，心肌收缩力减弱，心脏排出血量减少，以致不能满足机体组织细胞代谢的需要，同时静脉回流受阻，静脉系统瘀血，而产生的一系列症状和体征。本病属中医"心悸""怔忡""水肿""喘证""痰饮""心痹"等范畴。

本病是多种心脏病证的后期转归，多因反复感邪，又加劳倦、思虑过度，以致心脾肺肾俱伤，产生水湿、血瘀诸邪而发病。

（一）辨证用药

1. 气血两亏

除心衰表现外，心悸，头晕眼花，乏力，少气懒言，唇淡，面色无华。舌淡苔薄，脉细无力。治宜气血双补，养心安神。方药：归脾汤加减。党参、白术、龙眼肉各15g，黄芪、当归各20g，茯神、酸枣仁、远志各10g，木香6g，炙甘草5g。

2. 心肾阴虚

呼吸困难，动即发作，心悸不宁，悸则心烦少寐，口渴，咽干，两颧潮红，耳鸣腰酸。舌红，脉细数。治宜滋阴清火，养心安神。方药：天王补心丹加减。党参、丹参各 15g，生地黄、玄参、玉竹、柏子仁各 12g，麦冬、天冬、酸枣仁、当归各 10g，五味子 5g。

3. 心脉瘀阻

心悸怔忡，气喘不得平卧，指末青紫，纳差腹胀。舌暗或紫斑，脉细或结代。治宜活血化瘀，通阳镇神。方药：桃仁红花煎加减。桃仁、红花、当归、龙骨、牡蛎各 15g，丹参 20g，川芎、延胡索、郁金、桂枝各 10g，甘草 5g。

4. 脾肾两虚

腰以下肿甚，按之没指，尿少，腰酸膝冷，怯寒神倦或伴腹水，腹胀纳差。脉沉弱或结代，舌淡暗或紫，苔白。治宜温阳利水，益气活血。方药：真武汤加减。附子 6g，茯苓 20g，白术、白芍、泽泻、车前子各 15g，生姜 5 片，桂枝、桑白皮各 10g。

（二）中成药

（1）参麦注射液，每次 2～4ml，肌内注射，每日 1 次或 5～20ml 加 5％葡萄糖 250ml，静脉滴注，每日 1 次。

（2）活心丹用治慢性心功能不全，并有缓解心绞痛作用。每次 1～2 丸，每日 3 次。妇女经期及孕妇慎用。

（3）附片注射液：本品具有强心利水之功。每次 2～4ml，肌注，每日 1～2 次或 4～8ml，加入葡萄糖液中静滴，每日 1 次。

（4）大黄䗪虫丸：用治慢性心功能不全之腹部包块、肌肤甲错、眼眶发黑、潮热、消瘦等。每次 1 丸，每日 2 次。

（5）八珍丸 1 丸，每日 3 次。用治气血虚弱型。

（6）天王补心丸 1 丸，每日 2 次。用治心阴血虚型。

（7）生脉饮口服液 1 支，每日 2 次。用治心阴血虚型。

（8）通脉养心丸 40 粒，每日 2 次。用于阴阳两虚型。

（三）单方验方

（1）车前草 20g，茯苓 15g，大腹皮 12g。水煎服，每日 1 剂。用于心衰轻度浮肿。

（2）赤芍、川芎、丹参、鸡血藤、泽兰各 15g，党参、益母草、麦冬各 25g，附子、五加皮各 10～15g。水煎服，每日 1 剂。用于治疗右心衰竭。

（3）玉米须 30g。水煎服，每日 1 剂。用于心衰轻度浮肿。

（4）罗布麻根，含有多种强心苷，9～15g，水煎服。有强心、利尿、消肿作用。

第二节　心律失常

心律失常是指心律起源部位、心搏频率与节律，以及冲动传导等方面任何一项的异常。导致心律失常的原因包括各种心血管病、水电解质紊乱、药物、缺氧、情绪激动、吸烟和酗酒等，也见于正常人。本病常属于中医的"心悸""怔忡""眩晕""昏厥""虚劳""水肿"等范畴。

中医学认为，本病因邪毒外侵，内舍于心，耗气伤阴，心脉失养；或精神刺激，七情不和，气滞血瘀，心脉痹阻；或心气不足、心阳不振，搏动无力，血不营络及气血两虚、阴阳失调所致。

（一）辨证用药

1. 心虚胆怯型

症见心悸或怔忡，善惊易怒，坐卧不安，少寐多梦，苔薄白，脉动数或虚弦。治宜镇惊定志，养心安神。方药：安神定志丸加减。人参 10g，茯神 15g，石菖蒲 12g，龙骨 15g，远志 10g，琥珀 3g，磁石 15g。

2. 心血不足型

心悸或怔忡，头晕，面色不华，倦怠乏力，舌淡红，脉细弱。治宜补养心血，益气安神。方药：归脾汤加减。炙甘草 12g，人参 10g，黄芪 15g，白术 10g，当归 12g，龙眼肉 10g，酸枣仁 10g，远志 10g，地黄 10g，麦冬 10g。

3. 阴虚火旺型

心悸不宁，气短少寐，头晕目眩，手足心热，腰酸耳鸣，舌红，少苔或无苔，脉细数。治宜滋阴清火，养心安神。方药：天王补心丹加减。生地黄 15g，玄参 12g，天冬 10g，麦冬 10g，当归 10g，丹参 10g，党参 15g，茯苓 12g，柏子仁 10g，首乌藤（夜交藤）20g，五味子 10g，生牡蛎 20g。

4. 心阳不振型

心悸或怔忡，胸闷气短，面色苍白，形寒肢冷，舌质淡白，脉象虚弱或沉细而数。治宜温补心阳，安神定悸。方药：桂枝甘草龙骨牡蛎汤加味。炙甘草 12g，桂枝 12g，生龙骨 15g，生牡蛎 15g，熟附子 12g，黄芪 15g，泽泻 10g。

5. 水饮凌心型

心悸眩晕，胸脘痞满，形寒肢冷，小便短少，或下肢浮肿，渴不欲饮，恶心吐涎，苔白滑，脉结代。治宜振奋心阳，化气行水。方药：苓桂术甘汤加减。茯苓 15g，桂枝 10g，甘草 12g，白术 12g，清半夏 12g，生姜 4 片，黄芪 15g，人参 10g，熟附子 10g。

6. 心脉瘀阻型

心悸不安，胸闷不舒，心痛时作，或甲唇青紫，舌紫暗或有瘀斑，脉涩或结代。治宜活血化瘀，理气通络。方药：桃仁红花煎加减。桃仁 10g，红花 9g，丹参 15g，赤芍 10g，川芎 12g，木香

10g，延胡索 10g，炙甘草 12g，桂枝 10g，生牡蛎 20g。

（二）中成药

在辨证用药的同时加用中成药可以照顾兼证或提高疗效。

（1）朱砂安神丸：心血不足、阴虚、血瘀型心律失常，均可以加用，可改善临床症状。每次 1 丸，每日 2 次。

（2）柏子养心丸：用法基本同朱砂安神丸。每次 1 丸，每日 2 次。

（3）大黄䗪虫丸：心脉瘀阻型心律失常可以加用。每次 1 丸，每日 2 次。

（4）金匮肾气丸：对心阳不振型心悸不安者可服用。每次 1 丸，每日 2 次。

（5）黄连素 3 片，每日 3 次饭后服（其他药物可暂停服用）。连服 1 个月后，心悸、惊恐等症状可基本消失，心律失常转为正常。

（三）单方验方

（1）太子参 15～30g，麦冬、丹参、百合各 15g，五味子、甘草各 6g，淮小麦、磁石、龙骨、牡蛎各 30g，大枣 7 枚。每日 1 剂，水煎 2 次合服。多用于窦性心动过速、室上性心动过速、心脏神经官能症等。

（2）石菖蒲、朱茯神各 10g，远志 6g。水煎服。适用于功能性心律失常。

（3）半夏、风化硝（分冲）、花槟榔各 10g，茯苓、猪苓各 30g，郁李仁 16g。水煎服，每日 1 剂。用于心律失常。

（4）党参、玉竹、丹参各 30g，白芍、炙甘草、龙齿各 9g，枣仁、五味子、赤芍各 6g，琥珀 3g。水煎服，每日 1 剂。用于房颤。

（5）生麻黄 6～12g，熟附块 12～24g，细辛 3～12g，全瓜蒌 12～30g，枳壳、汉防己各 9g，红花 6g，川芎 9～12g，虎杖 12g。

每日 1 剂，文火煎 1 小时以上，取浓汁，头煎二煎合，分 2 次煎。用于病态窦房结综合征，证属寒凝血瘀者。

（6）酸枣仁 15g，山药 30g，熟附块 15g，瘦猪肉 100g。文火煎汤服用，对心阳不足的心律失常可以应用。

（7）熟附子 10g，丹参 20g，猪肉 100g。文火煎汤服用，对血瘀型心律失常可以应用。

（8）人参 6g，生姜 10 片，生薏苡仁 100g。文火煮粥服用，有强心益气复脉作用。

（9）黄芪 40g，党参、茯苓、熟地黄各 15g，黄精、丹参、云茯苓各 30g，炙甘草、川芎、苦参、五味子各 10g，酸枣仁 12g，远志 5g。每日 1 剂，加水 1500ml，煎至 400ml，分 2 次服，12 剂为 1 个疗程，每疗程之间可根据病情间隔 3～5 天。治老年心律失常。

（10）丹参、瓜蒌、薤白、枳实、茯苓、前胡、厚朴各 15g，党参、清半夏各 18g，砂仁（后下）、紫苏叶各 10g，檀香（后下）、炙甘草各 7g。胸闷痛者加香附、延胡索各 10g；痰湿较重者加制天南星、石菖蒲各 5g，陈皮 7g。每日 1 剂，治窦性心律不齐。

（11）苦参、丹参、党参各 30g，炙甘草 15g，柏子仁、常山各 10g。水煎服，每日 1 剂。1 个月为 1 个疗程。治心律失常。

（12）制附子 9g，肉桂 9g，黄芪 30g，炙甘草 15g，黄精 30g，麦冬 20g，田三七 6g（冲入药），川芎 20g，当归 15g，枳实 10g。每日 1 剂，加水煎煮取浓液 100ml，每日饭后 30 分钟分 3～4 次口服，1 个月为 1 个疗程。（治疗前 3 日及治疗期间不用其他影响心律的药物）本方适用于缓慢性心律失常。

（13）炙甘草 30g，党参 15g，桂枝 5g，生姜 3 片，红枣 5 枚，生地黄 10g，麦冬 30g，阿胶 6g（烊化），火麻仁 10g，白酒 10ml（后下），水煎服。治心律失常。

（14）红小豆、红豇豆各 30g，红枣 10～15 枚。加水煮烂，每日早晚空腹时服，量不限，1 个月为 1 个疗程。对心律不齐、高脂血症、大便干结等症状有疗效。

（15）土茯苓 60g，桂枝、甘草各 10g，龙骨、牡蛎各 30g，大枣 6 枚，水煎服。适用于心阳不足引起的心律失常。

第三节　心绞痛

　　心绞痛指心肌暂时性急性缺血缺氧、引起发作性胸痛或胸部闷压不适的临床综合征。本病多见于 40 岁以上男性和绝经期后的女性，男多于女。有高血压、高脂血症、糖尿病、肥胖、吸烟史者，患病率更高。其特点为阵发性的前胸压榨性疼痛感，主要位于胸骨后部，要放射至心前区和左上肢，持续数分钟，休息或用硝酸酯制剂后多在 3 分钟内消失。除冠状动脉粥样硬化外，主动脉瓣狭窄或关闭不全、原发性肥厚型心肌病、先天性冠状动脉畸形、风湿性冠状动脉炎、梅毒性主动脉炎等也可引起。中医属于"胸痹""厥心痛"范畴。

　　1973 年湖南长沙市郊区发掘的马王堆墓出土的《五十二病方》中已有"心痛"病名。《黄帝内经》对心痛的分类、病因病机、临床表现和预后，有系统的论述。如《灵枢·经脉》谓"手少阴气绝，则脉不通；脉不通，则血不流"，说明本病由虚致瘀的病机。《素问·标本病传论》有"心病先心痛"之谓，《素问·缪刺论》又有"卒心痛"之称。《素问·脏气法时论》云："心病者，胸中痛，胁支满，胁下痛，膺背肩胛间痛，两臂内痛"。《素问·痹论》云："心痹者，脉不通，烦则心下鼓，暴上气而喘"。《灵枢·厥病》中把厥心痛分为肾心痛、肺心痛、胃心痛、肝心痛、脾心痛，其中如"心痛间，动作痛益甚""色苍苍如死状，终日不得太息""痛如以锥针刺其心"等描述，都比较准确地描述了本病的临床特征。《灵枢·厥病》谓："厥心痛，卧若徒居，心痛间，动作痛益甚，色不变，肺心痛也"，对劳力性心绞痛缓解因素和诱发因素有正确认识。《黄帝内经》对证的论述，为后世认识本病奠定了基础。

　　中医学认为，胸痹是指胸部闷痛，甚则胸痛彻背，短气、喘息不得卧为主症的一种疾病，轻者仅感胸闷如窒，呼吸欠畅，重者则有胸痛，严重者心痛彻背，背痛彻心。本病的发病多与寒邪内侵、饮食不当、情志失调、年老体弱等因素有关。其病机有虚实之分，实者为寒凝、气滞、血瘀、痰浊痹阻心阳；虚者为心脾肾三脏亏虚，心脉失养所致。

素体阳虚，寒邪乘之，寒邪凝滞，痹阻心阳而成胸痹；饮食肥甘厚味，或嗜酒成瘾，损伤脾胃，水液代谢失常，聚湿生痰，痰阻脉络而成；情志失调，忧思伤脾，脾伤则运化无权，聚湿生痰；怒则伤肝，肝气郁结，化火而煎熬津液成痰，痹阻胸阳而成；年迈体弱，心肾阳衰，心阳不振，气血运行不畅，气滞血瘀而致胸痹。

（一）辨证用药

1. 心血瘀阻

症见胸部刺痛，固定不移，入夜更甚，伴胸闷不适，心悸不寐。舌质暗或有瘀斑，脉沉涩。治宜活血化瘀，通络止痛。方药：血府逐瘀汤加减。

2. 阴寒凝滞

症见胸痛彻背，感寒痛甚，胸闷气短，心悸喘息，不能平卧，面色苍白，四肢厥冷。舌苔白，脉沉细。治宜温阳散寒，通脉止痛。方药：桂附汤加减。

3. 痰浊壅塞

症见胸闷如窒而痛，或痛引肩背，气短息促，肢体沉重，形体肥胖，痰多。苔腻，脉滑。治宜通阳泄浊，豁痰开结。方药：瓜蒌薤白半夏汤加味。

4. 心肾阴虚

症见胸闷且痛，心悸盗汗，心烦少寐，腰膝酸软，头晕，耳鸣。舌红或有紫斑，脉细数或见细涩。治宜滋阴益肾，养心安神。方药：左归丸加减。

5. 气阴两虚

胸闷隐痛，时作时止，心悸气短，面色少华，倦怠懒言，遇劳则甚。舌质红或有齿印，脉细弱无力，或结代。治宜益气养阴，活血通络。方药：生脉散合人参营汤加减。

6. 阳气虚衰

症见胸闷气短，甚则胸痛彻背，心悸汗出，精神倦怠，畏寒肢冷，腰酸乏力，面色苍白，夜尿频数，唇、甲淡白或青。舌淡白或紫暗，脉沉细无力或沉微欲绝。治宜温阳补肾，行气止痛。方药：参附汤合右归饮加减。

（二）中成药

（1）速效救心丸：具有活血化瘀，通络止痛之功。每次15粒，于心绞痛发作时含化。

（2）苏冰滴丸：具有芳香开窍、理气止痛之功。每次2丸，于心绞痛发作时含服，或每次2~4丸，每日1~3次。

（3）冠心苏合丸：具有开窍宽胸、理气止痛之功。嚼碎口服，每次1丸，每日1~3次。

（4）冠心通脉灵：具有活血化瘀之功。每次5片，每日3次。

（5）川芎嗪具有抗血小板凝集，扩张小动脉，改善微循环作用。每次40~80mg加5%葡萄糖液缓解心绞痛，提高心功能。丸剂，每次1~2丸，每日1~3次。孕妇、妇女经期慎用。

（6）山海丹：具有益气益血之功。每次4~5粒，每日3次，饭后半小时服用，连续服用3个月为1个疗程。

（7）黄杨宁片：具有降低心肌耗氧量，缩小心肌梗死面积，轻度增加冠脉血流量，增加心肌收缩力及防治心律失常作用。用治冠心病心绞痛、室性早搏等。每次2片，每日3次，4周1个疗程。

（8）毛冬青注射液：每次肌内注射一支，每日1~2次。

（9）瓜蒌片：每次服4片，每日3次。

（10）麝香保心丸：每晚 1～2 丸，痛时服用。

（一）单方验方

（1）三七粉，每次 3g，每日 3 次。

（2）丹参、降香各 15g，木通、王不留行各 12g，三七 6g，通草 3g。水煎服。

（3）党参、生龙骨、生牡蛎各 24g，黄芪 18g，当归、丹参各 15g，熟地黄 6g，麦冬 9g，川楝子、龙眼肉、远志各 10g，焦三仙 27g。浓煎取 300ml，每日 3 次，白开水送下用于冠心病心绞痛者。

（4）丹参、黄芪、党参各 15g，赤芍、葛根、川芎各 9g，山楂 30g，菖蒲 4.5g，决明子 30g，降香 3g，三七粉、血竭粉各 1.5g（和匀分两次冲服）。水煎服。每日 1 剂。本文能迅速缓解胸闷、心绞痛等症状，并能防止心肌梗死的发生。

（5）虻虫 6～12g，陈皮 15g。气虚者加党参 30g；阳虚者加淫羊藿（仙灵脾）12g；阴虚者加玉竹 15g；血虚者加生地黄 20g。水煎服，每日 1 剂，对缓解心绞痛有较好疗效。

（6）黑木耳 15g，红枣 10g，生黄芪 30g（另包），红糖适量。煮成羹食用。

（7）丹参 9g，茯苓 6g，红花 3g，白果叶 3 片（用火烤黄）。水煎后倒入热水瓶内，早、中、晚各服 1 碗。可随时加开水，1 剂服 3 天，连服 2 剂休息 1 周。治心绞痛。

（8）"复方丹参饮"治冠心病心绞痛（丹参、降香各 15g，木通、王不留行各 12g，田三七 6g，通草 3g）。水煎服，每日 1 剂。

（9）党参 20g，茯苓、山药、丹参各 15g，郁金 12g，白术、桂枝、薤白、五灵脂、山楂、六神曲、谷芽各 10g，炙甘草 6g，大枣 3 枚。每日 1 剂，水煎服。15 天为 1 个疗程。适用于饭后心绞痛的防治。

（10）乌梅 1 个，大枣 2 枚，杏仁 7 粒研细后（男酒女醋）送服。治心绞痛。

（11）白果叶、瓜蒌、丹参各 15g，薤白 12g，郁金 10g，甘草

5g。水煎服，每日早晚各 1 次。治冠心病心绞痛。

（12）菠菜籽、白菜籽、生菜籽、油菜籽、香菜籽、小茴香、胡萝卜籽各 50g。炒熟研细，1 日 3 次，1 次 1 汤匙，温水送服。治心绞痛。

（13）五灵脂、蒲黄各 30g。研细，每剂 6～9g，用热黄酒送服。早晚各 1 次。治心绞痛。

（14）延胡索、川楝子各 30g。研细，分 6 包。每日 3 次，每次 1 包，温水送服。治心绞痛。

（15）丹参 30g，田三七 2g，白菊花 6g，麦芽、焦山楂各 10g。水煎，代茶饮，每日 1 剂，连用 30～60 天。可改善冠状动脉缺血。

（16）槟榔、广木香、牵牛子（黑丑）各等量。研细，每次 10g，用酒送服。此方对因膏粱厚味损伤脾胃而引起的心绞痛疗效最佳。

（17）猪心 1 个，胡椒按年龄每岁 1 粒。与猪心同煮，再加少许盐和酒食之。此方对改善冠状动脉供血效果显著。

第四节　心肌梗死

心肌梗死是心肌的缺血坏死，指冠状动脉血流供应突然减少或中断，使部分心肌引起严重的持久性缺血损伤和坏死。临床上常有剧烈而较持久的胸骨后疼痛、发热、血白细胞增多、血沉增快、血清心肌酶活力增高、心电图出现特征性 Q 波及损伤性 ST-T 改变，并可发生心律失常、休克和心力衰竭等。

本病相当于医学中的"真心痛"。

心肌梗死的病机是正虚而标实。虚主要表现为气虚、阴虚、阳虚；实主要表现为由虚而导致的痰浊瘀阻、气滞血瘀、肝郁气滞等，造成本虚标实的原因有以下几个。

（1）年迈体虚：急性心肌梗死多发生在 40 岁以上，随着年龄增长其发病率明显增加。其机制是年迈机体阳气渐衰，气血行动不畅，糟粕不易排出体外而沉积在血脉中，久而久之，通过诱因（常见为寒冷）使血管闭塞，形成血瘀。

（2）夙疾：心肌梗死患者多合并高血压、高脂血症、糖尿病等，其机制是慢性病，机体久病失养，真元受损，心阳被耗，久而久之，血脉瘀阻不通。

（3）嗜肥甘烟酒：急性心肌梗死患者，多嗜肥甘或烟酒。嗜肥甘者，脾胃易损致脾虚，脾虚则生湿聚痰，痰浊阻塞胸膈，胸阳不振，血脉凝滞不畅，血管闭塞；嗜酒者易生湿聚痰，阻塞胸阳，致脉管阻塞。烟乃火品，性燥伤津，阴虚致火旺，热扰心营，络脉伤，造成气滞血瘀。

（4）多静少动：急性心肌梗死患者，大部分从事脑力劳动。因体力劳动少，阳气常不舒展，日久伤脾。脾虚则生痰湿，凝阻胸膈，心阳不舒，血脉运行不畅致血瘀气滞。

至于无痛性心肌梗死，其发病机制与具明显心前区痛的心梗一样，总的也属"正虚邪实"。所不同者，此类心肌梗死，由于"极虚"致机体对"实"的反应不明显，或由于实的程度极重，使机体进入极虚状态，致厥证甚至死亡；或患者实的程度极轻，不足引起机体对微"实"的明显反应。临床上以前者为多。

（一）辨证用药

1. 气虚血瘀

多见于 AMI 的初期，即发病后头 3 天之内。心前区剧痛，自汗，气短，倦怠，语声低微，胸闷。舌暗或见瘀点，苔薄白，或见舌体胖嫩，脉细或结、代。治宜益气活血。方药：抗心梗合剂加减。黄芪 20g，丹参、黄精各 30g，党参、赤芍、郁金各 15g，川芎 10g。

2. 痰浊内阻

多见于 AMI 的中期，即发病后第 3～4 天至第 3～4 周。此时病渐平稳，气虚或阳虚的症状有所减轻，而痰湿痹阻较为突出。胸闷如窒而痛，痰白黏量多，倦怠身重，纳呆脘闷。苔浊腻，脉滑。治宜温化痰饮，健脾利湿，宣痹通阳。方药：瓜蒌薤白半夏汤合冠心Ⅱ号方加减。瓜蒌、薤白、丹参各 30g，党参、郁金各 15g，半夏、桂枝、厚朴、赤芍、生大黄各 10g。可随证加减。

3. 气阴两虚

以恢复期多见，即发病的第三、四周以后，湿浊或痰热痹阻之象渐退，舌苔由厚转薄，病情稳定转入恢复期阶段。心悸气短，倦怠乏力，心烦易怒，自汗盗汗，头昏脚软，夜寐不安。舌质暗红或淡暗，苔少或剥脱，脉细数。治宜益气养阴，兼以活血化瘀。方药：生脉散合冠心Ⅱ号方加减。丹参 30g，党参、郁金各 15g，麦冬、赤芍、川芎各 10g，五味子 6g，降香 3g。可随证加减。

（二）中成药

（1）冠心苏合丸 1 丸，1 日 2 次。用于镇痛。

（2）心痛丸 1 丸，每日 2 次。

（3）田七末 3g 冲服，对止痛有效。

（4）参附针 10～30ml 加 5％或 10％葡萄糖 500ml 静脉滴注，每日 2 次。用于休克。

（5）速效救心丸 3～5 丸，每日 2 次。用于镇痛。

（6）七叶莲注射液 2ml，肌内注射，每日 1～3 次，止痛有一定疗效。

（7）复方丹参或丹参注射液：均可用 2ml 肌内注射，每日 2 次；或 8～16ml 加 10％葡萄糖 200ml 静脉滴注。有扩张血管，增加心血流量，活血祛瘀止痛之效。

（8）醒脑静注射液可肌内注射或静脉注射，每次 2～4ml，每日 1～2 次。对神志欠佳者有效。

（三）单方验方

（1）太子参 30g，麦冬 15g，五味子 10g。水煎，每日 1 剂，复煎，分 2 次服，连服 5～7 天。亦可加丹参 20g。适用于气阴两虚者。

（2）西洋参、三七各 30g，灵芝 60g，丹参 50g。上药共研极细末，储瓶备用。每次服 3g，日 2 次，温开水送下。适用于气阴两虚者。

（3）银耳、黑木耳各 10g，冰糖少量。先将银耳、黑木耳用温水泡发洗净，与冰糖放入碗中，加水适量，加盖，隔水炖 1 小时。1 次或分次服用。适用于气阴两虚者。

（4）鲜山楂 30g 打碎，加水适量，少量白糖调味，每日服 1 剂，疗程不限。

（5）黑木耳 30g，加葱、蒜各适量，烹调作菜佐膳，要经常服用，可减慢血小板凝聚，避免血栓形成。

第五节　高血压病

高血压病是以体循环动脉收缩压和（或）舒张压持续增高为主要表现的临床综合征，是我国最常见的心血管疾病。可分为原发性及继发性两大类。在绝大多数患者中，高血压的病因不明，称之为原发性高血压，占总高血压患者的 95％以上；约 5％患者，血压升高是某些疾病的一种临床表现，本身有明确而独立的病因，称为继发性高血压。

原发性高血压，又称高血压病，患者除了有高血压本身有关的症状以外，长期高血压是多种心血管疾病的重要危险因素，造成心、脑、肾等重要器官损伤，最终导致这些器官的功能衰竭。本病属中医"眩晕""中风"等证范畴。

本病多因情志失调，饮食不节，内伤虚损，导致阴阳失调而发病。其主要病机为肝肾阴虚，肝阳上亢，或久病之后阴损及阳致阴阳两虚。患者素体阳盛，肝阳上亢，上扰清窍；或平素肾阴亏虚，水不涵木，肝阳偏亢；或长期忧虑恼怒，气郁日久化火，使肝阴暗耗，风升阳动；或嗜食肥甘，饥饱劳倦，伤于脾胃，运化失司，以致水谷不化精微，聚湿生痰，痰浊内停，皆可导致气血逆乱，上扰清窍，发为眩晕。日久不愈，可影响心、脑，导致中风。

（一）辨证用药

1. 肝火亢盛

头痛目眩，头晕耳鸣，面红目赤，急躁易怒，口苦咽干，便干溲黄。舌红，苔黄，脉弦或弦数。治宜清热泻火，平肝潜阳。方药：龙胆泻肝汤加减。龙胆、栀子、黄芩、柴胡、车前草、泽泻、木通。兼腑热便秘者加大黄、芒硝通腑泄热，兼阳亢者加钩藤、菊花以平肝潜阳；热甚动风抽搐者加全蝎、蜈蚣、天麻以平肝息风。

2. 肝阳上亢

头痛项强，抽搐，眩晕耳鸣，面红，烦躁，口苦，大便干燥。舌红苔黄，脉弦数。治宜平肝潜阳，清火息风。方药：天麻钩藤饮加减。天麻、钩藤、桑叶、菊花、茯神、贝母、地黄。

3. 痰湿中阻

头痛昏蒙，胸脘满闷，喉中痰鸣，痰黄稠难出，面红气粗或肢体抽搐。舌红苔黄腻，脉滑数。治宜涤痰开窍，清化痰热。方药：安宫牛黄丸、牛黄清心丸等。

4. 气滞血瘀

头晕目眩，头痛经久不愈，固定不移，胸胁胀痛或闷痛，夜晚较重，心悸怔忡，肢麻体软，失眠多梦，夜尿频数。舌质暗红，有瘀斑，脉弦紧或沉涩。治宜理气活血，平肝安神。方药：血府逐瘀汤加减。柴胡、枳壳、当归、桃仁、丹参、红花、川芎、生地黄、酸枣仁、牛膝。

5. 阴阳两虚

头晕头痛，目眩，心悸气短，倦怠乏力，步履不稳，失眠易惊，形寒肢冷，耳鸣，腰酸腿软，纳差便溏，溲频。舌质淡嫩，苔薄白，脉沉细弦。治宜滋阴补阳。方药：地黄饮子加减。熟地黄、杜仲、麦冬、巴戟天、山茱萸、茯苓、泽泻、制附片、肉桂、石斛、肉苁蓉。

（二）中成药

（1）复方罗布麻叶片：每次 2 片，每日 3 次，开水送服。用于降压。

（2）复方降压片：每次 2 片，每日 3 次。开水送服。用于降压。

（3）脑立清：每次 10 粒，每日 2 次，开水送服。用于降压。

（4）安宫牛黄丸：每次 1 粒，每日 2 次，开水送服。用于阳闭。

（5）苏合香丸：每次 1 粒，每日 3 次，开水送服。用于阴闭。

（6）天麻注射液：每次 4ml，每日 2 次，肌注。用于降压。

（7）醒脑静注射液：每次 10ml 加入 10%葡萄糖液 100ml，每日 1~2 次，静脉滴注。用于息风开窍。

（8）金匮肾气丸：每次 1 丸，每日 3 次。可治肾阳不足型更年期高血压。

（9）六味地黄丸 9g，每日 2 次口服。可治肾阴虚型更年期高血压。

（10）龙胆泻肝丸 1 包，每日 2 次口服。可治肝胆火旺型更年期高血压。

（11）人参健脾丸 1 丸，每日 3 次口服。可治气血两虚型更年期高血压。

（12）逍遥丸 1 包，每日 2 次口服。可治肝郁脾虚型更年期高血压。

（三）单方验方

（1）垂柳叶、夏枯草各 30g，冰糖 15g。前两味煎水，加入冰糖内服，每日 1 剂，连服 1 周。忌辛辣厚味。

（2）山楂片 30g，何首乌 20g，决明子 30g，水煎服，每日 1剂。可治头痛伴高脂血症型更年期高血压。

（3）地龙 10g，夏枯草 12g。水煎服。治高血压。

（4）何首乌 50g，枸杞子 10g，山茱萸 10g，研细，沸水冲服。每日 3 次，每次 5g。治高血压。

（5）西瓜翠衣（去表皮）8g，决明子 8g，水煎饮服。连服数日，血压可恢复正常。

（6）槐花、菊花、绿茶各 5g，混匀，沸水冲泡 5 分钟服，每日 1 剂。治高血压。

（7）菊花、槐花、决明子、夏枯草、苦丁茶各 9g。水煎服，每日 1 剂。对初患高血压效果最佳。

（8）吴茱萸 5g，研细，置脐中，用胶布固定，3 日换 1 次，15日为 1 个疗程。治高血压。

（9）芹菜丝 50～100g，加蒜片、盐、香油、味精拌匀佐餐食，每日 2 次，可连续食用。

（10）山楂 15g，白芍 10g，冰糖 5g，加水煮沸，每日服 3 次，或泡茶饮。

（11）石决明（先煎）、珍珠母（先煎）各 30g，枸杞子、杜仲、山楂、夏枯草、丹参、白蒺藜、制何首乌、黄芪各 18g，白芍15g，炙甘草 9g，三七 5g。水煎服，每日 1 剂，15 天为 1 个疗程。适用于老年高血压。

（12）生山楂片、菊花各 10g，泡水饮。

（13）茺蔚子、桑枝、桑叶各 20g，研粗末，加水 3kg，煮沸15 分钟，温泡双足半小时，水凉再加热水，每日早晚各 1 次，每剂中药用 2 天。

（14）小蓟 500g，花生米 500g，白酒 250ml，米醋 1000ml。先将花生米、白酒、米醋，置瓷坛内密封浸泡 7 天。再将小蓟洗净切碎，加水 2000ml，煎至 1000ml，滤渣后浓缩至 500ml。患者每天早晨吃酒醋花生米 20 粒，晚上取小蓟汤 10ml，花生酒 10ml，加温水 100ml 兑服，连服 30 天为 1 个疗程，1～3 个疗程高血压可降至正常。

（15）生葵花子 50g，早晨空腹时食，同时喝 1 杯生芹菜汁，连服 30 日，治疗高血压有效。

（16）何首乌、杜仲各 12g，五味子、枸杞子、黄精各 9g。加水适量煮沸 15 分钟后分 3 次服。能降压安神补肾，常服可治疗高血压、高血脂、心脑血管动脉硬化等症。

（17）莲子心 10g，加沸水浸泡半小时服。适用于有烦热症状的高血压患者。

（18）菊花 10g，生山楂 15g，决明子粉 15g。水煎服（可酌加白糖）。能疏风散热平肝，润肠通便降压。适用于高血压兼有冠心病患者，对阴虚阳亢、大便秘结等症有效。

（19）鲜柿叶（枝头的嫩叶最佳），煎水为茶饮。连续服 30～50 天。

（20）杭芍 30g，石决明 25g，怀牛膝 15g，川楝子 10g，龙骨 30g，生牡蛎 30g，钩藤 15g，地龙 10g，夏枯草 30g，槐花 15g。水煎服，1 日 1 剂，连服 3 剂，血压明显下降。

注：血压过高加赭石 20g；头晕甚者加女贞子 15g，天麻 10g；血热有火加黄芩 10g，生地黄 15g，玄参 16g。

（21）夏枯草 20g，决明子 30g，黄芩 15g，生石膏 60g，茺蔚子 20g，茶叶 15g，槐角 15g，钩藤 15g。煎后取汁，加蜜收膏，每日 1 剂，分 3 次温水送服。

第六节　病毒性心肌炎

病毒性心肌炎是由于多种病毒感染所引起的心肌局限性或弥漫性炎症。它可以原发于心肌，也可在全身性疾病的同时或先后侵犯心肌而引起。本病好发于青少年和壮年，临床上以心悸、气短、心脏扩大和心律失常为主要特征，一般属于中医"心悸""怔忡""胸痹"等范畴。

中医学认为，本病多因禀赋不足，或后天失养，病久体弱，或外邪内侵，正气不足，伤及脏腑，使机体阴阳气血亏损所致。

（一）辨证用药

1. 急性期

（1）外感风热：咳嗽胸闷，心悸烦躁，发热，溲黄便干。舌边尖红，舌苔厚腻，脉结代。治宜祛风清热解毒。方药：金银花、连翘、板蓝根各 15g，竹叶、桔梗、生甘草各 6g，豆豉、荆芥、牛蒡子各 9g，薄荷 4.5g。热毒症重者加贯众 30g，生栀子 9g；咽痛加玄参 9g，马勃 3g；关节疼痛加威灵仙 12g，独活 9g。水煎服，每日 1 剂。

（2）湿热内侵：低热，口苦，胸闷心悸，纳呆腹胀，口渴不欲饮，尿赤。苔黄腻，脉濡数。治宜清热化湿。方药：大青叶、滑石、板蓝根各 30g，连翘、射干、黄芩各 10g，藿香、薄荷、白豆蔻各 6g，木通 3g。每日 1 剂，水煎服。并随证加减。

2. 恢复期及迁延期

（1）气阴两虚：心悸怔忡，气短乏力，低热不退，午后尤甚，胸闷憋气，心烦失眠。脉细数或结代。治宜益气养阴宁心。方药：党参、生地黄、麦冬、天冬、炙甘草各 9g，首乌藤（夜交藤）15g，火麻仁 12g，桂枝 4.5g，五味子 3g，大枣 7 枚。随证加减。水煎服，每日 1 剂。另用西洋参 10g 炖服。

（2）瘀血阻滞：病程较长，胸闷心悸，心前区时有刺痛。舌暗边有瘀点，脉细涩或涩紧。治宜理气活血止痛，佐以宁心。方药：当归、川芎、赤芍、白芍、益母草各 12g，延胡索、紫河车各 9g，丹参 15g，三七粉（冲）3g。随证加减。水煎服，每日 1 剂。另用西洋参 10g 炖服。

（3）痰湿内阻：素体肥胖，胸闷憋气，头晕且胀，心悸，纳差，腹胀。苔白腻，脉濡滑或结代。治宜健脾化湿，温通心阳。方药：陈皮、白术、茯苓各 12g，瓜蒌、薤白、制半夏各 9g，桂枝

3g，炙甘草 6g。随证加减。水煎服，每日 1 剂。

3. 慢性期

辨证以阴阳两虚为主。心悸气短，畏寒肢冷，自汗乏力，浮肿，面色晦暗或发绀。舌暗淡，苔薄白，脉结代。治宜扶阳益气，养阴安神。方药：黄芪、附子、人参（另炖）、沙参、麦冬各 9g，枸杞子 12g，龙骨、牡蛎、珍珠母各 20g，桂枝、甘草、五味子各 6g。水煎服，每日 1 剂。

（二）中成药

（1）丹参注射液：丹参能够降低氧自由基的产生，具有抗氧化作用。临床可与维生素 C 等药伍用。肌内注射，1 次 2～4ml，每日 1～2 次，静脉滴注，一次 10～20ml，用 5％葡萄糖注射液 100～500ml 稀释后使用，一日 1 次。

（2）金莲花片：每日 3 次，每次 3～5 片。

（3）柴胡注射液：每次 2ml 肌内注射，每日 2～3 次。用于急性期发热。

（4）玉屏风散：每次 12g，每日 2 次。

（5）金银花露：每次 10～15ml，每日 3 次。用于预防及急性期治疗。

（6）板蓝根注射液：2ml，每日 1～2 次，肌注。急性期使用。

（7）大蒜注射液：2ml，每日 1～2 次，肌注。急性期使用。

（8）苦参碱注射液：2～3ml，每日 2～3 次，肌注。急性期使用。

（三）单方验方

（1）板蓝根、贯众各 30g。水煎代茶饮。用于邪热炽盛者。

（2）苦参 20g。水煎服。适用于心悸而脉数或促的患者。

（3）苦参、益母草各 20g，炙甘草 15g。水煎服。适用于心悸而脉数或促的患者。

（4）黄连、五味子各 3g，黄柏 6g，黄芩、当归、炙甘草各 9g，炙黄芪、党参、麦冬各 12g，生地黄 20g，琥珀粉 1.5g。水煎服，每日 1 剂。

（5）穿心莲 9～15g。水煎服，每日 1 剂，分 3 次服用。

（6）鲜梨、荸荠，煮水代茶饮。适用于气阴两虚者。

（7）牛肝或羊肝 250g，大枣 15 枚。将牛或羊肝切片与大枣共煮服食。适用于心悸乏力者。

（8）蛋黄油，每日 2 次，每次 1 小匙，连服数日。可治心前区痛。蛋黄油制法：将鸡蛋先煮熟，去白用黄，在小锅内焙焦，取油即可饮用。

第七节　原发性心肌病

心肌疾病是指除心脏瓣膜病、冠状动脉粥样硬化、高血压、肺源性和先天性畸形心脏病外，以心肌病变为主要表现的一组疾病。心肌疾病占心脏病总体的 5% 左右，本病分为两大类：一类为病因未明的原发性心肌病（简称心肌病），另一类为病因已明的或属全身性疾病一部分的特异性或继发性心肌病。原发性心肌病按病理改变可以分为三型，即扩张型心肌病、肥厚型心肌病和限制型心肌病，其中限制型心肌病极罕见。本病早期症状不典型，容易漏诊，以致延误有效治疗时间。晚期症状虽显著，但有时易误诊为其他器质性心脏病。本病属于中医"心悸""怔忡""胸痹""喘咳"等范畴。

中医学认为，体质虚弱是本病发生的关键所在，尤以气虚患者更为多见。气为机体动力。元气不足则脏腑功能低下，化生不足可导致气阴两亏，心失所养；气虚则推动血液运行功能减弱，造成心血瘀阻，常以气候突变、寒暖失常、起居不慎、疲劳过度、冷热不调、饮食所伤、饮酒过度为诱因，出现心悸怔忡诸症。总之，本病主要为先天不足，后天失调。先有脾肾阳虚，心阳不振为本，外邪毒气乘虚而入侵犯心、脾、肾、肺。严重时发展为心阳暴脱，甚至阴阳离决而猝死。

（一）辨证用药

1. 心气虚弱

症见胸闷憋气，心悸气急，周身乏力，面色苍白，神萎不宁。舌质淡胖、暗红，苔白，脉结代。治宜益气养心，活血化瘀。方药：十全大补汤加减。人参（或党参15g）、甘草各6g，白术、茯苓、熟地黄、当归、川芎、白芍各9g，百合、炒酸枣仁各12g，黄芪、丹参、郁金、石菖蒲各15g。

2. 阴衰水泛

症见胸闷憋气，心下痞满，头晕眼花，呼吸短促，胸腹胀满，肢冷，面色灰暗，青紫，尿少色黄。舌质红紫，苔白腻或黄，脉细数结代。治宜温阳益气，强心利尿。方药：养心汤合五苓散加减。人参（或党参15g）6g，炙黄芪、益母草、猪苓各15g，茯苓、泽泻、炒酸枣仁各12g，麦冬、五味子、熟附片、当归、川芎、白术各9g。

3. 阴血不足

症见胸闷憋气，周身乏力，心悸怔忡，心前区痛，五心烦热。舌质红，脉细或结代。治宜滋阴养血，养心安神。方药：补心丸加减。人参（或党参9g）、远志各6g，丹参、生地黄各12g，玄参、猪苓、当归、天冬、麦冬、柏子仁、酸枣仁各10g，桔梗、五味子各3g。

（二）中成药

（1）生脉饮每日3次，每次1～2支。用于心气不足，心功能不全。

（2）复方丹参片每日3次，每次2～4片。用于血瘀或有心绞痛时。

（三）单方验方

（1）生黄芪 30～120g，太子参15～60g，麦冬、生地黄各15～30g，五味子、补骨脂各 10g，炙甘草 10～15g，益母草、丹参各30g，当归、淫羊藿（仙灵脾）各12g。若伤阴，津液耗伤，出现烦躁不安，心悸脉促之症，可重用生地黄，加阿胶、白芍各 10g；兼手足抽搐加牡蛎30g，龟甲、鳖甲各20g；阴虚水肿，伴见肢肿、胸腔积液或腹水时，加附子10g，桂枝5g，猪苓、茯苓各30g；阳虚欲脱，大汗淋漓，四肢厥逆者当急投人参10g，附子15g，牡蛎、龙骨各30g，回阳固脱。

（2）人参、三七、沉香等量研末，每次 1g，每日 3 次，用于心功能不全早期或心绞痛。

（3）菖蒲 3g，远志 6g，茯神 10g，水煎服。治疗心悸。

（4）乳香、没药各 10g，血竭 15g，冰片 6g，共研细末，每次1g，每日 3 次。用于心绞痛。

第八节　风湿热

风湿热是一种急性全身性结缔组织病变，主要侵犯心脏、关节，亦可累及皮肤、脑组织、血管和浆膜。以青少年发病较多。本病以心肌炎症状为主者属中医"怔忡""心悸"等病证，以关节炎症状为主者归属于"痹证"中的"热痹"。

中医学认为本病发生与外邪侵袭和正气虚弱有关。在急性期，多以风寒湿入里化热或阳盛之体又为外邪所郁而为热盛或湿热蕴蒸之症。如邪热久留不去，耗气伤阴，则转入气阴两虚的慢性阶段。病邪入体，往往是由表入里，由浅及深，由经络而脏腑。邪在肌肉筋脉，则为皮下结节；侵至经络关节，则是关节肿痛，不能屈伸；热入营后，出现皮下红斑，累及心脏，便成心痹。

（一）辨证用药

1. 热邪偏盛

关节疼痛，局部灼热红肿，活动不便，发热，恶风，口渴，思冷饮，烦闷不安，汗多，尿黄赤。舌苔黄燥，脉数。治宜清热为主，佐以疏风除湿。方药：白虎汤加桂枝。石膏 30～60g，甘草、桂枝各 5g，黄柏、知母、黄芩、栀子各 10g，桑枝 24g，秦艽、粳米各 12g。口渴甚，加麦冬、沙参各 12g。

2. 湿热蕴蒸

身热不扬，关节红肿、疼痛，头胀痛如裹，口渴不欲饮，多汗。舌苔黄腻，脉濡数。治宜祛湿清热为主。方药：宣痹汤加减。防己、连翘各 15g，薏苡仁、桑枝各 30g，蚕沙（包煎）、黄柏各 12g，知母 10g，生甘草 9g。

3. 寒湿偏盛

低热或不热，关节不红肿或肿胀，关节疼痛，遇寒则加剧，病久不愈，面色不华或皮肤粗糙等。舌质淡，苔白薄或腻，脉濡迟。治宜散寒祛湿，佐以祛风养血。方药：蠲痹汤加减。羌活、独活、桂枝、秦艽、当归、川芎各 10g，海风藤、桑枝、鸡血藤各 30g。疼痛剧烈，局部不红，加制附片 6g；关节肿胀，肤色薄白，加防己 15g，木瓜 10g。

4. 气阴两虚

心悸，气短，胸痛，不寐，关节疼痛微肿，自汗。舌体胖，舌质红，苔薄白，脉濡数或细数。治宜益气养阴，利湿活络为主。方药：生脉散加味。麦冬、秦艽、五味子、木瓜、当归、白术各 10g，薏苡仁、党参、防己、丹参各 15g，生甘草 5g。

（二）中成药

（1）丁公藤注射液：2ml，肌注，每日1～2次。可祛风除湿，消肿止痛。

（2）野木瓜注射液：2～4ml，肌注，每日2～3次。止痛有效。

（3）清开灵注射液：20ml加入5％葡萄糖溶液500ml静脉滴注。对消灭链球菌感染病灶有效。

（三）单方验方

（1）连翘20g，金银花、防己、木瓜、知母、粳米各25g，生石膏100g，甘草10g。湿重加苍术25g，薏苡仁40g，厚朴30g；热重加栀子、黄柏各15g，黄连5g；心前区闷痛加全瓜蒌、薤白各25g，桃仁、丹参各15g；心悸加茯神、杏仁、远志各15g，柏子仁25g。配青霉素80万U肌内注射，每日2次。

（2）干地黄90g。每日水煎口服。疗程为12～24天，治疗风湿痹证。

（3）食盐500g，小茴香120g。同炒热后用布包，熨关节痛处，每日1～2次。适于风寒湿关节痛。

（4）老鹳草15～30g，或鸡血藤90～120g。煎服。

（5）白虎汤加桂枝加减，对活动性关节炎有良效。

第九节　风湿性心脏瓣膜病

风湿性心脏瓣膜病简称风心病，是由风湿性炎症过程所致的瓣膜损害，主要累及40岁以下人群，目前仍是我国最常见的心脏病之一。瓣膜黏液样变性和老年人的瓣膜钙化在我国日益增多。本病相当于中医"风湿心痹"。

中医学认为，本病为体质素虚，复感风湿热邪，正虚邪恋，终致正气大伤，因虚致实，从而形成本虚标实之证。其本为阳气虚衰，心失温养；其标为水饮、瘀血停聚心肺。其病机可分如下几种。①心阳虚衰：患者素体阳虚，复因风湿热邪留连，导致心失温养，因而出现心悸；胸阳不得舒展，肺失宣降而见呼吸困难；阳虚水气不化则见水肿。②气虚挟瘀：气虚血行不畅而致瘀，瘀阻心悸则心悸、唇甲紫暗；气虚肺失宣降则气喘；血不归经则咯血；劳则气耗，故诸症均见劳作后加重。③心阴不足：风湿热邪久留下去，损伤心阴，心失濡养出现心悸、失眠、多梦；阴虚内热出现五心烦热、盗汗；阴虚失濡出现消瘦、干咳、声嘶。④饮凌心肺：阳虚气化不行则水饮内生，水饮凌心则悸，犯肺则喘，甚则端坐呼吸。

（一）辨证用药

1. 心气不足，瘀阻血脉型

症见动则气促，心悸汗出，胸闷窒痛，动则益甚，舌胖嫩或青紫，或舌有瘀斑，脉濡细或细涩。治宜固护心气，活营通脉。方药：生脉散合叶氏鹿角归桂汤加减。人参 10g，麦冬 15g，鹿角霜 10g，桂枝 12g，当归 12g，桃仁 10g，红花 9g，丹参 15g，水蛭 10g，琥珀 6g（分吞）。

2. 气阴两虚型

症见心悸时作，动则气促自汗，寐少心烦，头晕目眩，口干便难，舌红少苔，或有裂纹，脉结代。治宜益气育阴，复脉。方药：生脉散合坎炁潜龙汤加减。人参 10g，麦冬 15g，白薇 10g，白芍 10g，五味子 10g，熟地黄 12g，磁石 15g，坎炁一条，珍珠母 30g，生牡蛎 30g，琥珀 6g（吞），炙甘草 15g，桂枝 10g。

3. 心肾阳虚，水气凌心型

症见遍体漫肿，小便短少，右胁下撑张不舒，心悸如小鹿撞胸，喘不得卧，咳嗽，颈动脉虚里跳跃，其动应衣，面颧紫暗，口唇青紫。舌红,或青紫,脉结代。治宜温煦心肾,化瘀行水。方药:附子汤合沉香琥珀丸加减。熟附子 12g,白术 15g,葶苈子 15g,党参 12g,茯苓 15g,黄芪 20g,桂枝 10g,白芍 10g,防己 10g,琥珀 6g(吞),桃仁 10g,沉香 6g,泽泻 12g,丹参 15g。

(二)中成药

(1)金匮肾气丸温补肾阳,在症状缓解期应用于肾阳虚者,每次 1 丸,每日 2 丸。

(2)参苓白术散有补脾益气的作用,用于症状缓解期属脾虚便溏者。

(3)柏子养心丸有养心安神作用,用于阴虚而心悸动者。每次 1 丸,每日 2 次。

(4)大黄䗪虫丸有化瘀理气作用,用于瘀血甚者,每次 1 丸,每日 2 次。

(5)朱砂安神丸有重镇安神作用,用于心悸不安,心烦不寐者,每次 1 丸,每日 2 次。

(三)单方验方

(1)玉竹 30g,水煎服,每日 1 剂。治风湿性心脏病,适用于心悸、乏力、口渴、舌红者。

(2)鸭跖草 50～100g,生玉竹、生地黄各 12g。每日 1 剂,水煎当茶饮服。治疗风湿性心肌炎,风湿性心脏病。

(3)老茶树根 30～60g,加糯米酒适量,水煎 2 次,混合,睡前一次服,连服 1 个月。

(4)土牛膝、臭梧桐各 30g,万年青根 15g,灯心草 3g。水煎服。

(5)黄芪 30g,白术 15g,茯苓 15g,桂枝 10g,花椒 10g,泽泻 10g。水煎当茶饮用,对风心右心衰水肿明显者有效。

(6)万年青 20～30g,红糖适量。将万年青加水 150ml,煎至

50ml；再加水120ml，煎至40ml。混合后加红糖，分3次服，每日1剂，7剂为1个疗程。治胸闷、气喘、唇色发绀，舌质紫暗或有瘀斑。

（7）薏苡仁100g，桂枝10g，瘦猪肉100g。文火煮汤饮用，温心阳，利水湿。用于风湿性心脏病心阳虚而水肿者。

（8）人参5g，麦冬20g，粳米100g。文火煮粥食用，有补益气阴的作用，用于风湿性心脏病属气阴两虚者。

（9）瘦猪肉或鲫鱼150g，桂枝10g，黄芪15g，茯苓15g。加水文火煮烂，吃肉饮汤，治疗风湿性心脏病心衰者。

第十节　感染性心内膜炎

感染性心内膜炎是指微生物感染所致的心内膜炎症。常见致病微生物为细菌，其他如真菌、立克次体等也可致病。临床特点为发热、心脏杂音、脾肿大、贫血、皮肤黏膜瘀点、周围血管栓塞等，血培养常阳性，超声心动图可发现瓣膜赘生物。按病程进展分为急性和亚急性心内膜炎。

中医无此病名，但根据其临床表现与中医"心悸""发热"等病证有类似之处。其发病往往与老年体弱，正气不足，遭致外邪内侵有关。

中医学认为，气血亏虚，肝肾阴虚，脾胃功能下降，致使正气不足，卫外功能下降；或久病卧床，正气亏虚等均可使外邪内侵，或寒邪内侵化热、或热邪内侵、或热邪挟瘀而致发病。

因正气亏虚，内侵后极易内伤营血，内陷心包，病久阴液内耗，则阴虚风动，所以临床常见的证型有热扰心神、热入营血、热入心包、阴虚风动、阴虚内热等。

（一）辨证用药

1. 热扰心神型

症见发热甚而恶热，或有寒战，汗出热不解，烦渴，心悸，时有神昏，小便黄短，苔黄而干，脉弦数或结代。治宜清解实热。方药：白虎汤加减。生石膏 60g，知母 12g，黄柏 12g，白茅根 30g，鱼腥草 30g，连翘 15g，金银花 12g，生地黄 12g，黄连 10g，野菊花 10g。

2. 热入营血型

症见不规则发热，皮肤黏膜有瘀点或紫癜，有脑、脾、肾等器官栓塞临床表现。舌绛，脉沉细数。治宜清营凉血散瘀。方药：犀角地黄汤加减。犀角末（水牛角代）1g（吞），生地黄 12g，赤芍 12g，牡丹皮 12g，玄参 12g，知母 12g，白茅根 30g，紫草 15g，丹参 15g，鱼腥草 20g，连翘 12g，甘草 6g。

3. 热入心包型

症见发热，神昏谵语，搓空理线，寻衣摸床，皮肤及黏膜有瘀点。舌红，脉细数。治宜清营凉血，醒神定志。方药：清营汤合安宫牛黄丸。犀角粉（水牛角代）1g（吞），生地黄 12g，牡丹皮 12g，玄参 12g，麦冬 10g，莲子心 10g，黄连 10g，黄芩 10g，淡竹叶 10g。安宫牛黄丸 1 丸吞服。

4. 阴虚风动型

症见低热绵绵，心悸不安，手足蠕动，小便短少，大便干结，舌红少津，或光红无苔，脉细数无力。治宜滋阴清热，定悸息风。方药：大定风珠加减。白芍 12g，阿胶 10g（烊冲），生龟甲 12g，生鳖甲 12g，生地黄 12g，火麻仁 15g，生牡蛎 15g，麦冬 10g，生大黄 6g，甘草 6g。

5. 阴虚内热型

症见低热，倦怠，盗汗，消瘦，口干不渴，小便短少，大便干结。舌红少苔，脉细数。治宜养阴清热。方药：秦艽鳖甲散加减。秦艽 12g，生鳖甲 12g，当归 12g，知母 10g，生地黄 15g，银柴胡 10g，地骨皮 10g，牡丹皮 10g，青蒿 10g，乌梅 6g，火麻仁 10g。

（二）中成药

（1）安宫牛黄丸：用于神昏谵语者，每次 1 丸，每日 2 次。

（2）至宝丹：用于神昏谵语有痰者，每次 1 丸，日 2 次。

（3）抗热牛黄丸：用于高热不退者，每次 1 丸，日 2 次服。

（4）清开灵：用于高热不退者，每次 30～40ml 加入液体中滴注，每日 1 次。

（三）单方验方

（1）生地黄 15g，牡丹皮 12g，赤芍 12g，玄参 12g，白茅根 30g，丹参 15g，鱼腥草 30g，金银花 15g，鸭跖草 30g，地骨皮 15g。每日 1 剂，水煎服，适用于老年性心内膜炎属阴虚血热妄行者。

（2）野菊花 15g，紫花地丁 15g，蒲公英 15g，连翘 12g，金银花 15g，鱼腥草 30g，青蒿 12g，牡丹皮 15g，赤芍 12g。每日 1 剂，水煎服，适用于老年性心内膜炎属火毒亢盛者。

（3）金银花 20g，野菊花 20g，桑叶 15g，蜂蜜 100g。前三味水煎后加入蜂蜜，当茶饮用，有清热解毒作用。

（4）绿豆 100g，冬瓜 150g，金银花 30g，白茅根 100g，冰糖 30g。前四味水煎后加入冰糖。当茶饮用，有清热利尿作用。

（5）金银花 20g，陈皮 12g，山楂 10g，怀山药 30g，粳米 50g，茯苓 20g。先将金银花、陈皮、山楂、茯苓水煎，滤出后用药水煮怀山药及粳米。有健脾消食除胀的作用。

（6）白萝卜 1 个，山药 30g，瘦猪肉 100g。水煎食用，有补虚除胀帮助消化的作用。

第十一节　心包炎

心包炎是指心包脏层和壁层的炎症，多继发于全身疾病或局部病变。本病属中医学"心病""胸痹""喘咳""心悸""痰饮"等范畴。

中医学认为，其发病原因有以下几种。外邪入侵：气候突变，冷暖失常，起居不慎致腠理疏松，卫气不固，外邪趁虚而入。肺气不足：邪之所凑，其气必虚，人体肺气不足，外邪入侵时，首先犯肺，使肺气失宣。内伤发热：素体阴虚，或外感发热经久不愈，而致阴血亏损，阴阳平衡失调，阳虚生内热。心血瘀阻：心气不足，气虚血瘀，复感外邪，则有胸痹心痛之症。

（一）辨证用药

1. 心血瘀阻

心悸怔忡，胸闷憋气，心前区刺痛，痛有定处，乏力气短。舌质紫暗有瘀斑，苔薄，脉沉弦或细弦结代。治宜益气活血，养心安神。方药：桃红四物汤加减。桃仁、赤芍各 12g，红花、川芎、枳壳各 9g，当归、生地黄、黄芪各 15g，牛膝 10g。水煎服。

2. 外邪犯肺

发热汗出，咳嗽气短，身痛乏力。苔白腻或黄，脉滑数或结代。治宜扶正祛邪。方药：银翘散加减。金银花、桑叶、防风、荆芥、黄芩各 9g，连翘 12g，桔梗 6g，芦根、鱼腥草各 12g。水煎服。

3. 气阴两虚

低热汗出或盗汗，手足心热，舌干口燥，咳嗽气短，身倦懒言。舌质淡红，脉细弱或细数。治宜益气养阴。方药：三才汤加减。人参或西洋参、黄连各 6～10g，沙参、生地黄、百合各 10～15g，天冬 6～12g，麦冬、杏仁、知母各 10～12g，百部 12～15g。水煎服。

4. 痰饮伏肺

心悸气短，胸闷喘促，不能平卧，咳嗽痰多，烦躁不安。苔白腻，脉沉滑或滑数。治宜清化痰饮。方药：二陈汤或导痰汤合小青龙汤加减。陈皮、茯苓、半夏各 10～12g，甘草、干姜、五味子各6～10g，细辛、麻黄各 3～6g，桔梗、芍药各 6～12g。水煎服。

（二）中成药

（1）以胸痛为主要临床表现时，可用七叶莲注射液 2ml，肌内注射，每日 2 次；或复方丹参注射液 30～40ml 加入 5％～10％葡萄糖溶液 500ml，静脉滴注。

（2）发热者可用清开灵注射液或双黄连注射液，加入 5％～10％葡萄糖溶液 250～500ml，静脉滴注。

（3）如患者表现呼吸急促、心跳加快、四肢厥逆、汗出、血压下降可选用参麦注射液、丽参注射液或生脉注射液静脉注射或静脉滴注。

（三）单方验方

（1）黄芪、党参、茯苓各 12g，白术、柴胡、地骨皮、陈皮各10g，当归、甘草各 6g，据报道心包炎合并心包积液病例用上方 3剂退热，14 剂后症状消失，随访 1 年未复发。

（2）麦冬、沙参、百合、当归、怀山药各 12g，生地黄 15g，玉竹、百部、党参、白术、白芍各 9g。水煎服。适于气阴两虚。

第四章

消化系统疾病

第一节　胃食管反流病

胃食管反流病是指胃、十二指肠内容物反流入食管引起临床症状及（或）食管炎症的一种疾病。反流物主要是胃酸、胃蛋白酶，亦可为胆汁等。本节主要介绍胃酸相关性胃食管反流病。GERD在欧美国家十分常见，我国对 GERD 的认识及研究起步较晚，近几年发现本症在我国并不少见，据同济医科大学附属协和医院近三年专科门诊初步统计，GERD 占专科就诊人数的 6.2% 左右，任何年龄均可发病，男女发病情况相近。

中医无食管炎病名，根据其临床症状属中医"吞酸""吐酸""胸痹""噎食""哮喘"等范畴。

中医学认为，本病与饮食不节，偏冷或偏热，饮食偏嗜，如好饮醇醪，喜食煎炸，致痰湿内壅或七情气郁，日久化火，脉络瘀阻，损伤食管黏膜，或感受风寒外邪，邪气隔阳，阳热聚中，阳气内遏不得泄越，而致血肉腐坏。

（一）辨证用药

1. 痰气交阻证

症见吞咽梗阻，间歇发作，胸膈痞闷，呕吐吞酸。苔薄腻，脉弦滑。治宜理气化痰。方药：启膈散加减。北沙参、丹参、茯苓各 12g，川贝母、象贝母各 6g，郁金 9g，半夏 10g。

2. 痰热互结证

症见胸膈痞闷，灼热疼痛，泛酸，口苦口干，吞咽不下。苔薄黄腻，脉细弦滑。治宜清热化痰。方药：小陷胸汤加减。全瓜蒌 12g，半夏、郁金、栀子、枳壳各 10g，川黄连 3g，川贝母 6g。

3. 痰瘀盘踞证

症见胸膈疼痛，固定不移，或经检查确定食管有瘢痕狭窄者。苔薄舌暗，脉细涩。治宜软坚散结，活血化瘀。方药：膈下逐瘀汤加减。当归、川芎、桃仁、牡丹皮、赤芍、五灵脂、延胡索、半夏各 10g，瓦楞子 30g。

（二）单方验方

（1）海螵蛸（乌贼骨）、白及各 30g，浙贝母 12g。共研细末，每服 6g，每日 4 次。

（2）半夏、黄芩、旋覆花各 9g，黄连 3g，全瓜蒌 12g，干姜 2g，瓦楞子（先煎）30g，赭石（先煎）15g，可随证加减。每日 1 剂，煎服 2 次。

（3）取纯藕粉 2 匙，加温水少许，和匀后再加冷水适量，充分调匀。用小火加热，边加热边搅，待呈薄糊状已熟，加入云南白药 1g，白糖少许，拌匀。患者卧床（低枕）含一口，仰卧咽下；再含一口，左侧卧咽；再含一口，右侧卧咽；再含一口，俯卧咽下；剩余者仰卧咽毕，漱口后仰卧床勿起，1 小时内勿饮水进食。每日 2 次，以午餐后及晚睡前服为好，使药物充分作用于患处。

第二节　急性胃炎

急性胃炎是一种自限性急性胃黏膜浅表炎症或糜烂。通常是由生物性感染、理化性损害及严重疾病的应激等原因致病。临床以急性单纯性胃炎和急性糜烂性胃炎为多见。由于致病因素轻重、机体反应不同而胃黏膜病变程度有差异，若以胃黏膜单纯出现浅表非特异性炎症为主，一般认为是急性单纯性胃炎；若以胃黏膜多发性糜烂，出血为主，一般称为急性糜烂性胃炎或急性出血性胃炎，统称急性胃黏膜病变。属中医"呕吐""脘痛""霍乱""胃痛"等范畴。

急性胃炎多因感受风、寒、暑、湿之邪或秽浊之气，侵犯胃腑，致胃失和降，谷随气逆，或饮食不节、不洁，伤胃滞脾，食停不化，浊气上逆所致。

（一）辨证用药

1. 痰热气滞

胃脘痞满，按之则痛，呕吐口苦，不喜饮食，小便黄，大便干。舌淡红，苔黄腻，脉弦滑。热结，则腹胀满而痛，大便秘结；热伤脉络，则吐血或黑便；挟食滞，则呕吐酸腐，嗳气厌食。治宜理气和胃，清热涤痰。方药：小陷胸汤合四逆散加味。黄连4～5g，瓜蒌、白芍各15g，枳实、半夏各9g，北柴胡6g，竹茹12g，甘草3g。热结便秘或络伤出血，加大黄粉3～6g；挟食滞，加莱菔子10g，焦山楂、麦芽、谷芽各15g。

2. 痰湿气滞

胃脘痞满，按之则痛，呕吐口淡，不思饮食，小便清，大便溏软。舌淡红，苔白腻，脉弦缓。挟寒，则呕吐清水，肢末冷；挟食滞，则呕吐厚食物，腐臭。治宜理气和胃，祛湿化痰。方药：小半夏加茯苓汤合四七汤加味。厚朴、半夏、紫苏梗、藿香各9g，茯苓、生扁豆各12g，炙甘草3g，生姜3片。挟寒，加吴茱萸6g，干姜3g；挟食滞，加神曲10g，麦芽、谷芽、焦山楂各15g。

3. 寒湿阻脾

呕吐不食，腹痛肠鸣，大便清稀，小便白而少，或寒热头痛，肢体酸痛。舌淡红，苔白腻，脉濡弦。挟食滞，则呕吐腐臭，吐后则舒，大便挟不消化物。治宜散寒祛湿，化浊止呕。方药：藿香正气散加减。藿香、半夏、白术、紫苏叶各 9g，白芷、陈皮各 6g，茯苓 12g，厚朴 8g，生扁豆 10g，炙甘草、防风各 3g，砂仁（后入，分煎）4～5g。挟食滞，加焦山楂、麦芽、谷芽各 15g。

4. 脾胃湿热

呕恶不食，脘腹胀闷，口苦而渴，腹痛即泻，肛门灼热，大便臭闷，小便短赤，或发热，头痛。舌红，苔黄而厚腻，脉濡数或滑数。挟食滞，则呕吐酸臭，大便不畅。治宜清热利湿，和胃止呕。方药：葛根芩连汤加味。葛根、白芍各 10g，黄芩、半夏各 9g，黄连、木香各 5g，竹茹 12g，生薏苡仁 30g，枳壳 6g，佩兰 8g，甘草 3g。挟食滞，加大黄 6g，焦山楂、麦芽谷芽各 15g。

（二）中成药

（1）理中丸：每次半丸，日 2 次。用于脾胃虚寒、呕吐泄泻、胸满腹痛、食欲不振等。

（2）附子理中丸：每次 1 丸，日 3 次。用于脾胃虚寒、脘腹冷痛、呕吐泄泻、手足不温等。

（3）腹痛止泻丸：每次 1～2 丸，日 2 次。用于脾胃虚寒、腹痛泄泻、恶心呕吐等。

（4）香连化滞丸：每次 9g，日 2～3 次。用于腹泻、腹痛、肛门灼热等。

（5）调脾止泻丸：每次 1～2 丸，日 2 次。用于呕吐泄泻、腹痛下坠、恶心等。

（6）香果健消片：每次 5～8 片，日 3 次。用于胃脘胀满、食欲减退、呕吐泄泻等。

（7）平胃丸：每次 9g，日 2～3 次。用于食积、脾胃湿盛，恶心呕吐、腹痛、腹泻等。

（8）保和丸：每次 6g，日 2 次。用于食积停滞、呕恶腹泻、脘腹胀满等。

（9）楂曲合剂：每次 10～15ml，日 2～3 次。用于脾胃不和，脘腹胀满、恶心呕吐、大便溏泄、嗳气吞酸等。

（10）红灵丹：每次 0.3～0.6g，每日 2～3 次。化服或吞服。用于胃炎而属于湿热疼痛者。

（11）黄连片：每次 3 片，每日 3 次。温开水送服。适用于急性胃炎而有泄利者。

（12）左金丸：每次 3g，每日 2～3 次，温开水送服。适用于发怒后的急性胃炎，胃部灼痛者。

（13）藿香正气合剂：每次 20～40ml，每日 3 次，温开水冲服。适用于本病而兼外感、呕吐剧烈者。同类产品有藿香正气冲剂、藿香正气水。

（三）单方验方

（1）紫珠草 30～60g。煎服。适用于热伤脉络出血者。

（2）烧盐探吐法。适用于急性胃炎，恶心重、吐不出，甚至冷汗出、腹中痛者。即用盐一小撮，置刀上用火炙透，再用童便和服，少顷即得吐下而宣通壅滞。亦可服用行军散或红灵丹0.5～1g。

（3）炒车前子研细末，瓶装备用。饭前服 4～5g，每日 3 次。服药期间忌食辛辣等刺激性食物。

（4）黄连、半夏、生姜各 10g，水煎服。或用灶心土 100g，煎约 15 分钟，澄清、去渣，取澄清液煎黄连、半夏、生姜约 20 分钟，温服。作用为止吐、止呕。

（5）牛涎、猪胆汁、蜂蜜各 1 盅。将牛涎、猪胆汁和蜂蜜混合均匀，武火炖开。一次饮下，日 1～2 次。此方适用于治疗急性胃炎的呕吐，有和胃降逆止呕的功用。

（6）鲜姜、红糖各 500g，共捣烂，每日早晨空腹时用开水冲泡约 50g，饮服。适用于一般呕吐。

第三节　慢性胃炎

慢性胃炎系由多种病因引起的胃黏膜的慢性炎症性病变。本病十分常见，男性多于女性，其发病率随年龄的增长而增加。我国多数是以胃窦为主的全胃炎，后期可有胃黏膜固有层的腺体萎缩。本病属中医学"胃脘痛""胃痞"范畴。

中医学认为，胃痛的发生常与寒邪客胃、饮食伤胃、肝气犯胃、脾胃虚弱及瘀血内阻等几方面有关。

（一）辨证用药

1. 肝胃不和型

症见上腹部胀痛，有时牵及胸胁及后背，嗳气，泛酸，纳呆，遇精神刺激即发作或加重，大便有时不爽，舌苔薄白，脉弦。治宜疏肝和胃。方药：柴胡疏肝散加减。柴胡 12g，枳壳 10g，白芍12g，清半夏 12g，郁金 10g，延胡索 10g，制香附 12g，川楝子12g，白术 10g，砂仁 6g，生麦芽 12g。

2. 肝胃郁热型

症见胃脘灼痛，痛势急迫，烦躁易怒，嘈杂吞酸，口干苦，大便干结，舌红苔黄，脉弦数。治宜疏肝泄热和胃。方药：化肝煎加减。栀子 10g，牡丹皮 12g，白芍 15g，甘草 10g，佛手 10g，香橼皮 10g，清半夏 12g，川黄连 3g，吴茱萸 2g，海螵蛸（乌贼骨）15g，沙参 12g，生大黄 6g。

3. 脾胃虚寒型

症见胃脘部隐隐作痛，痛则喜温喜按，空腹痛甚，得食则减，泛吐清水，纳差，神疲乏力，甚则手足不温，大便溏薄，舌淡胖苔白，脉虚弱或迟缓。治宜温中健脾。方药：理中汤加味。党参12g，白术 10g，炙甘草 12g，白芍 15g，干姜 12g，熟附子 10g，清半夏 10g，茯苓 10g，陈皮 10g，砂仁 6g，焦三仙各 15g，海螵蛸（乌贼骨）15g。

4. 寒凝气滞型

症见中脘突然挛急而剧痛，时泛清水，得热则痛减，受寒即发，嗳气，苔白滑，脉沉弦。治宜温中散寒。方药：良附丸加味。高良姜 12g，制香附 12g，白芍 20g，炙甘草 12g，熟附子 12g。

5. 胃阴不足型

症见胃脘部灼热疼痛，嘈杂似饥，或饥而不欲食，口干，大便干结。舌红或光红无苔，脉弦细或细数。治宜滋阴养胃。方药：沙参麦冬汤合芍药甘草汤。麦冬 12g，沙参 12g，石斛 10g，白芍 15g，甘草 12g，玉竹 10g，天花粉 12g，白扁豆 10g，海螵蛸（乌贼骨）15g。

6. 饮食停滞型

症见胃痛，脘腹胀满，嗳腐吞酸，或吐不消化食物，吐食或矢气后痛减，或有大便不爽，苔厚腻，脉滑。治宜消食导滞。方药：保和丸加减。山楂 12g，神曲 10g，炒莱菔子 20g，清半夏 15g，陈皮 10g，茯苓 10g，连翘 12g，鸡内金 10g，砂仁 6g，海螵蛸（乌贼骨）15g。

7. 瘀血停滞型

胃脘疼痛，痛有定处而拒按，或痛如针刺，食后痛甚，或见吐血便血，舌质紫暗，脉涩。治宜活血化瘀。方药：失笑散合丹参饮加大黄、甘草。五灵脂 15g，蒲黄 10g，丹参 15g，檀香 10g，砂仁 6g，生大黄 15g，甘草 10g。

若呕血便血，面色萎黄，四肢不温，舌淡脉弱无力。为脾胃虚寒，脾不统血。治疗应用黄土汤。若失血日久，心悸气短，多梦少寐，体倦纳差，唇白舌淡，脉虚弱者。应健脾养心，益气补血。用归脾汤。

（二）中成药

（1）逍遥丸：每次 8 粒，每日 3 次。用于肝胃不和的脘胀纳差者。

（2）保和丸：每次 1 丸，每日 2 次。用于食滞中脘见腹胀吞酸，嗳腐食减者。

（3）附子理中丸：每次 1 丸，每日 2 次。用于脾胃虚寒，见脘痛隐隐，遇寒加重，得热则减，舌白，脉虚者。

（4）开胸顺气丸：每次 6g，每日 2 次。用于食滞中脘，大便不畅者。

（5）香砂六君丸：每次 6g，每日 2 次。用于脾胃虚寒，症见腹胀纳差，舌淡苔白者。

（三）单方验方

（1）百合 20g，乌药 10g，白芍 15g，甘草 10g，制香附 12g，木香 10g，枳实 15，白术 15g，苍术 12g，清半夏 12g，陈皮 10g，干姜 10g，黄连 6g，海螵蛸（乌贼骨）15g，焦三仙各 15g。每日 1 剂，水煎服。

（2）乌药、乌梅各 10g，海螵蛸（乌贼骨）20g，百合、蒲公英各 15g，川贝母 8g，沙苑子 12g，甘草 3g。每日 1 剂，水煎服。用于慢性胃炎、胃窦炎。

（3）怀山药 100g，生鸡内金 100g，醋制半夏 60g，浙贝母 40g，研成细末。每次 3g，用水吞服，每日 3 次。

（4）炒黄芪、蒲公英各 30g，百合、白芍、丹参各 20g，乌药、焦三仙各 15g，甘草 6g。每日 1 剂，水煎服。用于浅表性胃炎兼有胃部烧灼样感者。

（5）枸杞子 20g，每日分 2 次空腹时嚼服，2 个月为 1 个疗程，疗效较好。

（6）党参、茯苓、瓦楞子、赭石、瓜蒌子各 30g，白术 20g，肉桂、大黄、枳壳、川厚朴各 9g，生山楂 45g，紫苏子 6g，甘草 3g，生姜 3 片，大枣 5 枚。水煎服，每日 1 剂。用于各种慢性胃炎。

（7）每日饭后食苹果 1 个，对消化不良、反胃有效。

（8）干橘皮 30g，炒后研粉，每服 6g，加白糖适量，空腹温开水冲服。

（9）糯米 100g，大枣 6 枚。同煮粥，天天服用。

（10）黄芪、高良姜、党参、香附、郁金各 10g，木香、川楝子、檀香、砂仁各 6g，五灵脂（包煎）、蒲黄、延胡索各 5g。每日 1 剂，水煎服，连服 5～10 剂。治慢性萎缩性胃炎。

（11）"理气化瘀方"治胃窦炎（广木香 6g，香附 10g，延胡索 10g，当归 10g，赤芍、白芍各 10g，炙甘草 5g，青皮、陈皮各 6g）。水煎服，每日 1 剂。

（12）鸡蛋壳（焙黄）、海螵蛸（乌贼骨）、白及各 15g，浙贝母、甘草各 9g。研细粉。每次 3g，每日 3 次，温水送服。

（13）鲜土豆适量。洗净后带皮加少许水捣烂、绞汁过滤，隔水蒸熟。每日 3 次服。

（14）干姜、高良姜、草豆蔻各 15g，木香、诃子各 10g，肉豆蔻、延胡索、没食子各 5g，白术、山药、甘草、砂仁各 8g。水煎服，1 日 2 次于早饭前、晚饭后服。治浅表性胃炎。

（15）黄芪 20g，党参、当归各 15g，白术、柴胡、延胡索、木瓜各 10g，陈皮、菖蒲、豆蔻、甘草各 6g，升麻、黄连、酒大黄各 3g。水煎服，每日 1 剂，2 次分服。治老年萎缩性胃炎。

（16）大枣 4 枚炒至外皮微黑（不焦煳），掰开用茶杯加沸水冲泡，可适量加糖，待水颜色变黄后每日代茶饮。

（17）蒲公英 30g，白芍 15g，栀子、川楝子、苍术、枳壳各 15g，五灵脂、法半夏各 10g，甘草 6g。水煎，每日 1 剂，分 2 次服。

（18）芝麻适量炒熟，研末。每次 20g，加蜂蜜 10g 拌匀，每日 3 次徐徐咽下。

（19）白芍 25g，百合 15g，威灵仙、五灵脂、茯苓各 12g，乌药、当归、川芎、延胡索、香附各 9g，白术 6g，田三七粉 2g（冲服）。水煎，每日 1 剂，分 2 次服。治胃窦炎。

第四节 消化性溃疡

消化性溃疡是一种从胃酸增多和上消化道黏膜被胃酸及蛋白酶消化为基本因素的慢性溃疡。多发生于胃和十二指肠，故临床上习称消化性溃疡，系指胃或（和）十二指肠的溃疡，少数的溃疡亦可发生于食管下端、空肠等。消化性溃疡临床表现为慢性病程，周期性发作、节律性疼痛及消化不良等；严重者发生上消化道出血、穿孔等并发症。

本病为常见病，发病率大约占总人口的 10%，年龄在 20～50 岁占多数，男女之比为（1.4～8）：1。十二指肠溃疡发病年龄比胃溃疡提早约 10 年。

中医没有消化性溃疡病名，但根据其临床表现类似于中医"胃痛""腹痛"等。胃痛，又称胃脘痛，是以上腹部胃脘处近心窝处经常发生疼痛为主的病症。胃痛的发生常与寒邪客胃、饮食伤胃、肝气犯胃、脾胃虚弱及瘀血内阻等几方面有关。

（一）辨证用药

1. 肝气犯胃

胃脘胀闷，脘痛连胁，嗳气频繁，大便不畅，每因情志因素而作痛。苔多薄白，脉沉弦。治宜疏肝和胃，理气止痛。方药：柴胡、香附、枳壳、陈皮、川楝子、延胡索、紫苏梗、甘草各 10g，白芍 15g，木香 5g。随证加减。水煎服，每日 1 剂。

2. 脾胃虚寒

胃隐隐作痛，喜温喜按，空腹痛甚，得食痛减，泛吐清水，纳差、神疲乏力，甚则手足不温，大便溏薄。舌淡苔白，脉虚弱或迟缓。治宜温中散寒，健脾和胃。方药：党参、黄芪、白芍各 15g，茯苓、白术、陈皮、甘草各 10g，木香 5g，炮姜 8g。对虚寒不甚、气虚偏重者，宜上方合四君子汤加减；虚寒较甚者，在上方基础上加重炮姜用量，并酌加桂枝或肉桂等品；胃脘胀闷、纳呆者，加砂仁、枳壳；吐酸多者酌加海螵蛸、煅瓦楞子；呕吐清涎多者，加生姜、吴茱萸、半夏。水煎服，每日 1 剂。

3. 胃阴不足

胃脘隐痛或灼痛，午后尤甚，烦渴思饮，口燥咽干，食少便干，手足心热。舌红，苔黄少津，脉弦细。治宜滋养胃阴，清退虚热。方药：沙参、麦冬各 15g，石斛、知母、白芍、栀子、竹茹、生地黄、玉竹、当归各 10g。每日 1 剂，随证加减。

4. 瘀血阻络

胃脘痛如针刺或刀割，痛处固定，拒按，或见吐血、黑便。舌质紫暗或有瘀斑，脉涩。治宜活血化瘀，理气和胃。方药：桃仁、当归、赤芍、牡丹皮、五灵脂、延胡索、香附、川楝子各 10g，川芎、红花各 5g。呕血、便黑者，上方去桃仁、红花，加三七粉、白及、炒蒲黄等。水煎服，每日 1～2 剂。

（二）中成药

(1) 良附丸：每次 3～6g，每日 2 次。用于寒凝气滞型。

(2) 胃疡宁丸：每次 1～2 丸，每日 2～3 次。用于脾胃虚寒型兼气滞血瘀型胃、十二指肠溃疡。

(3) 溃疡丸：每次 1 丸，每日 1～2 次。用于脾胃虚寒型。

(4) 黄芪建中丸：每次 1 丸，每日 2 次。具有补气散寒，健胃敛阴之功。用于胃脘隐痛、大便干结等。

(5) 舒肝理气丸：每次 1 丸，每日 2～3 次。用于肝胃不和型。

(6) 胃痛宁片：每次 3 片，每日 2～3 次。用于胃、十二指肠之胃脘灼热疼痛、口苦、泛酸、嗳气等。

（7）左金丸：每次 3 片，每日 2～3 次。用于肝火犯胃、脘胁疼痛、呕吐酸水、口苦嘈杂等。

（8）失笑散：每次 6～9g，每日 1～2 次。用于瘀血阻滞、胸胁脘腹疼痛等。

（9）胃康片：每次 4～6 片，每日 3 次。具有和胃止痛、收敛制酸之功。

（10）摩罗丹：每次 9～18g，每日 3 次。具有健脾养胃、消胀止痛之功。用于胃脘隐隐胀痛或隐隐灼痛、绵绵不断、纳食不香等。

（三）单方验方

（1）海螵蛸（乌贼骨）30g，象贝母 15g。研细，每日 3 次，每次 5g。方名"乌贝散"。适于胃溃疡。

（2）肉桂、当归各 30g，吴茱萸 10g，鸡内金 2g，陈红曲 30g。共研细末，炼蜜为丸。每日 2 丸（3g），早晚服，开水送下。适于十二指肠球部溃疡。

（3）荜茇、儿茶各 10g。上药研成细粉，成人每日 3 次，每次 2g，连服 7 天。对于胃溃疡、胃出血有奇效。

（4）香附、延胡索、高良姜各 15g，广木香、九香虫各 9g，干姜 6g。或加冰片 1.5g。共研细末，储瓶备用，勿泄气。使用时取本散 15g，撒入脐中，偏寒甚者用白酒调敷脐中，胃痛加敷中脘穴。每日换药 1 次。凡证属中寒、虚寒性和肝气犯胃所致者均可用之。

（5）番茄汁、土豆汁各半杯，混合服下。早晚各服 1 次。适于胃溃疡。

（6）老姜、红枣、猪板油、面粉各 250g。把老姜洗净、抹干水分和去核红枣一起，用猪板油炸酥后研为细末，再与面粉调匀加水适量调成小饼，蒸熟后分 2 天食尽。有温中健脾、解痉止痛作用。适用于虚寒型胃与十二指肠溃疡病，常服有效。

（7）西瓜可清胃热，多饮西瓜汁。

（8）每日晨起漱口后，食花生油2～4匙，半小时后方可饮食，连服1周可见效。

（9）马铃薯（新鲜未发芽的）洗净（不去皮）切碎，捣烂，用纱布包好挤汁，每日早晨空腹服1～2匙，酌加蜂蜜适量，连服2～3周。

（10）白及、枳实各60g，痢特灵40片。将白及、枳实研细分成20包，每包加痢特灵2片。每日早晚各服1包，连服2周为1个疗程。治胃溃疡。

（11）海螵蛸（乌贼骨）、鸡内金、山药各60g，延胡索、甘草各30g，炒五灵脂20g，研细末和蜂蜜为丸。每丸重3g，1次服2～3丸，每日2～3次，温水送服。也可服散剂，1次8～10g，蜂蜜少许兑水冲服，饭前服。治胃溃疡。

（12）田三七10g，海螵蛸（乌贼骨）60g，甘草30g。研细，每日早晚各服5g，温水送服。治胃溃疡。

（13）白及、白芍、砂仁、海螵蛸、延胡索、枳壳、甘草各30g。研细和蜜为丸，每丸10g，饭前半小时服，早晚各1次。治胃溃疡。

（14）白及10g（研细），鲜藕50g（取汁），蜂蜜50g，粳米60g。将粳米淘后置锅中，加水适量，煮粥，待米烂粥熟时，加入白及粉、鲜藕汁、蜂蜜搅匀，再煮沸5分钟左右，分两次服，每日1剂。治胃溃疡。

（15）鸡蛋壳20g，海螵蛸（乌贼骨）10g，烘干研末。每次服1匙，每日2次，温水送服。对胃及十二指肠溃疡引起的疼痛、泛酸等症状有良好的效果。

（16）蜂蜜20g，隔水蒸热，饭前顿服，每日3次，连服1个月。治胃及十二指肠溃疡。

（17）小茴香30g，何首乌60g，猪肚1个。将小茴香、何首乌用纱布袋装好扎口，装入猪肚内加水适量煮熟。取出药袋，将猪肚连汤分9份，每日服3次，每次1份，3天服完，12个猪肚为1个疗程。治十二指肠溃疡。

（18）甘草 12g，陈皮 6g，蜂蜜 60ml。甘草、陈皮加水煮沸取汁 200～400ml，冲入蜂蜜，每日 1 剂，每日服 3 次，连服 7 剂为 1 个疗程，治胃及十二指肠溃疡。

（19）鲜鸡蛋 2 枚，取出蛋黄，用铁锅文火翻炒，直至冒烟成咖啡色粒子状，切忌炒焦发苦。每次空腹服 2 枚，1 日 2 次。1kg 新鲜鸡蛋为 1 个疗程。治疗胃及十二指肠球部溃疡有显著效果。

（20）鸡蛋壳洗净打碎，用文火炒黄（切忌炒焦）后研细，每天 1 枚鸡蛋壳，分两次用热水送服。适用于十二指肠溃疡。

（21）白芍 60g，瓦楞子 60g，鱼骨 50g，大贝 30g，黄连 30g，木香 20g，延胡索 20g，沉香 10g，枳椇子 15g。

加减：胃满而湿干呕加半夏 10g；出血甚加田三七 10g；食欲不振加薏苡仁 20g。

研细后每日 2～3 次，每次 6g，饭后 1 小时温水送服，痛时加服 1 次。治胃及十二指肠溃疡。

（22）红茶 5g，置保温杯中，加沸水冲泡，密封 10 分钟，再加入蜂蜜、红糖适量。趁热频频饮服，每日 3 剂，饭前服。治胃及十二指肠溃疡。

第五节　胃黏膜脱垂症

胃黏膜脱垂症是由于异常松弛的胃黏膜逆行突入食管或向前通过幽门管脱入十二指肠球部所致，临床上以后者多见。本病常多发于 30～60 岁，男性发病率为女性的 2 倍。本病多属中医"胃痛""呕吐""吐血""便血"的范畴。

中医学认为，本病的发生多由于脾胃虚弱，纳运失司，胃失和降，脾不统血所致；或由于肝气郁结，横逆犯胃，胃失和降，气机阻滞所致。胃气上逆则呕吐；气机阻滞，不通则痛，而表现为胃痛；脾虚不能摄血，上溢而为吐血，下泄则为便血。

（一）辨证用药

1. 脾不统血

症见脘腹隐痛，恶心呕吐，吐血便血。苔薄，舌淡红，脉细弱或细数。治宜健脾摄血。方药：黄土汤加减。党参 15g，生地黄炭、附子（先煎）、阿胶（烊冲）、黄芩、白术各 9g，灶心土 30g（包煎），甘草 6g。

2. 肝郁气滞

症见腹胀腹痛，嗳气泛酸。苔薄，脉弦细。治宜疏肝和胃，理气止痛。方药：柴胡疏肝散加减。柴胡、枳壳、白芍、香附、川楝子、延胡索各 9g，川芎、甘草各 6g，煅瓦楞子 30g（先煎）。

（二）单方验方

（1）莱菔子 15g，水煎，送服木香面 4～5g。治食积胃痛。

（2）丁香 15g，肉桂 10g，共研细末，分 10 次量，每日 2 次。治虚寒胃痛。

（3）胡椒 7 粒，全蝎 1 个（去头足及尾尖），共研细末，1 次或分 2 次开水送服。治胃寒痛。

（4）乌梅 60g（去核），焦枣（去核）、桃仁各 30g。共捣烂，为丸如弹子大，每服 1 丸。治胃痛剧烈，坐卧不安。

（5）大茴香 10g。加酒煎服。用茴香捣末调砂糖吃。治胃气痛。

（6）川楝子 5g，玫瑰花 10g，共研细末。每次 6g，每日 2 次。治肝胃气痛。

（7）乌贝散，每次 6g，每日 4 次。适用于泛酸患者。

（8）党参、九香虫、刀豆子各 10g，丁香 3g。共研细末，每次 3g，每日 3 次。治脾胃虚弱兼气滞胃痛。

第六节 溃疡性结肠炎

溃疡性结肠炎是一种病因尚不十分清楚的直肠和结肠慢性非特异性炎症性疾病。病变主要限于大肠黏膜与黏膜下层；范围多累及远段结肠，病变可逆行向近段发展，甚至累及全结肠及末段回肠。临床表现为腹泻、黏液脓血便、腹痛。病情轻重不等，多呈反复发作慢性病程。本病可发生在任何年龄，多见于20～40岁，亦可见于儿童或老年人。男女发病率无明显差别。本病在我国较欧美少见，且病情一般较轻，但近年患病率似有增加，重症也迭有报道。本病属中医学"泄泻""痢疾""肠风"范畴。

中医学认为，本病的病变部位在脾胃与大小肠，主要因外感湿邪或过食生冷，损伤脾胃，脾失健运，致升降失调，传导失司，也可因脾胃虚弱，运化无权，水谷不化，清浊不分而引起。

（一）辨证用药

1. 湿热内蕴

症见腹痛腹泻，粪便中夹血或脓血，里急后重，肛门灼热，小便短赤，发热口苦。苔黄腻，脉滑数。治宜清热化湿，调气和血。方药：白头翁汤加味。白头翁15g，秦皮、黄柏各9g，川黄连6g。热重，加黄芩10g，金银花20g；湿重，加厚朴、苍术各6g。

2. 肝脾不和

症见因情绪紧张或激动即发腹痛泄泻，泻后痛减，肠鸣腹胀，胸胁胀痛。苔薄，脉弦。治宜疏肝理气，健脾和胃。方药：痛泻要方加减。白术15g，白芍12g，陈皮、防风各6g。泄泻不止，加乌梅5枚，五味子6g；纳呆神疲，加党参10g，山药15g。

3. 脾胃虚弱

症见大便稀薄，夹有黏液，腹痛绵绵，肢倦乏力，纳食减少，面色少华。舌淡苔白，脉细弱。治宜健脾和胃。方药：参苓白术散加减。党参、白术、山药、薏苡仁各15g，茯苓、莲子各10g，桔梗、砂仁各6g，甘草3g。久泻气虚脱肛者，宜补中益气汤，以补提升气；食欲不振，加山楂10g，神曲10g，麦芽15g。

4. 瘀阻肠络

症见少腹刺痛，以左侧为甚，按之痛甚，泻下不爽，常夹脓血，面色晦滞。舌边有瘀斑或质暗红，脉细弦或细涩。治宜活血化瘀，行气止痛。方药：少腹逐瘀汤加减。当归、赤芍、五灵脂、蒲黄、延胡索各9g，川芎、茴香各6g，炮姜45g，地榆15g。

5. 脾肾阳虚

症见畏寒肢冷，面色㿠白，腰膝酸软，五更泄泻。舌质淡，苔白滑，脉沉细无力。治宜温肾固摄。方药：四神丸加味。补骨脂15g，吴茱萸6g，肉豆蔻12g，制附子、五味子各6g，党参9g。泄泻日久滑脱不禁者，加赤石脂、禹余粮各9g。

6. 阴血亏虚

症见便血黏稠量少，腹中隐痛，午后低热，头晕目眩，失眠盗汗，神疲乏力。舌红少苔，脉细数。治宜养阴清肠。方药：驻车丸加减。当归、阿胶、白芍、墨旱莲、地榆炭各9g，石斛12g，甘草6g，炮姜、川黄连各3g。

（二）单方验方

（1）露蜂房、儿茶、白及各10g，青黛15g。混匀研粉取15g加40℃左右温水稀释成50ml以灌肠器将药液注入肠腔，每晚1次，灌后臀部垫高卧床1小时，疗程4~12周。

（2）山药150g，诃子、石榴皮各60g。共为细末，每日3次，每次4~5g，空腹服用。本方有滋补脾胃，涩肠止泻之功。

（3）黄芪、薏苡仁、丹参各30g，党参、茯苓、山药、赤芍、川芎、牡丹皮各 15g，白术 10g。水煎服，每日 1 剂。本方有益气健脾，活血化瘀之功。适用于脾气虚弱，兼有血瘀患者。

（4）蒲公英、败酱草、红藤、穿心莲各 30g，黄柏 15g。加水煎至 150ml，温度在 30～40℃时做保留灌肠。保留 8 小时以上疗效更佳。

（5）锡类散具有消炎、收缩血管及镇静止痛作用，用于治疗溃疡性结肠炎效果良好，一般以 0.3g 食间服。每日 3 次，同时每晚保留灌肠 1 次（0.6～0.9g 加入 100ml 生理盐水中）。

（6）明矾、苍术、苦参、槐花各 15g，大黄 10g。每剂煎成 250ml，溃疡性直肠炎，每 50～80ml 保留灌肠，患者取胸膝位用注入器经肛门注入，乙状结肠及高位结肠病变，每次 100～125ml 用导尿管置入直肠内 5～30cm（深度依病变受累范围而定）注入药液，多数病例灌肠前嘱患者排空大便即可，少数高位结肠病变可在灌肠前洗肠，注药后臀部垫高俯卧位至少 30 分钟，早晚各 1 次，每 7～10 日为 1 个疗程，少数患者 1 个疗程即可收效，多数患者需要 2～3 个疗程，疗程间停药 3 日。

（7）明矾、苍术、苦参、槐花各 15g，大黄 10g，煎水保留灌肠。

（8）白头翁 20g，苦参、地榆、黄连、白芍各 10g，大黄 5g，甘草 8g。水煎浓缩 100ml，每日 1 次做保留灌肠。也可用上方浓煎 200ml，加入灭滴灵 0.6g（研粉）于汤剂内，每晚 1 剂做保留灌肠。

（9）茶叶 15g。浓煎饮服。适于急性发作期。

（10）马齿苋 60g。水煎饮服。适于急性发作期。

第七节　急性出血性坏死性肠炎

急性出血性坏死性肠炎主要是以小肠广泛性出血及坏死为特征的急性炎症，临床以腹痛、便血、呕吐、腹胀和发热为特征。本病以儿童、青少年居多。临床常分为肠炎型、便血型、腹膜炎型、肠梗阻型、休克型。属中医"疫痢""瘀血"等范畴。

中医学认为，本病多由外感风热或久居湿地，风热湿毒，壅塞大肠；或因饮食不节，过食醇酒厚味不洁之食，胃肠积热，湿热郁积，下注大肠，灼伤血络，热结血蓄而致。

（一）辨证用药

1. 热毒伤阴

发热呕吐，腹痛拒按，腹泻血便，伴有恶臭，烦躁倦怠，口干唇燥，渴欲饮水，舌质红绛，舌苔黄腻或干少苔，脉弦细数。治宜清热解毒，养阴凉血，理气通下。方药：犀角地黄汤加减。水牛角尖（先煎）30g，生地黄120g，赤芍、牡丹皮各15g，黄连12g，广木香（后入）、厚朴、大黄、枳实各9g。烦热，加栀子、淡豆豉各9g；兼暑湿，加紫苏叶、藿香各9g。

2. 热毒入血

腹痛加剧，呈阵发性，甚至出现全腹疼痛，大便带血，呈果酱色或洗肉水样，或便中夹有瘀血块，便次频多，尿短赤，身热重，口苦，烦渴，呕吐褐色样物，或为苦水。舌红绛，苔黄燥或黄腻，脉滑数或弦数。治宜清热解毒，活血止血。方药：加减白头翁汤或清营汤加减。白头翁、金银花、白芍各15g，黄连、秦皮、当归、地榆各9g，赤小豆30g，甘草3g。或水牛角尖（先煎）30g，珍珠粉3g，生地黄12g，玄参、麦冬、郁金各10g，金银花、菖蒲各15g，生石膏30g，蝉蜕6g。水煎频服。

3. 亡阴厥脱

大便大量出血，腹痛加剧，高热神昏，四肢厥冷，口干口臭。舌质红，干绛无苔，脉细数或脉微欲绝。治宜益气养阴，复脉固脱。方药：生脉散加味。西洋参（另炖）15g，麦冬、茜草根、石斛各12g，生地黄、玄参、地榆、槐花各18g，五味子、大黄、甘草各 10g，紫珠草 30g。

（二）中成药

（1）清开灵注射液：高热者用本品 40ml，加入 5％～10％葡萄糖溶液 500ml，静脉滴注，每日 1 次。

（2）安宫牛黄丸：昏迷者可用本品口服，或醒脑静注射液20～40ml 加入 5％～10％葡萄糖溶液 500ml 静脉滴注。

（三）单方验方

（1）大蒜 30g 去皮捣烂，加芒硝 30g，掺入面粉中加水揉成大薄饼，敷在腹部压痛点周围，敷前先在局部皮肤上涂以米醋，每日敷 2 小时，连用 5～7 天，有消炎止痛作用。

（2）生大黄 30g，沸水泡后取汁 300ml，分次少量顿服或自胃管内注入。

第八节 肠易激综合征

肠易激综合征指持续存在或反复发作的一组包括腹痛、腹胀、排便习惯改变和大便性状异常等表现，而缺乏明显形态学、生化和感染性原因的临床综合征。本病是最常见的一种功能性肠道疾病，多发于中青年，女性约为男性的 2 倍。本病属于中医的"腹痛""便秘""泄泻"等范畴。

中医学认为，本病的发生与情志失调、思虑、劳倦关系最为密切。精神忧郁，肝气犯胃，脾胃运化失常而泄泻，饮食所伤及外感六淫之邪，损及肝脾，偶及肺肾。本病病初在脾在肝，久则脾虚及肾，脾肾两虚。

（一）辨证用药

1. 肝旺脾虚

症见腹痛腹泻，常发生于抑郁、恼怒、情绪紧张之时，泻后痛减，胸胁胀闷，肠鸣，嗳气频作，纳谷欠佳。苔薄，脉弦。治宜抑肝扶脾。方药：痛泻要方加味。白术、白芍、炒防风、党参各 9g，陈皮、甘草各 6g，茯苓 12g，熟薏苡仁 15g。

2. 气滞湿阻

症见大便溏薄，便后尤觉未尽，或粒状便与溏便混杂而下，便秘与腹泻交替，腹中胀痛，泛恶纳少。苔白腻，脉濡或弦。治宜健脾化湿，顺气行滞。方药：五磨饮子合胃苓汤加减。乌药、木香、枳子、苍术各 9g，厚朴、陈皮各 6g，茯苓、泽泻各 12g，甘草 3g。

3. 脾胃虚弱

症见饮食稍有不慎，即便溏腹泻或完谷不化，腹部隐痛，面色不华，神疲乏力。舌淡，脉细弱。治宜健脾益胃。方药：参苓白术散为主方。党参、炒扁豆、熟薏苡仁、茯苓各 15g，白术 10g，莲子 9g，陈皮 6g，砂仁 3g（研后下）。

4. 肾阳虚衰

症见泄泻多于黎明之前，腹痛，畏寒怕冷，面色㿠白，腰膝酸软。舌淡苔薄，脉沉细。治宜温肾健脾。方药：四神丸加味。补骨脂、茯苓各 12g，肉豆蔻、白术、附子（先煎）各 9g，五味子、炙甘草、炮姜各 6g，吴茱萸 3g，党参 15g。

（二）中成药

(1) 香砂养胃丸：每次 3g，每日 3 次，适用于脾虚气滞者。

(2) 五仁丸：每次 1 丸，每日 2 次。

(3) 润肠丸：每次 1 丸，每日 2 次。

(4) 参苓白术丸：每次 9g，每日 2 次。

(5) 四君子丸：每次 6～9g，每日 2 次。

(6) 补中益气丸：每次 6g，每日 2～3 次。

（三）单方验方

（1）**方一：** 补骨脂、炒薏苡仁、山药各 12g，荔枝核、乌药、巴戟天各 10g，炒槟榔（炒玉片）、防风、赤芍、白芍各 9g，炒牵牛子（二丑）4.5g，小茴香 1.5g，生甘草 3g（第 1 剂加大黄 3g，后下）。方二：党参 15g，当归、白芍各 12g，槟榔（玉片）、枳壳、莱菔子、车前子各 10g，炒三仙各 15g，木香、炙甘草各 6g。方一服 4 剂、方二服 3 剂为一疗程。每次 1 剂，早、中、晚 3 次煎服。一般服 1～2 个疗程。

（2）**方一：** 党参、茯苓、炒白术、车前子（包）各 20g，炒扁豆、怀山药、炙黄芪各 30g，陈皮、炒薏苡仁各 10g，炙甘草、砂仁（后下）各 3g。兼脾阳虚者加炮姜 4g。每日 1 剂，水煎 2 次分服。适于脾虚型。方二：炒白术、炒白芍各 20g，防风、陈皮、炒苍术、煨木香、炒枳壳各 10g，若便秘加当归 30g。每日 1 剂，水煎 2 次分服。适于肝郁型。

第九节　肝硬化

肝硬化是由一种或多种病因长期或反复作用，而造成的弥漫性肝损害，如肝细胞变性、坏死、再生、纤维组织增生及纤维板形成。终至肝小叶结构破坏及假小叶形成。临床上在代偿期可无特异症状，在失代偿期则以肝功能损害及门脉高压为主要表现，晚期常出现严重并发症。肝硬化按病因可分为肝炎后性（乙型或非甲非乙型肝炎）、血吸虫性、酒精性、中毒性（药物及工业毒物）、胆汁性、淤血性及代谢性（肝豆状核变性、血色病、α_1-抗胰蛋白酶缺乏等）。病理上可分为小结节性、大结节性、混合性及不完全分隔性。中医根据肝硬化各阶段、各类型证候表现不同，称本病为"胁痛""腹胀""黄疸""癥积""癖块""痃癖""臌胀""单腹水""单腹胀""蜘蛛臌""水臌""石水""肝水"等。

中医学认为，本病因嗜酒过度、饮食不洁、黄疸胁痛、蛊毒、脏腑传变等致气滞、血瘀、水停于腹内。

（一）辨证用药

1. 积聚的辨证论治

（1）肝气郁滞型：症见腹中气聚，攻窜腹痛，时聚时散，下午为甚，脘胁之间时或不适，苔薄白，脉弦。治宜疏肝理气，行气消聚。方药：逍遥丸加减。柴胡15g，白芍12g，薄荷10g，白术15g，茯苓12g，甘草10g，制香附12g，丹参12g，枸杞子12g。

（2）食滞痰阻型：症见腹胀或痛，便秘，纳呆，腹胀痛时似有条块状物，按之痛甚，舌苔白腻，脉弦滑。治宜理气化痰，导滞通便。方药：六磨汤加味。生大黄8g，枳实12g，槟榔12g，沉香4g，木香10g，乌药12g，清半夏12g，陈皮10g，焦三仙各15g，茯苓10g，丹参15g，皂角刺20g。

（3）气血阻滞型：症见积块软而不坚，固定不移，胀痛不已，纳谷减少，舌薄白，脉弦。治宜疏肝理气，活血消积。方药：川楝子散合失笑散加味。川楝子12g，延胡索12g，五灵脂15g，蒲黄10g，柴胡12g，赤芍12g，丹参15g，皂角刺20g，白术12g，茯苓12g，焦三仙各15g，炒莱菔子15g，川厚朴10g。

（4）瘀血内结型：腹部肿块明显，硬痛不移，面暗消瘦，纳减乏力，时有寒热，舌苔薄舌质紫暗，或有瘀斑，脉细涩。治宜化瘀软坚，调补脾胃。方药：膈下逐瘀汤加减。当归12g，川芎12g，桃仁10g，红花10g，赤芍12g，五灵脂12g，牡丹皮10g，制香附10g，枳实12g，甘草10g，三棱10g，莪术10g，丹参15g，皂角刺15g，白术12g，焦三仙各15g。

（5）正虚瘀结型：症见积块坚硬，疼痛绵绵不休，时轻时重，面色萎黄或黧黑，消瘦脱形，饮食大减，舌淡紫，舌光无苔，脉细数或弦细。治宜气血双补，软坚化瘀。方药：八珍汤合化积丸加减。党参 15g，白术 15g，茯苓 12g，甘草 10g，当归 12g，白芍 12g，川芎 10g，熟地黄 12g，三棱 12g，莪术 12g，槟榔 15g，五灵脂 12g，丹参 12g，皂角刺 12g，焦三仙各 15g，生地黄 12g。

2. 鼓胀的辨证论治

肝硬化腹水，中医称之为鼓胀，在辨证方面，应根据病程与正邪关系，一般初发病者，病多在肝脾失调，气滞湿阻。日久不散，或素体虚弱者，可出现脾肾阳虚和肝肾阴虚。本病治疗难在本虚标实，虚实夹杂，所以治疗应注意攻补兼施，补虚则不忘其标实，泄实则不忘其本虚。临床上所见本病应密切注意舌质的变化及鼻部有无蜘蛛纹。一般舌苔薄白，舌质基本正常者为易治，舌质鲜红或光红如镜者，比有紫斑或青紫舌者还难治；鼻部无蜘蛛纹（也叫蟹爪纹）为易治，有蟹爪纹者很难能有效。

鼓胀病的形成缓慢而复杂，治疗上不可单攻其邪，应根据疾病的轻重缓急，攻补兼施，尤其是在后期则以健脾、温阳、利水等法以培养人之正气，使胀渐消，不可单求一时之快，使正气伤而病更难治。

（1）气滞湿阻型：症见腹胀按之不坚，胁下胀满或疼痛，饮食减少，食后腹胀，嗳气不适，小便短少，舌苔白腻，脉弦。治宜疏肝理气，化湿行水。方药：柴胡疏肝散合胃苓汤加减。柴胡 12g，白芍 15g，枳实 12g，陈皮 10g，川芎 12g，白术 15g，苍术 12g，川厚朴 12g，黄芪 15g，桂枝 10g，花椒 10g，白茅根 30g。

（2）寒湿困脾型：症见腹大胀满，按之如囊裹水，甚则颜面浮肿，下肢浮肿，脘腹痞胀，得热稍舒，困倦，怯寒懒动，小便短少，大便溏，舌苔白腻，脉缓。治宜温中健脾，行气利水。方药：实脾饮加减。熟附子 12g，白术 20g，干姜 10g，甘草 10g，大腹皮 12g，木瓜 10g，茯苓 12g，川厚朴 12g，木香 10g，黄芪 15g，桂枝 10g，花椒 10g，白茅根 30g。

（3）湿热蕴结型：症见腹大坚满，脘腹胀急，烦热口苦，渴不欲饮，小便赤涩，大便秘结或溏垢，舌边光红，苔黄腻或灰黑，脉弦数。治宜清热利湿，攻下逐水。方药：中满分消丸合茵陈蒿汤加减。茵陈 15g，栀子 10g，生大黄 10g（后下），黄芩 10g，知母 10g，川厚朴 15g，枳实 12g，清半夏 15g，陈皮 10g，滑石 30g，白茅根 30，木通 10g，萹蓄 30g。

（4）肝脾血瘀型：腹大坚满，脉络怒张，胁腹刺痛，面色黧黑，面颈胸臂有蜘蛛痣，手掌赤痕，唇色紫暗，口渴，大便色黑，舌质紫红或有紫斑，脉细涩或芤。治宜活血化瘀，行气利水。方药：调营饮加减。当归 12g，川芎 12g，赤芍 12g，莪术 10g，生大黄 10g（后下），槟榔 15g，葶苈子 15g，茯苓 15g，白茅根 30g，黄芪 15g，白术 15g，桂枝 10g，花椒 10g，丹参 12g。

（5）脾肾阳虚型：症见腹大胀满不舒，早宽暮急，面色萎黄，或面㿠白无华，脘腹闷而纳食呆滞，神倦肢冷，下肢浮肿，小便短少而不利，舌胖大而紫暗，脉沉弦无力。治宜温补脾肾，化气行水。方药：附子理中汤合五苓散加减。熟附子 12g，党参 15g，白术 15g，茯苓 15g，甘草 10g，干姜 10g，陈皮 10g，桑白皮 12g，桂枝 10g，猪苓 10g，泽泻 15g，花椒 10g，丹参 10g。

（6）肝肾阴虚型：症见腹大胀满，或见腹壁青筋暴露，面色晦滞，唇紫，口燥，心烦失眠，牙齿出血，鼻时有衄血，小便短少，舌质红绛少苔，脉细数。治宜滋养肝肾，凉血化瘀行水。方药：知柏地黄丸加味。知母 12g，黄柏 12g，熟地黄 12g，山药 15g，茯苓 15g，牡丹皮 10g，泽泻 15g，山茱萸 10g，丹参 15g，赤芍 12g，黄芪 15g，桂枝 10g，花椒 10g，白茅根 30g，紫草 15g。

3. 黄疸的辨证论治

肝硬化疾病的过程中，亦经常出现黄疸，在其疾病慢性进展中，常见阴黄，但有急性变或重感外邪，亦可出现阳黄。

黄疸的辨证，应以阴阳为纲，阳黄者以湿热为主，阴黄者以寒湿为重。治疗黄疸总以化湿利小便为主。所以《金匮要略·黄疸病脉症并治》有"诸病黄家，但利其小便"的说法。又指出："黄疸之病，当以十八日为期，治之十日以上瘥，反剧为难治。"提示黄疸病应早发现，早治疗，晚则病情加剧而难治。

（1）阳黄

①热重于湿：症见身目俱黄，黄色鲜明，发热口渴。或心中懊恼，腹部胀满，口干而苦，恶心欲吐，小便短少而黄赤，大便干结，舌苔黄腻，脉弦数。治宜清热利湿，佐以通便。方药：茵陈蒿汤加味。茵陈100g，栀子10g，生大黄12g（后下），白茅根50g，黄柏12g，猪苓12g，茯苓12g，清半夏10g。

②湿重于热：症见身目俱黄，头重身困，胸脘痞满，食欲减退，恶心呕吐，腹胀纳差，大便溏。舌苔厚腻微黄，脉滑或濡缓。治宜利水化湿，退黄。方药：茵陈五苓散加味。茵陈100g，桂枝10g，茯苓15g，泽泻12g，白术15g，猪苓12g，大枣5枚，清半夏10g，陈皮10g，焦三仙各15g，炒莱菔子15g。

（2）急黄 发病急骤，黄疸迅速加深；其色金黄，高热不退，烦渴欲饮，胁痛腹胀，神昏谵语，或见衄血、便血。或肌肤有瘀斑，舌质红绛，苔黄而燥，脉弦滑或细数。治宜清热解毒，凉营开窍。方药：犀角地黄汤加味。犀角粉6g（分吞），生地黄15g，赤芍12g，牡丹皮12g，丹参12g，黄连10g，栀子10g，茵陈60g，白茅根60g，生大黄12g（后下）。

有神昏谵语者，服安宫牛黄丸或至宝丹，以凉血开窍。

（3）阴黄 身目俱黄，黄色晦暗，或如烟熏，纳少脘闷，或见腹胀，大便溏，神疲畏寒，口淡不渴，舌质淡苔腻，脉濡缓。治宜健脾和胃，温化寒湿。方药：茵陈术附汤加味。茵陈60g，熟附子10g，干姜10g，白术15g，甘草10g，郁金10g，泽泻10g，茯苓10g，焦三仙各15g，白茅根30g。

（二）中成药

（1）香砂六君丸：每次6g，每日3次。用于肝硬化脾胃功能不健，症见腹胀纳差，饮食减少者。

（2）参苓白术散：每次9g，每日2次。用于肝硬化脾阳不升，症见纳差，腹泻，食少消瘦者。

（3）大黄䗪虫丸：每次1丸，每日2次。用于肝硬化瘀血明显者，亦可在肝硬化整个治疗过程中长期服用，因其可以软化肝脏的硬度，阻止或消除纤维增生，改善肝血流，促进肝脏功能的恢复。但对脾虚及体虚明显者应适当减量或改用其他药。

（4）复方丹参片：每次4片，每日3次。用于肝硬化治疗，可抑制纤维增生，改善肝脏功能。

（5）鳖甲煎丸：每次1丸，每日2次。有软化肝硬化程度，改善肝脏功能的作用。

（6）六味地黄丸：每次1丸，每日2次。对肝硬化属肝肾阴虚者有效。

（7）知柏地黄丸：每次1丸，每日2次。对肝硬化属肝肾阴虚，并见热象者，六味地黄类药物常规应用，可明显改善肝脏功能，使白蛋白升高，肝脏硬化程度减轻。

（8）逍遥丸：每次8粒，每日3次。用于肝硬化腹胀纳差者。

（9）安宫牛黄丸：每次1丸，日2次。用于肝硬化病情急剧变化出现亚急性重型肝炎者，可使患者情况得到显著改善。

（10）归脾丸：每次1丸，每日2次。用于肝硬化患者出血后，身体虚弱，血再生缓慢者。

（11）云南白药：每次1.5g，每日4次。用于肝硬化有出血倾向者。

（三）单方验方

（1）茵陈200g，大枣10枚，白茅根100g。水煎当茶饮用。有利湿退黄的作用，用于肝硬化急黄者。

（2）茵陈60g，大枣10枚，白术20g，茯苓15g，猪苓15g。水煎当茶饮用，有健脾利湿退黄作用。用于肝硬化阴黄症。

（3）黄芪15g，白术15g，茯苓15g，猪苓12g，白茅根30g，

丹参15g，桂枝10g，花椒10g。每日1剂，水煎服。有补气利水作用。用于肝硬化腹水各种证型。

（4）白术、黄芪、虎杖、平地木各20g，山药、生薏苡仁、扁豆、丹参各30g，当归尾15g，焦三仙各10g。出血加白茅根、仙鹤草各30g，琥珀3g，蜜调服。肝硬化甚或肝肿大者、有结节者加鳖甲10g，另以蜈蚣尾3g，研末顿服，连服1周。每日1次，温开水送服。水煎服，每日1剂，一般服3～6个月。主治早、中期肝硬化。

（5）山药、扁豆、薏苡仁、丹参、赤芍各30g，神曲、谷芽、麦芽、生蒲黄各10g，三棱、莪术各15～30g。每日1剂，水煎服。适用于肝炎后肝硬化代偿期。

（6）牵牛子（黑白丑）粉，每次1.5～3g，每日1～2次；牵牛子（黑白丑）120g，小茴香30g，共研细粉，每次服1.5～3g，每日1～2次。用于肝硬化腹水治疗。

（7）猪肝250g，鸡骨草150g。将猪肝洗净和鸡骨草一同加水炖煮熟后，去药渣，调味后食肝饮汤。分2～3次服完，早晚各食1次。1个月为1个疗程。主治肝硬化。

（8）猪胆4个，绿豆面500g。做丸如绿豆大，每次6～9g，1日3次，服完为止。用于肝硬化腹水患者。

（9）鲤鱼500g（去鳞及内脏），赤小豆30g，煎汤服，调味后饮用。适用于肝硬化腹水虚证。

（10）赤小豆30g，薏苡仁30g，粳米100g。煮粥食用，有健脾益胃，利水消肿的作用。用于老年肝硬化腹水，腹胀脘痞，下肢浮肿者。

（11）怀山药30g，枸杞子30g，山茱萸15g，甲鱼500g。用文火煮至甲鱼烂熟，经调味后食用。有滋阴散结、补血等作用。用于老年肝硬化体虚，腹胀，纳差，消瘦，舌红苔少者。

（12）鲫鱼300g，茯苓50g，猪苓50g，泽泻50g。文火浓煎取汁并食用鱼肉。有利水消肿，健脾行水作用。用于老年肝硬化腹水，腹胀痞满，下肢浮肿者。

（13）生山楂 30g，生麦芽 15g，猪肉 50g。文火炖熟调味后食用，有消食化滞，活血化瘀的作用。用于老年肝硬化右胁隐痛，腹胀脘痞者。

（14）葫芦壳 50g，冬瓜皮 30g，西瓜皮 30g。水煎服。有利尿消肿、退黄的作用。用于肝硬化水肿明显，小便不利者。

（15）当归 15g，川芎 15g，丹参 15g，鳖一具（约 500g）。炖至鳖肉烂熟，经调味后服用。有活血化瘀，软坚散结的作用。用于肝硬化蛋白低下者。

（16）白茅根 100g，茵陈 100g，大枣 10g，鲫鱼 500g。将鲫鱼除去内脏、鳞等，与药一同入锅中，用文火炖之，熟后经调味后服用。有利湿退黄，消肿的作用。用于肝硬化有黄疸者。

（17）茯苓 30g，白茅根 100g，薏苡仁 50g，粳米 100g，先煎白茅根，用煎出之水同煮剩余 3 味，至粥状为止。有利湿和胃，消肿除胀的作用。用于肝硬化脾胃虚弱，腹胀纳差，小便不利。

第十节　肝性脑病

肝性脑病过去称肝性昏迷，是由严重肝病引起的、以代谢紊乱为基础、中枢神经系统功能失调的综合征，其主要临床表现是意识障碍、行为失常和昏迷。门体分流性脑病强调门静脉高压，肝门静脉与腔静脉间有侧支循环存在，从而使大量门静脉血绕过肝流入体循环，是脑病发生的主要机制。属中医学"肝绝""神昏"范畴。

中医学认为，本病多因肝病日久，热毒伤阴，虚风内动，或脾虚生痰，痰浊上蒙清窍，继则正虚邪陷，邪毒攻心所致。

（一）辨证用药

1. 湿浊内闭

胸脘痞闷，泛恶多痰，精神呆滞，表情淡漠，懒言嗜睡，言语不清，神志模糊，渐趋昏迷。舌苔厚腻，脉象濡细。治宜化湿泻浊，醒神开窍。方药：菖蒲郁金汤加减。石菖蒲、云茯苓、猪苓各 12g，广郁金、陈胆南星、半夏、泽泻、栀子各 9g，竹沥 10g，薏苡仁 15g，炙远志、陈皮各 6g，沉香粉 1g（冲服）。湿重者加苍术、厚朴各 6g；腹满尿少用琥珀、蟋蟀各 1g，共研末服；已昏迷者加苏合香丸，每次 1 丸，日服 2 次。

2. 痰热蒙心

壮热烦躁，口鼻干燥，神昏谵语，甚至狂妄，渐转昏迷。大便秘结，小便短赤。舌苔黄燥，舌绛红，脉洪数沉实。治宜清热解毒，清心开窍。方药：清瘟败毒散加减。广犀角 1g（挫末冲服），黄连 6g，生石膏、金钱草、茵陈各 30g，淡竹叶、黄芩、栀子各 9g，生地黄、知母、牡丹皮各 12g，安宫牛黄丸 1 粒（化服）。大便秘结者加大黄 9g，玄明粉 12g；小便不利者，加木通 9g，车前子 15g；肝风内动，四肢抽搐者，加羚羊角粉 1g，钩藤 12g，石决明 30g，炙全蝎 3g。

3. 阴虚阳亢

躁动不安，循衣摸床，狂叫乱语，渐转昏迷，两手震颤或抽搐。舌干唇燥，脉象细弦。治宜养阴平肝，息风醒神。方药：羚羊钩藤汤加减。羚羊角粉 1g，夏枯草、白芍、炙龟甲各 15g，生地黄、牡丹皮、钩藤各 12g，煅石决明、生石膏各 30g，菊花、山茱萸各 9g，紫雪丹 1g。腹部胀大，小便不利者加木通 9g，泽泻 15g；昏迷不醒者加至宝丹 1 粒化服。

4. 阴阳两竭

昏迷不醒，四肢抖动，气息低微，汗出肢冷，面色苍白，尿少便溏。舌质淡，脉细欲绝。治宜益气养阴，回阳救脱。方药：参附龙牡汤加减。红参 9g，黄芪、煅龙骨、煅牡蛎各 30g，熟附片、五味子各 6g，麦冬、生熟地黄各 12g，石菖蒲 15g，苏合香丸 1 粒（化服）。阴液耗竭，舌干质红者加山茱萸 9g，阿胶（烊化冲服）、龟甲各 15g；阳脱四肢厥冷者加干姜 3g，肉桂 6g。

（二）中成药

（1）清开灵注射液：本品由安宫牛黄丸改制而成，每次 20～40ml，溶于 100～200ml 等渗葡萄糖注射液内静滴，每日 1～2 次。适用于温病、肝性脑病、肺性脑病等昏迷。

（2）醒脑静注射液：每次 10～20ml，溶于等渗葡萄糖注射液 500ml 内静滴。适用于温病、肝性脑病、肺性脑病等昏迷。

（3）菖蒲郁金注射液：每毫升中含菖蒲、郁金各 2g，每次肌注 2ml，每日 4～6 次，或每次 10～30ml，加入 10%葡萄糖注射液 250ml 内静滴，每日 1 次。本品有较好的开窍作用，一般神昏均可用。

（4）清肝注射液：本品由茵陈、栀子、大黄、郁金、毛冬青等配制而成。每次 20～40ml，加入 10%葡萄糖注射液 200～300ml 内静滴。适用于肝性脑病神昏。

（三）单方验方

（1）大黄 12g（后下），枳实、郁金、牡丹皮各 9g，厚朴、黄连各 6g，茵陈 30g，玄参 15g，连翘 24g，赤芍、丹参、生地黄各 15g。水煎服或鼻饲，日 1 剂。

（2）大黄 20g。水煎，鼻饲或灌肠，每日 1 次。

（3）羚羊角粉 6g，鲜生地黄、茵陈各 30g，鲜紫草 90g，鲜车前草 120g，大黄 15g，赤芍 12g，人工牛黄 2g（冲服）。每日 1～2 剂。

（4）百合 60g，粳米 25g。加水适量，同入砂锅内，煮至米烂汤稠，加白糖适量，分早晚餐，温热服之。适用于阴虚火旺，烦躁神志恍惚者。

（5）龙齿 10g，石菖蒲 3g，水煎代茶饮。适用于阳气亢盛、痰浊内扰所致烦躁、失眠等症患者。

（6）海带 30g，决明子 20g。水煎代茶饮。适用于痰火内扰所致烦躁不安患者。

第十一节 急性胆囊炎

急性胆囊炎系由细菌感染、浓缩的胆汁或返入胆囊的胰液化学刺激所引起的胆囊炎性疾病。临床以发热、右胁下痛及压痛、呕吐、白细胞增多等为主要临床特征。本病以中年女性多见。属中医"腹痛""胁痛"等范畴。

胆为中清之腑,藏胆汁而以转输通降为顺,其功能既依赖肝的疏泄,又促进脾胃运化。若情志不遂,过食油腻,虫积或外感均可影响肝胆疏泄和脾胃运化。肝胆气滞则胆汁排泄不畅,脾失健运则湿热内蕴,日久煎熬成石,气滞腑闭,血行不畅,化瘀壅脓,而成脓毒症。

(一)辨证用药

1. 肝郁气滞型

右胁疼痛,胸胁满闷,急躁易怒,纳差,口苦咽干。舌红苔白,脉弦。治宜疏肝理气。方药:柴胡疏肝散加味。柴胡、白芍、枳壳、青皮、郁金各 12g,川楝子 15g,陈皮、广木香各 10g,甘草 6g。便秘溲黄加大黄、黄芩;挟湿者加薏苡仁、云茯苓、车前子。

2. 肝胆湿热型

右胁胀痛,恶心呕吐,不思饮食,口苦咽干,畏寒发热,目黄身黄,尿赤便秘。舌红苔黄而腻,脉滑数。治宜清热化湿,疏肝利胆。方药:清胆导湿汤。金钱草、茵陈各 30g,大黄 12g(后下),北柴胡、黄芩、半夏、郁金、车前子各 9g,木香 45g。

3. 火毒内郁型

壮热寒战,胁部或胃脘绞痛拒按,辗转不安,频繁呕吐,黄疸加深，大便秘结，小溲短赤。舌质红绛，舌苔黄厚而腻，脉弦数或滑数。治宜清热解毒，通里化瘀。方药：大柴胡汤合黄连解毒汤为主方。大黄（后下）、黄芩、栀子、茵陈各 20g，板蓝根、金银花、连翘、柴胡各 15g，黄连、芒硝各 10g，虎杖、枳实各 12g。

（二）中成药

（1）消炎利胆片：每次 6 片，每日 3 次口服。

（2）利胆片：每次 6～8 片，每日 3 次口服。

（3）黄疸茵陈冲剂：每次 1 包，每日 2 次口服。

（三）单方验方

（1）虎杖 30g，郁金 15g，川楝子 10g。水煎服，日 1 剂。适用于急性胆囊炎的肝胆湿热蕴结型。

（2）四川金钱草 120～240g。煎水代茶饮用。适用于肝胆湿热证患者。

（3）败酱草、茵陈各 30g，北柴胡、黄芩、郁金、大黄（后下）各 15g，龙胆、芒硝（另冲）各 12g，栀子 9g。水煎服，每日 1 剂。适用于火毒内郁型。

（4）柴胡、黄芩、大黄（后下）、香附、延胡索、半夏、枳壳、川楝子各 12g，白芍、金钱草各 15g，广木香、竹茹、芒硝（冲）各 9g，黄连 6g。每日 1 剂，水煎服。

（5）柴胡、杭芍、大黄（后下）、枳实、泽兰各 12g，黄芩、半夏、延胡索、木香各 10g，生姜 6g，大枣 3 枚，三七粉 5g（分 2 次冲服）。水煎服，每日 1 剂。用于急性胆囊炎并胆石症。

（6）核桃 5～6 个，香油和冰糖各适量。用香油将核桃仁炸酥，研末与冰糖调成糊状。每日 1 剂，随时服。适用于急性胆囊炎肝胆气郁型患者。

（7）冬瓜皮 60～90g（鲜品加倍）。加水浓煎，每次饮 1 碗

（约 300ml），日饮 3～4 次。

（8）鲤鱼 1 条，赤小豆 120g，陈皮 6g。煮烂吃。有清热利湿、解毒作用。

（9）芹菜连根 120g。洗净切碎切细，同粳米 250g 煮粥，温热饮服，日 2 次。

第十二节　胆石症

胆石症是指胆道系统，包括胆囊和胆管内发生结石的疾病。胆石症在我国和世界范围都是常见病。美国的胆石患病率为 10％，主要为胆囊胆固醇结石。女性明显多于男性，随着年龄增长而增高。随着生活水平的提高，饮食习惯的改变，卫生条件的改善，我国的胆结石已由以胆管的胆色素结石为主逐渐转变为以胆囊的胆固醇结石为主。本病属中医"结胸""胁痛"范畴。

中医学认为，本病因热积郁滞胆汁，饮食伤及脾胃，湿热阻滞中焦，情志忧郁不畅致肝气不舒，气滞血瘀，肝胆疏泄失常而发病。

（一）辨证用药

1. 肝郁气滞

右上腹隐痛胀闷不适，部分病例亦可见阵发性绞痛，痛引肩背。舌淡红，舌苔白微黄，脉弦细或弦数。治宜疏肝利胆，理气止痛。方药：四逆散加味。金钱草 30g，柴胡、枳实、白芍、郁金、木香、川楝子、延胡索、鸡内金各 10g，甘草 6g。可随证加减。

2. 肝胆湿热

右上腹持续性胀痛或痛引肩背，可见发热，口渴，恶心呕吐，或出现黄疸，尿色如茶。舌红苔黄腻，脉弦或滑数。治宜清热利湿，疏肝理气。方药：大柴胡汤合茵陈蒿汤加减。茵陈、金钱草各

30g，柴胡、黄芩、枳实、白芍、栀子、虎杖、木香、大黄各 10g。
可随证加减。

（二）中成药

（1）胆石通胶囊：每次 4～6 粒，每日 3 次。

（2）利胆排石片：每次 6～10 片，每日 2 次。

（3）利胆片：每次 6～10 片，每日 2 次。

（4）胆益宁：每次 4～6 片，每日 3 次。有清化湿热，利胆排石之功效。

（5）消炎利胆片：每次 6 片，每日 3 次。

（6）茵陈五疸丸：每次 6g，每日 2 次。有疏肝理气，健脾利湿之功效。

（7）胆乐胶囊：每次 4 粒，每日 3 次。有清热利湿，利胆排石之功。

（8）乌军治胆片：每次 4 片，每日 3 次，连服 6～8 周为 1 个疗程。有清泄肝热，利胆排石，理气止痛之功效。

（三）单方验方

（1）金钱草 60g。煎水代茶饮，连服 3 个月。

（2）玉米须 30g。水煎服，每日 2 次。

（3）茵陈 30g，木香 15g，枳实 12g。水煎服，每日 3 次。

（4）生大黄煎服，每日 1 次，连服 5 次。适用于泥沙样结石，或直径 1.5cm 以下的结石。

（5）柴胡、延胡索、郁金各 6g，鹅不食草、金钱草、北茵陈各 15g，川楝子 10g，黄芩 9g，通草 3g，蒲公英 12g。水煎服，每日 1 剂。本方用于胆石症的急性发作，屡用屡效。

（6）核桃仁、冰糖各 200g，共研细，加适量香油拌匀。每日服 2 次，每次饭前 1 汤匙。治胆结石。

（7）金钱草、蒲公英各 60g，海金沙 40g，郁金、鸡内金、金银花各 30g，甘草 3g。水煎服，每日 1 剂。体质健壮者，加大黄 15g。

(8) 柴胡、黄芩各 20g，枳实 15g，金钱草 30g，延胡索、大黄各 10g。水煎服。

(9) 虎杖、山楂各 30g，萆薢 5g，木香、枳壳、郁金、香附各 15g，厚朴 12g。水煎服。

(10) 乌梅、金钱草、马鞭草、满天星各 30g，鸡内金、海金沙各 15g。水煎服。

(11) 大黄、枳壳各 10g，柴胡、延胡索、川楝子、郁金、木香、五灵脂各 15g，金银花、金钱草、海金沙各 30g，鸡内金、白芍各 20g。每日 1 剂，水煎 2 次，早晚分服。

(12) 丝瓜络 200g（研末），每次 10g，每日 2 次，每次用金钱草 30g 煎取浓汁，加白酒数滴混匀冲服。

(13) 冰片 1g，乳香、没药、芥子各 4g，木香 6g，大黄 10g。研细，加热醋调成糊状敷胆绞痛压痛处。

第十三节　急性胰腺炎

急性胰腺炎是指胰腺酶对胰腺自身消化所致的化学性炎症。病理变化分为急性水肿型和急性出血坏死型两型。临床表现前者症轻，以急性上腹痛、恶心、呕吐、胰淀粉酶增高为特点；后者症重，并发腹膜炎、休克及多器官损害，死亡率高。本病为消化系统常见的急腹症，可发病于任何年龄，女性较男性多见。

属中医学"腹痛""心痛"等范畴。中医学认为，其发病多因嗜食肥甘醇酒，损伤脾胃，积滞于中，导致肝郁气滞，湿热蕴结肝胆而成；情志失调，肝失疏泄，肝气横逆犯胃克脾，使脾胃升降失司而致；蛔虫上扰，窜入胆道，使胰脏津液不能排泄，蕴结而发病。

（一）辨证用药

1. 肝郁气滞

腹中阵痛或窜痛，有恶心或呕吐，无腹胀。舌质深红，苔薄白或黄白，脉细或紧。治宜理气疏肝，清热通便。方药：清胰汤1号。柴胡、杭白芍、大黄（后入）各15g，黄芩、木香、胡黄连、芒硝（冲）、延胡索各10g。每日1剂，重者每日2剂。

2. 脾胃实热

腹满痛拒按，有痞满燥实坚征象，口干渴，尿短赤。舌质红，苔黄厚腻或燥，脉数或弦数。治宜通里攻下。方药：清胰汤合大承气汤加减。大黄（后下）15～30g，芒硝（冲）、厚朴各12g，枳实、柴胡、杭白芍各15g，金银花30g，黄芩、胡黄连、延胡索、木香（后入）各10g。

3. 肝胆湿热

脘胁疼痛，发热，黄疸，身体倦怠，尿短赤。舌质红，苔黄腻，脉弦滑或数。治宜清肝胆，利湿热。方药：清胰汤合龙胆泻肝汤加减。绵茵陈30g，栀子、延胡索各12g，龙胆、滑石、柴胡、杭白芍、大黄（后下）各15g，黄芩、胡黄连、木香、芒硝（冲）各10g。

4. 蛔虫上扰

持续腹痛，伴有阵发性钻顶样痛，痛时汗出肢冷，痛后如常，多有吐蛔。舌多红花舌，苔白或微黄而腻，脉弦紧或弦细。治宜安蛔止痛。方药：清胰汤Ⅱ号方。柴胡15g，黄芩、木香、胡黄连、芒硝（冲）各10g，槟榔、使君子、苦楝根皮各30g，细辛3g。

（二）中成药

（1）番泻叶胶囊：每次1g，每日3～4次（或改为用叶，每次

5～10g，泡水 500ml，频服）。适用于本病水肿型。

（2）玄胡片：每次 5 片，每日 2 次，开水送服。适应证同前。

（3）牛黄解毒片：每次 4 片，每日 4 次，开水送服。适应证同前。

（4）清开灵针：每次 40～60ml，加入 5％葡萄糖氯化钠液、10％葡萄糖液各 500ml 中，静滴，每日 1 次。适用于本病水肿型患者。

（5）颅通定注射液：每次 2ml，每日 1～2 次，肌注。用于本病疼痛剧烈者。

（6）复方地丁注射液：每次 4ml，每日 2 次，肌注。适应证为本病继发感染者。

（三）单方验方

（1）生大黄 9～15g，玄明粉 15～30g，用开水冲 200ml，分 3 次服，每 2～4 小时 1 次，口服或鼻饲。

（2）麦冬、鳖甲（先煎）各 15g，五味子 9g，白芍 12g，黄芪 18g，白薇 6g，石斛 10g，煅龙牡（先煎）各 30g。每日 1 剂，水煎服。适于急性胰腺炎证属气阴两亏，汗出亡阳者。

（3）生大黄（后入）、玄明粉（冲）各 9g，枳实 12g，生山楂 15g，红藤、败酱草各 30g。水煎服，每日 2 剂。

（4）生大黄、柴胡、黄芩各 15g，厚朴、炒枳壳、广木香各 10g，蒲公英、茵陈各 30g，水煎服。大便秘结者加玄明粉 12g 冲服；腹胀严重者加槟榔 15g，川楝子 10g；呕吐严重者加姜竹茹 10g，赭石 15g。本方对急性胰腺炎（单纯水肿型）疗效好。

（5）鲜马铃薯，洗净，切碎，捣烂，用纱布包挤取汁，空腹服 1～2 匙，可加少量蜂蜜，每日服 3 次。

（6）鲜莱菔子捣汁服，或用干莱菔子 60～90g，煎浓汤汁分服。

（7）黄花菜、马齿苋各 30g。将黄花菜、马齿苋洗净，放入锅内，加清水适量，用武火烧沸后，转用文火煮 30 分钟，晾凉后装入罐内。代茶饮。

（8）栀子、牡丹皮各 15g，赤芍 24g，木香、厚朴、延胡索各 12g，大黄 20g，芒硝 10g。热重加金银花、连翘各 15g；食积加莱菔子、焦三仙各 10g；呕吐加赭石 20g（先煎），竹茹 10g。每日 1 剂，水煎服，重者每日可服 2 剂。治急性胰腺炎。

（9）大黄、枳壳、延胡索、川楝子各 10g，金银花、连翘各 12g，黄连 6g。水煎服，每日 1 剂，分 2 次服，另外加芒硝 6g，分 2 次冲服。呕吐加陈皮、竹茹各 6g；高热不退加石膏 30g，知母 6g；痛剧加乳香、没药各 4g；出现黄疸加茵陈 30g，栀子 6g。治急慢性胰腺炎。

（10）柴胡 16g，黄芩 10g，胡黄连 10g，杭白芍 16g，木香 10g，延胡索 10g，大黄（后下）16g，芒硝（冲服）10g。水煎服。主治：急慢性水肿型胰腺炎。

（11）柴胡 16g，黄芩 10g，胡黄连 10g，木香 10g，杭白芍 16g，槟榔 16g，使君子 16g，芒硝 10g，苦楝根皮 16～26g。水煎服。主治：急、慢性蛔虫性胰腺炎。

（12）茵陈、白芍各 20g，金银花、大黄、蒲公英各 15g，黄芩、香附、川楝子、枳实、半夏、柴胡各 10g，黄连、甘草各 6g。水煎服，每日 1 剂，重症每日 2 剂。治急性胰腺炎。

（13）玄明粉 30g，大黄 15g。研细每次服 15g，每日 3 次，温水冲服。治急性胰腺炎。

（14）柴胡、黄芩、半夏各 9g，白芍 15g，枳实、大黄各 10g，芒硝 12g，甘遂 3g。水煎，每日 1 剂，分 2 次服。适用于急性胰腺炎。

（15）吴茱萸末 2g，生姜 2 片，葱白 2 段，粳米 50g。先将粳米煮粥，待熟后加入吴茱萸末、生姜片、葱白同煮成粥，每日分 2 次服。治胰腺炎。

泌尿系统疾病

第一节 急性肾小球肾炎

急性肾小球肾炎（简称急性肾炎），是一组急性起病，以血尿、蛋白尿、少尿、水肿、高血压及氮质血症为其临床常见表现的综合征。多发生于儿童及青少年，但成人或老人亦可患病。属中医"风水""阳水""血尿"范畴。

中医学认为，本病的病因病机主要是外邪侵袭，水湿、疮毒内侵，致使肺脾肾三脏功能失调，三焦气化不利，水液代谢障碍。

（一）辨证用药

1. 风寒犯肺

症见恶寒发热，眼睑浮肿，或有全身水肿，小便不利，肢体酸楚。舌质淡，苔薄白，脉浮紧或沉细。治宜疏风散寒，宣肺利水。方药：麻黄汤合五皮饮加减。麻黄、桂枝各 3g，茯苓皮 15g，泽泻 30g，葶苈子、桑白皮、大腹皮各 10g，生姜皮、陈皮各 6g。

2. 风热犯肺

症见发热重恶寒轻，口干口渴，咽喉疼痛，眼睑或颜面浮肿，便黄赤涩。舌质红，苔薄黄或薄白，脉浮数或细数。治宜疏风清热利水。方药：麻黄连翘赤小豆汤加减。麻黄、防风、蝉衣各 5g，连翘、白术、桑白皮各 10g，车前子、泽泻各 15g，赤小豆 30g。

3. 湿毒浸淫

症见面部或全身浮肿，恶风发热，身发疮毒，甚则溃烂。口干口苦，尿少色赤。舌质红，苔薄黄或黄腻，脉浮数或滑数。治宜解毒化湿。方药：五味消毒饮合中满分消汤加减。黄连 3g，黄芩 6g，重楼、蒲公英、薏苡仁、滑石、金银花、车前草各 15g，杏仁、枳实、莱菔子各 10g，白茅根 20g，水蓟 12g。

4. 血热壅滞

症见小便短赤，以血尿为主，烦热口渴，排尿有灼热感但无尿痛，或呈肉眼血尿。舌质红，苔薄黄，脉细数。治宜清热凉血。方药：小蓟饮子。小蓟根、生地黄、滑石各 15g，通草 3g，蒲黄（炒）、藕节、淡竹叶、当归、栀子各 10g，生甘草 6g。

（二）中成药

（1）肾炎清热片：每次 5 片，每日 3 次，10 天为 1 个疗程，连用 2~3 个疗程。风寒外感及气亏阳虚之水肿禁用。用治风热犯肺，水邪内停型急性肾小球肾炎。

（2）肾宁散：成人每次服 12~20 粒，日 2 次。每次用白茅根 50g 煎水 400ml 冲服。忌食辛辣食物，孕妇慎用。用于面部、胫部浮肿，或遍身肿胀，兼见面赤，口渴或渴不多饮，纳差腹胀，或呕恶不食，小便短赤，舌质红苔白腻，脉沉滑或兼数象。

（3）胃苓丸：水丸每次 6g，蜜丸每次 1 丸，日 1~2 次。孕妇慎服，忌食生冷油腻之物，具有消胀利水之功。

（4）肾炎消肿片：每次 5 片，每日 3 次，20 日为 1 个疗程，连用 3 个疗程。肾炎虚证者勿用。用于肢体浮肿、晨起面肿甚、午后腿肿较重、按之凹陷、四肢困重、小便短少、脘闷腹胀、纳少、舌苔白腻、脉象沉缓等湿邪困脾证。

（5）肾炎片：1 次 6～8 片，1 日 3 次。用于水肿尿少，尿血尿痛。

（三）单方验方

（1）车前草、玉米须、墨旱莲各 30g 煎服。

（2）车前草、夏枯草、白茅根各 30g 煎服。

（3）女贞子、墨旱莲各 10g，白花蛇舌草、生侧柏叶、马鞭草各 15g，大蓟、小蓟、益母草、白茅根、石韦各 30g。水煎服，每日分 2～3 次口服，对各种肾小球肾炎伴肉眼血尿或镜下血尿者效果较好。

（4）金银花、连翘各 9g，生薏苡仁 12g，芦根 30g，云茯苓 9g，焯桃仁、红花各 3g，玄参、川石斛、六一散（包）各 9g。水煎服。可治急性肾炎。

（5）鹿衔草 20g，益母草 30g，鱼腥草、白花蛇舌草、车前子、车前草各 15g，苍术 12g，麻黄 4g。水煎，每日 1 剂，分 2 次服。可治急性肾炎。

（6）白茅根 50g，赤小豆 250g，加水煮至豆烂除去白茅根，食豆，喝汤，每日 1 次。治急性肾炎。

（7）白茅根 50g，益母草 25g，泽泻 25g，半边莲 25g，车前子 20g，猪苓 20g，大腹皮 15g。水煎，每日 1 剂，分 2 次服。治肾炎。

（8）鹌鹑 2 只，加酒少许，不加盐炖食。每日 1 次，1 周为 1

个疗程。治肾炎水肿。

（9）蒲公英 15g，鱼腥草 15g，生黄芪 20g，焦白术 10g，桑白皮 10g，陈皮 10g，大腹皮 10g，莱菔子 15g，沉香 2g，玉米须 12g。水煎服，每日 1 剂。治急性肾炎。

（10）生薏苡仁、金银花各 30g，莲子心 15g，生地榆 12g，萆薢、益智、杭白芍各 9g，石韦、甘草各 6g。水煎服，每日 1 剂。治急性肾炎。

第二节 慢性肾小球肾炎

慢性肾小球肾炎简称慢性肾炎，为最常见的一组原发于肾小球的疾病。慢性肾炎具有多种病理类型，临床特点为病情迁延，尿常规检查有不同程度蛋白尿、血尿、管型尿，可出现水肿、高血压，多缓慢发展成慢性肾功能衰竭。

中医没有慢性肾小球肾炎的病名，但根据其临床表现，属中医"水肿""腰痛"等证。

慢性肾小球肾炎，一般由急性肾小球肾炎迁延而来，其发病机理从中医角度讲，有相同之处，而又有区别之处。如慢性肾炎急性发作，其临床表现类似于急性肾炎，但其又有正虚一面。一般来讲，风邪、湿毒、过劳、久病本虚等在发病上均占一定地位。

（一）辨证用药

慢性肾炎在急性发作时与急性肾炎有类似之处，一般按阳水治疗，在慢性持续不稳定的情况下，一般按阴水治疗；在慢性稳定期一般以补益脾肾、固摄等法治疗，有瘀血者可适当加入活血化瘀药物。但在慢性肾炎整个治疗过程中，时时应注意到脾肾功能，即提高脾肾固摄功能，控制蛋白尿。

1. 风水泛滥型

眼睑浮肿，继则四肢及全身皆肿，来势迅速，多有恶寒，发热，肢节酸楚，小便不利。偏于风热者，伴咽喉红肿疼痛，舌质红，脉浮滑数。偏于风寒者，兼恶寒、咳喘，舌质薄白，脉浮滑或紧。治宜散风清热，宣肺行水。方药：越婢加术汤加味。麻黄12g，生石膏20g，白术15g，甘草10g，生姜4片，大枣5枚，黄芪15g，防己12g，桂枝10g，花椒10g，白茅根30g。

2. 湿毒浸淫型

症见眼睑浮肿，延及全身，小便不利，身发疮痍，甚者溃烂，恶心发热，舌质红，苔薄黄，脉浮数或滑数。治宜宣肺清热，利湿消肿。方药：麻黄连翘赤小豆汤合五味消毒饮加减。生麻黄10g，连翘15g，赤小豆30g，白茅根30g，杏仁10g，桑白皮15g，金银花15g，野菊花12g，蒲公英15g，牡丹皮10g，赤芍10g。

3. 肺肾气虚型

症见面浮肢肿，面色㿠白，少气无力，腰膝酸痛，易感冒。舌淡，苔白润，舌胖有齿印，脉细弱。治宜益肺补肾。方药：经验方。黄芪、党参各15~30g，山茱萸15g，猫爪草15g，山药15g，玉竹15g，仙茅10g，金樱子10g，白果10g，蝉蜕10g，桑白皮10g，沙参12g，百合12g，冬虫夏草3g。

4. 脾肾阳虚型

症见浮肿明显，面色㿠白，畏寒肢冷，腰脊酸痛，或胫酸腿软；足跟痛，神疲，纳呆或便溏，性功能减退，舌嫩淡胖，有齿印，脉沉细或沉迟无力。治宜健脾益肾。方药：经验方。淫羊藿（仙灵脾）15g，茯苓12g，芡实10g，仙茅10g，白术15g，金樱子15g，蝉蜕20g，黄芪25g，党参15g，白茅根30g，桂枝10g，花椒10g。

5. 肝肾阴虚型

症见目干涩或视物模糊，头晕，耳鸣，五心烦热，口干咽燥，腰脊酸痛或梦遗或月经失调。舌红少苔，脉弦数或细数。治宜滋养肝肾。方药：经验方。生地黄15g，玄参15g，山药12g，牡丹皮

10g，赤芍 10g，茯苓 10g，泽泻 10g，仙茅 10g，金樱子 15g，芡实 10g，墨旱莲 30g，黄柏 15g，黄芪 30g，党参 15g，桂枝 10g，白茅根 30g，花椒 10g。

6. 气阴两虚型

症见面色无华，少气乏力或易感冒，多以腰以下浮肿为主，午后低热，或手足心热，口干咽燥，舌质偏红，脉弦细或细数。治宜益气养阴利水。方药：经验方。沙参 15g，麦冬 15g，生地黄 12g，枸杞子 15g，女贞子 12g，金樱子 15g，芡实 10g，黄芪 20g，党参 12g，白术 15g，茯苓 12g，桂枝 10g，花椒 10g，白茅根 30g。

（二）中成药

（1）六味地黄丸：每次 8 粒，每日 3 次。用于慢性肾炎一般阴虚型。可长期服用，有较稳定的疗效。

（2）知柏地黄：每次 8 粒，每日 3 次。用于慢性肾炎阴虚有火者。

（3）金匮肾气丸：每次 8 粒，每日 3 次。用于慢性肾炎阳虚肢冷腰酸者。

（4）补中益气丸：每次 1 丸，每日 2 次。用于慢性肾炎蛋白尿，只要没有明显的阴虚火旺症状，可长期服用。

（三）单方验方

（1）金樱子、菟丝子各 30g，黄芪 60g，补骨脂 15g，山药、白花蛇舌草、灵芝、山茱萸、芡实、桑螵蛸各 30g。每日 1 剂，水煎服，对慢性肾炎有极好的疗效。

（2）萱草根、马鞭草、乌桕叶各 60g，葱白 7 根，生姜 6 片。共捣烂如泥状，和匀，分做两饼。一日 2 次外敷腰部，包扎固定，局部热敷 30 分钟。如复发，再按上法用之。治疗水肿，疗效颇佳。

（3）白茅根 30g，生薏苡仁 30g，猪苓 30g。水煎代茶饮，治疗水肿和血尿。

（4）黄芪 60g，茯苓 30g，猪苓 20g。水煎服，有利水消肿、消除蛋白尿作用。

（5）玉米须 20g，决明子 10g，菊花 6g，开水冲茶饮用。可治疗慢性肾炎血压升高者。

（6）刺猬皮研粉，每次 3g，每日 3 次。对慢性肾炎蛋白尿有较好控制作用。

（7）黑鱼 1 条去内脏，冬瓜皮 100g，不加盐煮汤服用。连用 7 天，可消水肿。

（8）麦芽 95g，赤小豆 60g。煮成粥状，日分食之，有利尿消肿作用。

（9）霜打茄子 5 个，白糖 15g，水煎服。可治疗慢性肾炎血尿。

（10）大冬瓜 1 个，将一头切开，纳入大蒜 120g，红小豆 60g，放锅中蒸熟，取汁饮用。可治疗慢性肾炎水肿。

（11）新鲜车前草 30～90g，葱白一根，粳米 50～100g，煮粥食用，有利尿止血作用。

（12）银耳或黑木耳 3g，清水泡发，洗净后煎 1 小时，加白糖适量，于睡前服用，用于慢性肾炎高血压型。

第三节　肾病综合征

肾病综合征并非一单独疾病，而是很多病因引起的一种临床症候群。其特征为大量蛋白尿、低蛋白血症、高脂血症及明显的水肿。临床上可分为原发性与继发性肾病综合征。本文着重介绍原发性肾病综合征。原发性肾病综合征的病理类型有多种，其中于儿童及少年以微小病变型较多见；于中年以膜型肾病多见。从国内资料来看系膜增殖性病变应引起重视。本病属中医"水肿"的范畴。

中医认为，其病因内可因脾、肾两脏阳虚、气虚、功能不足，外可因风寒湿邪侵袭而诱发。肾虚不能宣通水气，脾虚不能制水，故水气盈溢，渗液皮肤，流通四肢，故见通身肿也。脾主升清，肾主藏精，人体的精微物质（蛋白质等）只宜封固，不宜耗泄，若脾失升清，肾失固封，则精微物质外漏（蛋白质）随尿排出，日久则可见低蛋白血症。

（一）辨证用药

1. 脾肾阳虚

症见浮肿腰以下为甚，纳减乏力，形寒肢冷，腰酸膝软，面色㿠白或萎黄。舌淡胖有齿痕、苔白，脉沉细。治宜温阳利水。方药：真武汤加减。淡附片 5g（先入），白术、白芍各 9g，茯苓皮、猪苓各 15g，泽泻、陈葫芦、车前子各 30g，仙茅、巴戟天各 10g（包），牵牛子 6g。

2. 脾肾气虚

症见面色萎黄，尿量略增，浮肿减轻，神疲纳差。舌淡苔薄，脉软。治宜益气健脾。方药：防己黄芪汤合参苓白术散。黄芪 30g，防己 5g，党参、薏苡仁各 15g，白术、山药、猪苓、白莲须各 10g，芡实 12g，姜半夏 6g。

3. 瘀水交阻

症见面色黧黑，唇舌有瘀点，浮肿，血尿。舌质紫暗，脉弦或软。治宜先予活血化瘀利水，后以补益脾肾佐以活血。方药：四物汤合五苓汤，补阳还五汤及左归丸加减。方药：当归尾 10g，赤芍、川芎各 9g，丹参、猪苓、茯苓、泽泻各 15g，益母草、白茅根各 30g。亦可选用黄芪 30g，当归、山药、山茱萸、枸杞子、牛膝、龟甲胶、鹿角胶各 10g，川芎 9g，红花 6g，生地黄、菟丝子各 15g。

4. 阴虚湿热

症见面赤，满月脸，心烦热，盗汗，面部赤疖丛生。舌苔黄腻，质红，脉细数。治宜滋阴清热利湿。方药：知柏地黄丸合龙胆泻肝汤加减。知柏、龙胆各 9g，生地黄、熟地黄、泽泻各 10g，牡丹皮、柴胡各 6g，龟甲 15g（先入），莲子心 3g，薏苡仁 12g，车前子 15g（包），甘草 5g。

（二）中成药

（1）金匮肾气丸：蜜丸每次 1 丸（或 9g），水蜜丸每次 6g，均 1 日 2 次。用治脾肾阳虚型。

（2）济生肾气丸：蜜丸每次 1 丸（或 9g），水蜜丸每次 6g，均 1 日 2～3 次。用于脾肾两虚型。

（3）五苓散：每次 6～9g，日 2 次。用治脾肾阳虚型。

（4）胃苓丸：每次 6g，日 2 次。用治脾虚湿困之肢肿腹大、胸闷纳呆、大便溏薄、小便短少、舌淡苔腻等。

（5）参苓白术散：每次 6～9g，日 2～3 次。用治脾肾气虚，水湿逗留型。

（6）知柏地黄丸：蜜丸每次 1 丸（或 9g），水蜜丸每次 6g，均 1 日 2 次。用治阴虚而湿热内盛，溢于肌肤之面红肌肤水肿、尿少短涩、五心烦热等。

（7）大补阴丸：蜜丸每次 1 丸，水蜜丸每次 6g，均 1 日 2～3 次。用治阴虚而有湿热之面红肢肿、怕热汗出、五心烦热、小便短涩等症。

（8）保肾康：每次 2～4 片，日 3 次。用治瘀血内阻，水湿不化之面色黧黑、肌肤色素沉重、尿少肢肿等。

（9）肾康宁：每次 5 片，日 3 次，一个疗程为 3 个月。用治面色黧黑、形寒怕冷、唇舌肌肤有瘀点、尿少浮肿等。

（10）失笑散：以布包煎服，每次 6～9g，日 1～2 次。用治瘀血内阻水湿溢于肌肤尿少肢肿、腰部刺痛、面色黧黑、舌有瘀点等症。

(11) 八珍丸：蜜丸每次 1 丸，水蜜丸每次 6g，均 1 日 2 次。用于脾肾气两虚型。

(12) 六味地黄丸：蜜丸每次 1 丸（或 9g），水蜜丸每次 6g，片剂每次 4 片，水丸每次 9g，均 1 日 2 次。用于肝肾阴虚型。

(13) 杞菊地黄丸：蜜丸每次 1 丸（或 9g），水蜜丸每次 6g，水丸每次 9g，均 1 日 2 次。

(14) 知柏地黄丸：蜜丸每次 1 丸（或 9g），水蜜丸每次 6g，均 1 日 2 次。用治阴虚火旺之腰膝酸软、头昏目花、失眠耳鸣、五心烦热、口干溲短等症。

(15) 慢肾宝液：每次 5ml，日 3 次。用治Ⅱ型肾病辨证属阴阳两虚型之腰膝酸软、乏力倦怠、头晕目眩等症。

(16) 肾宝：每次 10ml，日 3 次。用治久病肾阴阳两虚之腰腿酸痛、神倦乏力、夜尿频多、畏寒怕冷等症。

(17) 龟龄集：每次 10g，日 2 次。用于治疗肾病综合征以脾肾阳虚表现为主者，与激素有协同作用。

(18) 昆明山海棠片：每次 2～3 片，日 3 次。药理研究显示有明显的抗炎作用，另外能抑制慢性炎症的肉芽组织增生。

(19) 雷公藤：雷公藤合并激素治疗可以提高疗效，能使一些难治性肾病缓解。目前用的雷公藤制剂有雷公藤多苷片（每次10～20mg，每日 3 次），雷公藤总萜片（每次 2 片，每日 3 次）。不良反应有白细胞减少或皮疹，一般停药后即可消失。

（三）单方验方

(1) 牡丹皮、泽泻、茯苓各 6g，山药、山茱萸各 12g，熟地黄24g，莲子、芡实各 30g。水煎服，每日 1 剂。平均服 50 剂，症状即可消失，无不良反应。

(2) 生黄芪、半边莲、半枝莲、益母草各 15g，丹参、生茜草、生蒲黄、焦栀子各 10g，生大黄 6～10g（后下）。水煎服，每日 1 剂。

（3）制苍术、川芎、六神曲各 5g，生薏苡仁、制香附、广郁金、白芍、云茯苓各 9g，合欢皮 24g，法半夏、橘皮、橘络各 6g，糯根须 12g，鲜芦根 60g（去节）。水煎服，每日 1 剂。

（4）炮附子 6～12g，肉桂粉 4g，炙黄芪、茯苓、山药各 30g，芡实、莲须各 15g，升麻 6g。水煎服，每日 1 剂。

（5）人工冬虫夏草 9g。每日 3 次，4 周为 1 个疗程。可降蛋白尿，提高细胞免疫功能，改善肾功能。

（6）芡实 30g，白果 12 枚，糯米 50g。每日 1 次，10 日为 1 个疗程。

（7）商陆 15g，瘦猪肉 120g。煮汤食肉，每日 1 次。

（8）黄芪 30g，童子鸡 1 只，煮汤食肉。

（9）花生、红枣、赤小豆、杜仲（包煎）、葫芦瓢（包煎）各 30g。煮烂后去包煎之药渣后食用，每日 1 次。

（10）乌鲤鱼 250g，加葱、姜、大蒜、醋，煎煮食鱼喝汤。

第四节　肾盂肾炎

肾盂肾炎是由病原体直接侵袭肾盂、肾盏和肾间质所引起的非特异性炎症病变。根据病程分为急性肾盂肾炎和慢性肾盂肾炎。急性者以发热、寒战、腰痛、肾区叩击痛、脓尿和尿频、尿急、尿痛等为主要表现；慢性者以腰酸、腰痛、低热、乏力等为特征。肾盂肾炎和输尿管炎称为上尿路感染，膀胱炎和尿道炎称为下尿路感染。肾盂肾炎一般都伴有下尿路感染，但下尿路感染亦可单独存在。慢性肾盂肾炎是导致慢性肾功能衰竭的重要原因之一，应积极防治。本病以青年妇女、孕妇、女性婴幼儿和老年男性多见。本病属中医"淋证"范畴，急性肾盂肾炎多为"热淋""血淋"，慢性肾盂肾炎多属"劳淋"。

中医学认为，淋证的病因与湿热、肝郁、脾肾亏虚有关，而其中以湿热为主。病位在肾与膀胱，且与肝脾有关。淋证初起多属湿热蕴结膀胱之实证，若病延日久，热郁伤阴，湿遏阳气，或阴伤及气，则可导致脾肾两虚，膀胱气化无权，因而病证可由实转虚，虚实夹杂。

（一）辨证用药

淋证的辨证，应先审其为何淋，再辨其虚实，才能下药有神。一般淋在初期，即疾病急性发作期属实，以膀胱湿热、砂石结聚、气滞不利为主，久病则多虚，以脾虚、肾虚及气阴两虚为多见。

其治疗原则为实则清利，虚则补益。

1. 热淋型

症见小便短涩、淋沥，尿道灼痛，少腹拘急，腰痛拒按，可伴发热，恶寒或寒战，或尿中带血，大便秘结，苔黄腻，脉濡数或滑数。治宜清利下焦湿热。方药：八正散加减。车前子 15g，滑石 30g，萹蓄 15g，瞿麦 12g，金银花 15g，连翘 15g，益母草 12g，牡丹皮 12g，木通 6g，生大黄 10g（后下），石韦 15g，栀子 10g，甘草梢 3g。

2. 石淋型

症见尿中时挟砂石，小便坚涩，或排尿时突然中断，尿道窘迫疼痛，少腹拘急，或腰腹绞痛难忍，尿中带血，舌红，苔薄黄，脉弦或弦数。若病久砂石不去，可伴见面色少华，精神萎顿，少气乏力，舌淡边有齿印，脉细而无力，或腰痛隐隐，手足心热，舌红少苔，脉细带数。治宜清热利湿，通淋排石。方药：石韦散加减。石韦 30g，冬葵子 15g，瞿麦 12g，滑石 30g，车前子 12g，白芍 15g，甘草 10g，海金沙 15g，金钱草 20g，鸡内金 10g。石淋日久体虚者加黄芪，白术；阴液耗伤者用知柏地黄丸加味。

3. 气淋型

症见实证者，小便涩滞，淋沥不畅，少腹满痛，苔薄白，脉沉弦；虚证则少腹坠胀，尿有余沥，面色㿠白，舌质淡，脉虚细无力。治宜实证者利气疏导；虚证者补中益气。方药：实证用沉香散

加味。沉香 10g，橘皮 10g，当归 10g，白芍 12g，甘草 10g，石韦
15g，滑石 20g，赤芍 10g，牡丹皮 10g，白茅根 30g。

虚证用补中益气汤加减。党参 15g，黄芪 15g，白术 12g，甘
草 10g，当归 12g，陈皮 10g，升麻 10g，柴胡 9g，白茅根 30g，车
前子 10g，鱼腥草 15g。

4. 血淋型

症见小便热涩刺痛，尿色深红，或挟有血块，疼痛腹满，或见
心烦，苔黄，脉滑数。虚证者尿色淡红，尿痛涩滞不显著，腰酸膝
软，神疲乏力，舌淡红，脉细数。实证治以清热通淋，凉虚止血。
虚证治以滋阴清热，补虚止血。方药：实证用小蓟饮子合导赤散加
减。小蓟 25g，生地黄 15g，蒲黄 10g，藕节 10g，木通 10g，竹叶
10g，栀子 10g，滑石 20g，赤芍 12g，甘草 10g。虚证用知柏地黄
丸加减。知母 15g，生地黄 15g，黄柏 12g，山茱萸 10g，山药
10g，茯苓 12g，牡丹皮 12g，泽泻 10g，墨旱莲 20g，小蓟 20g。

5. 膏淋型

症见小便混浊如米泔水，置之沉淀如絮状，上浮有油脂物，或
混有血液，尿道热涩疼痛，舌红，苔黄腻，脉濡数。实证宜清热利
湿，分清泄浊。虚证宜补虚固涩。方药：实证用程氏萆薢分清饮加
减。萆薢 30g，石菖蒲 15g，黄柏 12g，车前子 12g，白术 15g，茯
苓 10g，丹参 10g，小蓟 15g，白茅根 30g。虚证用膏淋汤加减。黄
芪 20g，党参 12g，山药 12g，熟地黄 12g，芡实 12g，煅龙骨 15g，
煅牡蛎 15g，山茱萸 10g，小蓟 15g，白茅根 30g。

6. 劳淋型

小便不甚涩痛，但淋沥不尽，时作时止，遇劳即发或加重，腰
膝酸软，神疲乏力，舌质淡，脉虚弱。治宜健脾益肾。方药：无比
山药丸加减。山药 15g，茯苓 12g，泽泻 10g，熟地黄 12g，山茱萸
10g，巴戟天 10g，菟丝子 12g，杜仲 12g，怀牛膝 12g，肉苁蓉

15g，狗脊 15g。

（二）中成药

（1）分清五淋丸：每次 1 袋，每日 2～3 次。具有清热利湿，利尿通淋之功效。

（2）八正散：每次 9g，每日 2 次。具有利尿通淋止痛之功效。

（3）清淋剂：每次 1 袋，每日 2 次。具有利尿通淋功效。

（4）分清止淋丸：每次 6g，每日 2 次。具有泻火通淋之功效。

（5）萆薢分清丸：口服，每次 6g，每日 2 次。具有清利湿热，补肾行气之功效。

（6）导赤丹：口服，每次 1 丸，每日 2 次。具有清热泻火，利尿除烦之功效。

（7）知柏地黄丸：口服，每次 1 丸，每日 2 次。具有滋阴降火之功效。

（8）通关滋肾丸：口服，每次 1 丸，每日 2 次。具有滋阴泻火，通关功效。

（9）三妙丸：口服，每次 9g，每日 2 次。具有清热利湿，解毒之功效。

（10）济生肾气丸：口服，每次 1 丸，每日 2 次。具有温补肾气，化气行水之功效。

（11）参苓白术丸：口服，每次 6～9g，每日 2 次。具有健脾化湿之功效。

（12）桂枝茯苓丸：口服，每次 1 丸，每日 2 次。具有活血行气之功效。

（13）丹栀逍遥丸：口服，每次 6g，每日 2 次。具有疏肝清热，健脾养血之功效。

（三）单方验方

（1）热淋者服马齿苋汁，或白茅根煎水服。

（2）诸淋痛者用海金沙 15g，滑石 30g，研末，每服 1g。或用灯心草、木通、麦冬、甘草煎水，入蜜调服。

（3）石淋痛如割者用滑石、石膏各 3g，石韦、瞿麦、木通、蜀葵子各 15g，研末，每服 15g，以葱白两茎、灯心草 1 尾煎汤，空腹服用。

（4）气淋者赤芍、槟榔各 10g，或鸡肠草、石韦各 10g，或淡豆豉 15g，任选一组，水煎服，日 2 次，或冬葵子为末，每次 5g，日 3 次；或醋浸白芷，焙干研末，每次 3g，日 3 次，木通、甘草适量煎水送下。

（5）血淋者黄芩 30g，紫草 30g，棕榈皮 30g，葵花根 15g，川牛膝 30g，大豆叶一把，苎麻根 10 枚，任用 1 种，或芭蕉根、墨旱莲各 30g，或栀子、滑石各 15g，水煎分 3 次服，每日 1 剂；或海金沙、茄叶、赤小豆，或白薇、赤芍各等量，或血余炭、蚕沙烧灰，分别加人工麝香适量，任选 1 组，均为细末，每次 3～5g，日 3 次；或生地黄汁加鲜车前草汁各适量，日 3 次。

（6）劳淋者用菟丝子 10g，水煎服，日 3 次。

（7）膏淋者用飞廉、荠菜花、糯稻根、芹菜根；水蜈蚣、向日葵茎（取中心梗子）、玉米须，任选 1～2 种，每日用 30～60g，水煎服，日 3 次；或鲜葎草一握捣汁，加醋适量，日 3 次服。或海金沙、六一散各 30g，共研末，每次 5g，麦冬煎汤送下，日 3 次。

（8）生山楂 60g。水煎，代茶饮，每日 1 剂。

（9）香椿叶 120g。水煎服，每日 1 剂。

（10）黑芝麻 15g。开水冲服。或用适量水煎，空腹服。

（11）鲜马齿苋 100～200g，鲜车前草 100g。水煎代茶饮。对尿路感染伴血尿者疗效明显。

（12）白糖 30g，青嫩柳枝皮 120g。水煎取液。日 2 次分服，连服 1 周。可治小便淋沥，尿道疼痛。

（13）竹叶 10g，茶叶 5g。用沸水冲泡，每日代茶饮。

（14）生地榆 30g，制大黄、白茅根、萆薢、瞿麦各 15g，石榴皮 12g，牡丹皮、石韦、黄柏、白槿花各 9g，琥珀 6g，甘草 5g。血尿甚者加大蓟、小蓟、侧柏叶各 15g；小腹胀加川楝子 9g，乌药 9g。用于急性泌尿系感染，平均服 3～4 剂，症即可消。

（15）川黄柏 12g，山药、蒲公英各 30g，薏苡仁 50g，苍术、白术、牡丹皮、赤芍、生地黄各 10g，小蓟 15g，天台乌药 9g，益智 5g。一般服药 2～4 剂后即可见效，5～11 剂诸症全消。可用于慢性泌尿系感染。

（16）凤尾草、半枝莲、连翘各 15～20g，草薢、黄柏各 9g。每日 1 剂，水煎服。

（17）野菊花、蒲公英各 30g。水煎服，日 2 次。

（18）鲜白茅根 60g，鲜芦根 30g。水煎服，日 2 次。

（19）玉米须 50g，车前子 25g，甘草 10g。水煎服，每日 1 剂。可治急慢性尿道炎、膀胱炎。

（20）金钱草、车前子、白茅根、蒲公英、紫花地丁、生地榆、生黄柏各 15g。水煎服，治疗急性泌尿系感染，总有效率 93.9%。

（21）粳米 60g，绿豆 15g，薏苡仁 20g。同煮粥吃，食时可加入冰糖。

第五节　慢性肾功能衰竭

慢性肾功能衰竭（CRF）是多种慢性肾脏病变逐渐发展至晚期，肾实质遭到严重破坏而引起的一种临床综合征。临床上以蛋白质代谢产物的积蓄、水与盐代谢紊乱、酸碱平衡失调以及内分泌功能障碍为其主要表现。

慢性肾功能衰竭属中医"关格""癃闭"等范畴。癃闭是指小便量少，点滴而出，甚则小便闭塞不通为主症的一种疾患。其中又以小便不利，点滴而短少，病势较缓者称为"癃"，以小便闭塞，点滴不通，病势较急者称为"闭"。癃和闭虽然有区别，但都是指排尿困难，只有程度上的不同，因此一般合称癃闭。

中医学认为，慢性肾功能衰竭发病机制较复杂多变，在其发展过程中常涉及诸多脏腑，临床表现虚实夹杂，寒热错杂，让初到临床者莫衷一是。从临床病例观察，本病多以脾肾虚衰，气血不足为本，浊毒潴留，瘀血阻络是其标。本病成因，多由邪毒不清，长期侵蚀人体正气致使脾肾气血亏虚。脾虚不能升清降浊，化生气血，肾虚失却气化、固摄功能，以致精微物质不断流失而使正气益虚，水湿浊毒羁留体内则进一步损伤正气而使正虚更甚。

（一）辨证用药

1. 肺气虚型

症见小便涓滴不通或点滴不爽，全身浮肿，呕恶，咳嗽，呼吸短促，苔薄白，脉弦或细弦。治宜宣肺益气，通调水道。方药：麻黄加术汤加味。生麻黄 15g，桂枝 15g，白术 15g，杏仁 10g，甘草 5g，黄芪 30g，党参 12g，白茅根 30g，花椒 10g。

2. 脾气虚型

症见全身浮肿，少尿或无尿，咳嗽，咳痰，咯血，恶心欲吐，腹胀便溏，纳呆，乏力，气短，善太息，面色㿠白。舌胖边有齿印，苔腻，脉濡。治宜健脾益气，通调水道。方药：人参养荣汤加减。人参 10g，黄芪 30g，熟地黄 12g，茯苓 15g，山药 20g，白术 20g，当归 12g，白芍 12g，陈皮 10g，肉桂 6g，焦三仙各 15g，泽泻 12g，花椒 10g，杏仁 10g，麻黄 6g。

3. 脾肾阳虚型

症见浮肿，纳呆，恶心，呕吐，腹胀，腹泻，疲乏无力，腰膝酸软，畏寒肢冷，舌淡苔薄白，脉沉细。治宜健脾益肾，升清降浊。方药：真武汤加减。熟附子 15g，肉桂 12g，干姜 10g，黄芪

20g，白术 15g，茯苓 15g，白芍 12g，生地黄 12g，生薏苡仁 20g，山药 15g，花椒 10g。

4. 肝肾阴虚型

症见恶心，呕吐，头晕目眩，耳鸣，腰膝酸软，足跟痛，尿少，下肢浮肿，或有两胁胀痛，肢体抽搐，舌红少津，或光红无苔，脉细或沉细而数。治宜滋补肝肾。方药：杞菊地黄丸合三甲复脉汤加减。枸杞子 15g，菊花 12g，熟地黄 15g，山药 15g，山茱萸 12g，泽泻 12g，茯苓 15g，牡丹皮 12g，龟甲 12g，鳖甲 15g，生牡蛎 15g，白茅根 30g。

5. 痰血阻络型

尿少，腰部胀痛或刺痛，两胁时有刺痛，腹胀，纳差，苔薄白或微腻，舌紫暗或有瘀斑。脉沉细而弦。治宜化瘀利水。方药：经验方。黄芪 30g，白术 15g，茯苓 15g，桂枝 10g，花椒 10g，丹参 15g，赤芍 12g，皂角刺 15g，水蛭 12g，当归 12g，桃仁 10g，三棱 10g，莪术 10g，焦三仙各 15g，枳实 12g。

（二）中成药

（1）六味地黄丸：每次 8 粒，每日 3 次。用于肾阴虚型慢性肾功能衰竭。

（2）知柏地黄丸：每次 8 粒，每日 3 次。用于阴虚火旺型慢性肾功能衰竭。

（3）金匮肾气丸：每次 8 粒，每日 3 次。用于肾阳虚型慢性肾功能衰竭。

（4）杞菊地黄丸：每次 8 粒，每日 3 次。用于肝肾阴虚型肾功能衰竭。

（5）参苓白术散：每次 9g，每日 2～3 次。用于脾虚型慢性肾功能衰竭。

（三）单方验方

（1）丹参 15g，益母草 30g，生山楂 12g，生地黄 12g，乌梅 10g，山药 15g，黄芪 15g，白术 15g。每日 1 剂，水煎服。用于慢性肾功能衰竭。

（2）黄芪 30g，茯苓 20g，生大黄 12g，泽泻 12g，清半夏 12g，当归 12g，山药 15g，生薏苡仁 30g，甘草 6g，熟附子 10g，白茅根 30g。用于慢性肾功能衰竭，每日 1 剂，水煎服。

（3）党参 20g，白术 15g，麦冬 15g，生牡蛎 20g，丹参 12g，赤芍 12g，生麦芽 30g，当归 10g，生大黄 10g，白术 15g，泽泻 12g，熟地黄 12g。每日 1 剂，水煎服，用于慢性肾功能衰竭。

（4）熟附子 10g，生大黄 15g，牡蛎 20g，一见喜 15g。煎成 150～200ml，灌肠，可改善消化道症状。一般 7 天内可见血尿素氮下降，若 7 天无效可停用。

（5）生大黄 12g，加开水 400～600ml 浸泡，一次口服，每日 3～5 次。保持大便呈稀糊状，有降低血肌酐、尿素氮作用。

（6）生大黄 30～60g（后下用 10g），煅牡蛎、蒲公英、槐花各 30g，熟附子 10～30g。煎汤取汁 300～400ml，维持药温 37～38℃保留灌汤，每日 1 次，病重者每日 2 次，5～10 天为 1 个疗程。

（7）番泻叶 5～10g，加沸水 100～150ml，浸泡 2 小时，去渣滤过分上下午 2 次服完。对早中期慢性肾功能衰竭有显著疗效。

（8）绿豆衣或绿豆煮汁服，有利尿解毒作用。

（9）红茶 15g，鲫鱼 1 条，红茶放鱼肚内，一起蒸煮，熟后吃鱼肉。

（10）黑木耳与银耳各 15g，泡发后共炖食用，加少量糖调味。

（11）白扁豆 30g，山药 30g，粳米 30g，生薏苡仁 30g。先将白扁豆及生薏苡仁泡 1 小时，再入其他两味，煮成粥状食用。用于慢性肾衰竭脾虚湿盛，久泻食少者。

（12）鲜桑椹 100g（干品 50g），蜂蜜 250g。泡茶饮用，有养阴安神作用，用于慢性肾衰阴虚，失眠躁烦者。

第六节　尿石症

尿路结石是临床常见病。男性多于女性，约 3∶1。由于结石形成机制未完全明了，所以对多数结石尚无十分理想的预防方法，治疗后复发率高。我国尿石症多见于南方地区，北方相对少见。上尿路（肾、输尿管）结石发病率明显高于下尿路（膀胱、尿道）结石。

本病属中医"石淋""砂淋""腰痛""血淋"等范畴。中医认为淋证是指小便频数短涩，滴沥刺痛，欲出不尽，小腹拘急，或痛引腰腹的病证。

淋证的病因，《金匮要略·五脏风寒积聚病》认为是"热在下焦"。《丹溪心法·淋》篇亦指出："淋有五，皆属乎热。"《诸病源候论·淋病诸候》进一步提出："诸淋者，由肾虚膀胱热故也。"

（一）辨证用药

1. 下焦湿热， 蕴积成石

症见腰腹绞痛，连及小腹，或向阴部放射。尿频、尿急、尿痛、尿涩而余沥不尽，排尿时突有中断，尿中带血或尿中夹有结石。舌红苔黄或厚腻，脉弦数或滑数。治宜清热利湿，通淋排石。方药：排石汤加减。

2. 结石久停， 气滞血瘀

症见腰酸痛而胀，小腹胀满隐痛，尿涩痛，滴沥不尽，血尿或见血块。舌质暗红或有瘀点，苔薄，脉弦滑。治宜理气导滞，化瘀通络。方药：小蓟饮子加减。

（二）中成药

（1）结石通：主要用治尿石症、血尿和尿路感染。亦用于钙性尿石复发的预防。每次 5 片，每日 3 次口服。

（2）石淋通：每次 10 片，每日 3 次口服。有清热利湿，通淋排石之功效。

（3）金钱草冲剂：每次 1 包，每日 2 次口服。有清热利湿，通淋排石之功效。

（4）补中益气丸：每次 6g，每日 2 次口服。

（5）参苓白术丸：每次 6g，每日 2 次口服。治结石久停，脾肾两虚。

（6）分清五淋丸：每次 9g，每日 2～3 次口服。

（7）尿塞通：每次 4～6 片，每日 3 次口服。孕妇忌服。

（8）清淋剂：每次 1 袋，每日 2 次口服。体虚者，孕妇忌用。

（三）单方验方

（1）滑石 60g，海金沙、威灵仙各 30g。煎水频服，效验显著。

（2）黄芪、滑石、鸡内金各 20g，芒硝、大黄各 10g，金钱草 50g，泽泻、车前子、牛膝、山楂各 15g，威灵仙 25g，生薏苡仁 30g。每日 1 剂，水煎服。同时肌注黄体酮 20mg，每日 2 次。多饮水，做适当的活动。让患者取半卧位或健侧卧位、叩打肾区，每日 2～3 次，每次 2～3 分钟，疗效较好。

（3）金钱草、玉米须各 50g。水煎服，每日 1 剂。

（4）鹅不食草 200g，捣烂取汁，加白糖、白酒各少许，1 次服完。每日 1 剂，连用 5～7 天。

（5）金钱草 15g，捣烂后用布包好，敷足底涌泉，每日 1 次，夜敷昼取。

（6）薏苡仁 60g，鸡内金粉 9g，红糖 2 匙。煮粥食之。

（7）核桃仁、冰糖各 120g。以香油炸酥核桃，共研为细末。

每次用 30～60g，日服 3～4 次，以温开水送下。

（8）芥菜 1kg，荸荠 0.5kg，水煮汤常饮。或芥菜 1kg，冬瓜皮 60g，水煮汤饮。

（9）木耳 30g，黄花菜 120g，白糖 100g。水煎服，每日分 2 次服，每日 1 料。可治尿路结石。

（10）鲜葫芦 500g，蜂蜜适量。将鲜葫芦捣烂绞取汁，调以蜂蜜，每服半杯或 1 杯，每日 2 次。可治肾结石。

（11）芒硝 20g，滑石 15g，鸡内金 10g，地肤子 10g，木通 6g，生甘草 3g。研细每次服 5g，每日 2 次。治泌尿系结石。

（12）大黄、芒硝、枳实、厚朴、茯苓、鸡内金、王不留行、泽泻、车前草、郁各 10g，海金沙、金钱草各 30g，益母草 15g，白茅根 20g。水煎服，每日 1 剂。连服 5～10 剂可排石。治泌尿系结石。

（13）鹿角霜 30g，鸡内金 12g，王不留行 10g，金钱草 15g，乌药、桃仁各 6g，琥珀 1g（冲服）。水煎服，每日 1 剂。治尿路结石。

（14）金钱草 45g。水煎服，每日 1 剂。治膀胱结石。

（15）蝼蛄 5 只（焙，研末），用滑石 30g，甘草 3g 煎汤送服。结石大、部位高者加海金沙、金钱草各 30g；小便热痛加车前子、石韦各 12g；尿血加白茅根 30g，萹蓄、瞿麦各 12g；肾绞痛加琥珀、沉香（后下）各 5g。

（16）金钱草 30g，海金沙 24g，滑石 18g，萆薢、瞿麦各 12g，木通、甘草各 9g，琥珀粉 6g（冲）。水煎服，每日 1 剂。治尿路结石。

（17）王不留行 25g，海金沙、滑石、皂角刺各 20g，萹蓄、猪苓、泽泻、木通、石韦、瞿麦、车前子、荷茎各 15g，炒栀子、甘草各 10g。竹叶、灯心草为引，水煎服，每日 1 剂。治尿路结石。

（18）鲜鱼腥草 100g（绞汁），地龙 10 条，白糖 50g，地龙加白糖液化与鲜鱼腥草汁混合后顿服。治尿路结石。

（19）金钱草 30g，鸡内金、木通、牛膝、瞿麦、车前子各

10g，滑石15g，甘草10g，琥珀4g。尿中红细胞多，加生地黄20g；脓细胞多加金银花15g。水煎服，每日1剂。疼痛剧烈，每日服2剂。治泌尿系结石。

（20）胡桃仁500g（烤或蒸，轧碎），鸡内金250g（炮，研细粉），蜂蜜500g。将蜂蜜烧沸，加胡桃仁、鸡内金粉搅匀，再煎5分钟。每次1汤匙，每日3次，饭前服，服后多饮开水。治泌尿系结石。

（21）冬瓜皮50g，黑豆、生姜各10g。水煎服，每日2次。治尿路结石。

（22）紫菜30g，葱白3根，竹叶3g，车前子15g。水煎服，每日2次。治尿路结石。

（23）鸡内金3个，金钱草25g。水煎服，每日3次，连服5～10天尿路结石可愈。

（24）金钱草30g，薏苡仁90g。将金钱草加水煎液500ml，薏苡仁煮粥1500ml，混匀后随意服，有利尿、排石、通淋的功效。适用于尿路结石。

（25）威灵仙、白茅根各60g。水煎服，每日1剂。治膀胱结石。

（26）绿豆芽1000g，白糖100g；绿豆100g，橘皮100g。绿豆芽挤汁加白糖分次饮。绿豆与橘皮加水煮，空腹缓食。治尿路结石。

（27）金钱草、滑石各30g，鸡内金、海金沙各9g，木通6g。水煎服，每日1剂，10剂为1个疗程。主治肾结石（本方减木通、滑石治胆结石；胆结石剧痛者可加大黄9g，白芍15g）。

（28）金钱草45g，滑石18g，海金沙、玄明粉各12g，甘草6g，肉桂2g（冲服）。水煎服，每日1剂，治肾结石。

（29）海浮石、穿破石、滑石、石韦、海金沙、车前草各30g，金钱草60g，鸡内金、枳壳各9g。文火煎服后，可进行跳跃、慢跑、做操、叩击肾区等活动，以利于肾结石排出。

第六章

血液系统疾病

第一节 缺铁性贫血

缺铁性贫血是因体内贮存铁缺乏，影响血红蛋白合成所引起的贫血。其特点是骨髓、肝、脾等器官组织中缺乏可染色性铁、血清铁浓度、运铁蛋白饱和度和血清铁蛋白降低，典型病例呈小细胞低色素性贫血。

本症是贫血中最常见类型，普遍存在于世界各地，发生于各年龄组，尤多见于育龄妇女及婴儿。钩虫病流行区特别多见，程度也较重。本病属中医学"萎黄""黄胖""虚损""虚劳"范畴。

中医认为，本病多因饮食不节、脾胃失调、肝肾亏虚、亡血失血或虫积所致。

（一）辨证用药

1. 气血两虚

症见面色苍白或萎黄，神疲乏力，少气懒言，心悸失眠，头昏眼花，或妇女月经不调量少，唇舌色淡、苔少或薄白，脉细弱。治宜气血双补。方药：归脾汤加减。当归、白术、茯苓、党参、黄芪、甘草、熟地黄、白芍各 10g，黄精 15g，桑椹 18g，木香 6g，龙眼肉 20g。水煎,分 2 次服,每日 1 剂。临床以本证为多见。

2. 脾胃虚弱

症见食少纳呆,食后腹胀,大便溏薄,四肢倦怠,面色萎黄无华。舌淡苔薄白,脉缓弱。治宜健脾益气。方药:香砂六君子汤加味。党参、白术、茯苓、甘草各 10g,木香 8g,砂仁 6g,陈皮 12g,山药 15g。若兼食滞而见嗳腐吞酸,舌苔厚腐者,加焦山楂、炒谷芽、炒麦芽、神曲等;若为虫积而在面部见虫斑或巩膜见蓝斑,或嗜食生米、泥土等,酌加槟榔、榧子、使君子等。若兼脾胃虚寒而见胃脘隐痛,喜温喜按,得食则减,可加干姜、高良姜、花椒等。

3. 肝肾亏虚

症见头昏目眩,健忘失眠,耳鸣耳聋,腰酸膝软,头发枯黄脱落,或五心烦躁,唇舌生疮;或爪甲苍白,脆薄易裂。舌淡或舌尖嫩红,苔少或无苔,脉细弱或细数。治宜滋补肝肾。方药:杞菊地黄丸化裁。山药、女贞子各 15g,枣皮、桑椹、黄精、何首乌各 18g,茯苓、熟地黄、杭菊各 10g,枸杞子 12g。若阴虚火旺明显方中可去茯苓、枸杞子加黄连、牡丹皮;肝血不足突出可加当归、木瓜。

(二)中成药

(1)八珍丸:每次 1~2 丸,每日 2 次。

(2)香砂六君子丸:每次 6~9g,每日 2 次。

(3)人参归脾丸:每次 1~2 丸,每日 2 次。

(4)四君子丸:每次 6~9g,每日 2 次。

(5)十全大补丸:每次 1~2 丸,每日 2 次。

(6)首乌片:每次 5 片,每日 3 次。

(7)九转黄精丹:每次 1~2 丸,每日 2 次。

（三）单方验方

（1）白矾、山药各 10g，醋煅铁砂 15g，红枣 20 枚。前 3 味共研末，红枣煮烂后除去核，与药末一起捣匀为丸，如豆大。每服 1.5g，每日 3～4 次。

（2）鸡血藤 15～30g，党参 10～15g，杏仁 10g。水煎服，分 2 次服。

（3）熟地黄、鸡血藤各 15g，党参、白术、炙黄芪、陈皮、当归、远志、酸枣仁、丹参、茯苓、阿胶各 10g，广木香、炙甘草各 6g。每日 1 剂，水煎服。

（4）土大黄 30g，丹参 15g，鸡内金 10g。水煎服，每日 1 剂。15 天为 1 个疗程，忌辛辣。

（5）白矾制剂。包括绿矾补血丸（白矾 60g，薏苡仁、党参各 180g，蜜饯或红枣 30g）、绛矾丸（白矾、苍术各 60g，厚朴、陈皮各 30g，大枣 120g）、绛枣丸（白矾 60g，白术、怀山药各 20g，黑枣 50g）。均制丸如绿豆丸，每日 20 丸（相当绿矾 0.6～1.8g），分 3 次服。用量宜先少后渐增加，疗程 3～12 个月。

（6）黑木耳 30g，红枣 30 枚。水煎服。

（7）猪血、菠菜各 250g，煮汤食用。

（8）黄鳝 500g，黄芪 100g，加调料烧菜食用。

（9）羊肝作羹，再加入菠菜或鸡蛋，常食。

（10）桑椹 30g，红糖适量，煎服。

（11）猪血 150g，豆腐 300g，盐适量。加水煮至猪血、豆腐见蜂眼为度，调味服食。每日 1 次，常服之。

（12）党参（炒）15g，枸杞子 15g，白术、当归、补骨脂、白芍各 10g，熟地黄、煅磁石各 15g，陈皮（炒）、炙甘草各 6g。水煎服。治缺铁性贫血。阳虚无力、畏寒加黄芪 15g，制附子 5g；食欲不振、胃胀加砂仁 2g，鸡内金 10g；消化不良减熟地黄。

（13）大枣、龙眼肉各 30g，黑豆 15g，加水煮烂，分 2 次服，每日 1 剂。适用于缺铁性贫血。

（14）大枣 120g，加食醋煮熟，醋干后，每次吃 10～15g 红枣，1 日 3 次。

（15）土大黄 30g，丹参 15g，鸡内金 10g，水煎服，每日 1 剂，15 天为 1 个疗程，隔 5 天后再服 1 个疗程，一般 2～3 个疗程可愈。治老年人缺铁性贫血。

（16）核桃仁 50g，鹿角胶、红糖各 30g，红枣（去核）20g，焙皂矾 10g。研细，每次 9g，每日 3 次，水冲服。治贫血。

（17）花生仁 60g，红枣 15 枚，莲藕 500g，牛腩 250g，煲汤饮，吃肉。能健脾益胃，补气养血，适用于一般贫血的患者。

（18）何首乌 240g，撒米饭上三蒸三晒，研细。每晨服 10～15g，温水送服。治缺铁性贫血。

第二节　再生障碍性贫血

再生障碍性贫血（简称再障）是由多种病因引起的骨髓造血功能衰竭，临床呈全血细胞减少的一组病症。患者常表现较重的贫血、感染和出血。患者以青壮年居多，男性多于女性。急性再障属中医学"急痨""髓枯""血证"范畴。

中医学认为，心、肝、脾、胃、肾等脏腑和气，都与造血有关，其中任何一种功能失调，都可影响造血。中医还认为，造血的骨髓和肾有密切关系，故肾在造血中有着重要意义。再障的病因有：先天不足，六淫、七情、劳倦、房劳、邪毒，这些包括现代医学认为的化学、物理、生物等因素，伤及气血脏腑，尤其影响心、肝、脾、肾，因而出现气血两虚及虚劳诸证。气血是人体正气的重要组成部分。《内经》记载："邪之所凑，其气必虚""正气存内，邪不可干。"一旦正气亏虚，容易招致感染，且气虚不能摄血，血虚内热，以及外感发热，热伤血络，或迫血妄行，皆可引起出血，这就是本病贫血、出血、发热三方面主要证候的发病机制。

（一）辨证用药

1. 肾阴虚

面色萎黄，头晕眼花，耳鸣，潮热盗汗，手足心热，或鼻衄、齿衄、肌衄。舌尖红，质淡，苔少，脉细数。中青年妇女可见月经量多。治宜补肾养阴。方药：炙黄芪 20g，当归、白芍、女贞子、墨旱莲、何首乌、枸杞子、山茱萸、补骨脂、菟丝子各 12g，熟地黄、黄精、桑椹、紫河车各 15g，仙鹤草 20g。

2. 肾阳虚

面色㿠白，少气懒言，体倦乏力，腰酸，形寒肢冷，自汗，夜尿频多，便溏，出血不明显。舌淡体胖有齿痕，脉沉细。治宜温补肾阳，益气生血。方药：炙黄芪 20g，当归、白芍、菟丝子、补骨脂、肉苁蓉、淫羊藿、锁阳、巴戟天、鹿角霜各 12g，熟地黄 15g，仙茅、制附片各 10g，紫河车 15g。

3. 肾阴阳两虚

面色萎黄，唇甲淡白，身倦乏力，腰肢酸软，头晕，健忘，心悸，气短，失眠多梦，遗精滑泄，时冷时热，自汗盗汗。舌淡苔薄白或无苔，脉沉细无力或沉细数。治宜滋补阴阳，益气生血。方药：炙黄芪 20g，当归、熟地黄、白芍、何首乌、枸杞子、山茱萸、菟丝子、锁阳、胡芦巴、巴戟天、淫羊藿、肉苁蓉各 12g，黄精 15g。

4. 肾虚血瘀

面色萎黄，唇甲淡白，头晕，耳鸣，心悸，气短乏力，健忘，腰膝酸软，日久不愈，皮肤可见紫褐色出血点或瘀斑，齿、鼻衄血色暗。舌质暗淡，或有瘀斑，或有瘀点，脉细或细涩。治宜填补肾精，活血化瘀。方药：菟丝子、补骨脂、淫羊藿、枸杞子、熟地黄、丹参、鸡血藤各 15g，当归、地龙各 12g，黄芪 30g，鹿角胶 10g（烊化），三七粉 3g（冲服）。随证加减。

（二）中成药

(1) 八珍丸：每次 1 丸，每日 2 次。用于气血两虚型。
(2) 十全大补丸：每次 1 丸，每日 2 次。用于气血两虚型。
(3) 补气养血膏：每次 9～15g，每日 2 次。用于气血两虚型。
(4) 再障生血片：每次 5 片，每日 3 次。用于气血两虚型。
(5) 六味地黄丸：每次 1 丸，每日 2 次。用于肝肾阴虚型。
(6) 左归丸：6～9g，每日 2 次。用于肝肾阳虚型。
(7) 人参养荣丸：每次 1 丸，每日 2 次。用于脾肾阳虚型。

（三）单方验方

(1) 紫河车粉（或鲜胎盘）9g，每日 3 次。
(2) 三七 90g。锅内置鸡油适量，后放入三七炸至老黄色，存性，研末即成。每日口服 3 次，每次 3g，冲服。
(3) 龟甲、天花粉、牡丹皮、牛膝各 10g，生石膏、白芍各 20g，沙参 15g，藕节炭、生地黄、荸荠根各 30g，十灰散（包）、龙齿各 25g，羚羊角面 1g（分冲）。水煎服，每日 1 剂。用于阴阳两虚，阴不敛阳，虚阳上亢之证者。
(4) 紫河车粉 210g，阿胶 90g，海螵蛸、肉桂各 45g，皂矾 500g。共为细面，加适量淀粉压成片，每次服 2～3 片，每日 2 次。
(5) 新鲜猪脾 1～2 个（约 200g）。洗净后炖服（可加适量油盐佐料），或焙成干粉服用，每日 1 次。适用于各型再障。
(6) 紫河车洗净晒干，焙黄研粉备用。每次 6g，每日 2 次，枣汤送服。尤宜用于阴阳两虚型。
(7) 花生衣 12g。研碎，分 2 次冲服。适用于各型再障。
(8) 取新鲜马奶杀菌消毒，接种乳酸菌种，使之发酵。每次口服 1000ml，用红糖饮服，每日 3 次。

（9）活甲鱼洗净，去内脏，加适量盐及佐料文火煮熟，喝汤食肉。具有填补肾精作用。

（10）大红枣 30 枚，山药 250g，小米 150g。加水适量，文火熬成粥，以米熟为度。每日进食适量。具有健脾补肾，益气养血之功。

第三节　白细胞减少和粒细胞缺乏症

白细胞减少症和粒细胞缺乏症是由多种原因引起的一组综合征。周围血白细胞持续低于 $4.0 \times 10^9/L$，称为白细胞减少症；周围血白细胞低于 $2.0 \times 10^9/L$，粒细胞显著减少，低于 $1.0 \times 10^9/L$ 或消失，称为粒细胞缺乏症。近年来白细胞减少症发病增多，已受到临床重视。粒细胞缺乏症虽不多见，但常伴严重感染，预后凶险。本病属中医"温热病"范畴。

中医认为，本病多因素体虚弱或外邪侵袭所致，也有因药物中毒，接触放射线过量，或长期接受放射治疗，致使脾肾受损，气血亏虚。

（一）辨证用药

1. 热毒炽盛

起病急骤，高热，寒战，头痛，神倦乏力，口腔及咽部糜烂，甚则神昏，谵妄抽搐，烦躁不安。舌红绛少苔，脉洪数或滑数。治宜清热凉血解毒。方药：清瘟败毒饮加味。生石膏 30g，生地黄、黄芩、赤芍各 15g，犀角（水牛角代）（冲服）3g，黄连、青黛、连翘、牡丹皮各 9g，栀子、知母各 12g。

2. 肝肾阴虚

头晕目眩，视物昏花，耳鸣颧红，五心烦热，口干咽燥，腰膝腿软。舌红少苔，脉细数。治宜滋阴填精，补血化气。方药：山药一贯煎。怀山药 30g，大熟地黄、太子参、大白芍各 15g，当归、五味子各 6g，枸杞子、炙甘草、女贞子各 10g，川楝子 3g。

3. 脾肾阳虚

形寒肢冷，面色㿠白，疲乏无力，大便溏薄，小便清长，或有腰酸冷痛。舌淡胖，苔白滑，脉沉细无力。治宜温补脾肾。方药：金匮肾气丸加减。熟地黄 24g，山药 20g，牡丹皮、泽泻、肉桂各 9g，山茱萸 12g，茯苓、丹参、黄芪各 15g，附子 3g，炙甘草 6g。

4. 气阴两虚

发热，热势缠绵，面色苍黄，心悸气短，头晕，不思食，便溏。舌淡红，苔白，脉细数。治宜养阴益气解毒。方药：生脉散加减。人参、麦冬、熟地黄各 12g，生地黄、五味子、墨旱莲、黄芪各 15g，黄精 20g，甘草、阿胶、玄参各 9g。

（二）中成药

（1）刺五加片：每次 3 片，每日 3 次。

（2）升白冲剂：每次 30g，每日 3 次。升白细胞。

（3）芪枣冲剂：每次 3g，每日 3 次。升白细胞。

（4）六神丸：每次 5～10 粒，含化。每日 3 次。消炎止痛。

（5）栀子金花丸：每丸 9g，每次 1 丸，每日 3～4 次。清热解毒。

（6）白虎合剂：每次 10～20ml，每日 3～4 次。用于邪在气分高热不退者。

（7）紫雪丹或至宝丹：每次服 1.5～3g，每日 2～3 次。用于壮热不退，热毒炽盛者。

（8）蚤休合剂：每次服 10～20ml，每日 3 次。清热解毒抗感染。

（9）八正合剂：每次服 10～20ml，每日 3 次。用于合并泌尿道感染者。

（10）苏合香丸：每次 1 丸，每日 3～4 次。温通化痰，开窍。

（三）单方验方

（1）鸡血藤、黄芪各 30g，五灵脂（包煎）15g。水煎服。每日 1 剂。

（2）白参、炙甘草各 10g，黄芪 30g，肉桂 5g。日 1 剂，水煎服，每周连服 5 剂，4 周为 1 个疗程。

（3）灵芝、黄精、鸡血藤各 15g，黄芪 18g。煎水，用水煮猪蹄筋 50g，加调料食用，每日 1 剂。

第四节　急性白血病

急性白血病是造血系统的一种恶性疾病。其起病急，病程较短，临床上以发热、贫血、出血和白细胞浸润为主要表现。急性白血病又分为急性淋巴细胞白血病（L1～L3 型）、急性非淋巴细胞白血病（M1～M7 型）。本病属中医"温毒""急劳"的范畴。

中医学认为，其发病是由于风邪热毒内袭，邪毒亢盛，气阴两败，累及骨髓和脏腑而发病。如精血耗伤则虚劳发热；如痰瘀入络则体痛、骨痛；如热毒内陷心包则神昏谵语，危在旦夕；如气血瘀滞，阳气窒塞，则头痛如劈。

《内经》说："邪之所凑，其气必虚。"正气不足，受瘟毒侵袭，由表入里，正虚邪实，伤及营阴，损及骨髓，致生血不足；由于内热熏蒸，热伤血脉，迫血妄行。或瘟毒耗伤气血，则气虚不能摄血或脾虚，发生出血诸症。上溢而见鼻衄、齿衄、咯血、吐血。下溢则见便血、尿血，妇女则崩漏不止。若溢于肌肤可见皮肤及黏膜紫癜、舌、口腔黏膜血疱等。由于正气虚复感外邪，则阴伤血败，营血热炽，可见高热不退，故有急劳、热劳之称。病情稍久，气血更虚。血虚则面色苍白，头晕心悸，脉沉细，舌质淡。气虚则乏力气短、懒言多汗、舌胖苔薄、脉细无力等。气虚则血运行不畅，气滞血瘀或脉络瘀阻，结于胁下，形成癥积、肝脾淋巴结肿大、骨痛等。疾病在正邪分争过程中，若瘟毒之邪，由盛而衰，正气渐复，则疾病得以缓解。若邪毒未平复，营阴内耗，久则阴虚，阴虚则低热，手足心热，盗汗，口渴欲饮，舌质红，脉细数。热伤气损阳，阳虚则恶寒，四肢冷凉，自汗出，大便溏，舌苔薄白，脉沉细无力。若病情进一步发展，阴阳更虚，最后导致阴阳两竭而死亡。白血病的直接死因，多由瘟邪外袭（感染）或出血（尤其颅内出血）而死亡。至于肝脾淋巴结肿大，中医属于癥瘕、积聚、瘰疬。《中藏经》论述癥瘕积聚时说："皆五脏六腑真气失而邪气并"。《金匮要略》论瘰疬说："皆以劳得之"，据此可见本病为正虚邪实，虚实挟杂之证。总之白血病"邪气盛则实，精气夺则虚"，精气虚是内因，瘟毒之邪是外因。本病的发病过程，是正气与外邪（瘟毒）相互抗争，有虚有实，虚实挟杂的复杂病理过程。

（一）辨证用药

1. 热毒型

高热，汗出，头痛，唇焦口干，心烦，倦怠，鼻衄，龈衄，皮肤瘀点，紫癜，小便短赤，大便秘结。舌质红，苔黄，脉数或洪数。治宜清热解毒，凉血止血。方药：犀角地黄汤加减。犀角（水牛角代）1g，牡丹皮15g，生地黄、玄参、赤芍、紫花地丁各15～30g，紫草、小蓟、藕节、板蓝根、大青叶各30g，土大黄30～60g，甘草10g。

2. 气虚血瘀型

发热，困倦，乏力，全身及骨骼疼痛，肝、脾及淋巴结均肿大，肝区疼痛，皮肤瘀斑，尿血便血。舌体胖，舌质紫暗，脉涩或沉细数。治宜健脾益气，活血化瘀。方药：膈下逐瘀汤加减。当归、川芎、桃仁、赤芍、延胡索、枳壳、党参、白术、陈皮各10g，丹参24g，鸡血藤、鳖甲各30g，刺猬皮、茯苓各15g，黄芪 5g。

3. 气血双亏型

面色㿠白，头晕心慌，倦怠乏力，腹胀纳差，龈衄，皮肤瘀点。舌质淡，脉细弱。治宜益气养血。方药：八珍汤加减。当归、白术各 10g，川芎 6g，白芍 21g，熟地黄、党参、黄芪各 15g，鸡血藤、女贞子、黄精、灵芝各 30g。

（二）中成药

（1）靛玉红：每日剂量为 180～300mg，分 3 次口服，总量根据骨髓情况而定。用于急性粒细胞性白血病。

（2）喜树碱片：每次 5mg，每日 2 次。用于急性白血病，为维持治疗用。

（3）回头草片：每片含生药 9g，每次 2～3 片，每日 3 次。水煎服。用于急性白血病。

（4）三尖杉注射液：每日 1～4mg，加入葡萄糖液中静滴，维持 3 小时，7～10 次为 1 个疗程。2 周后可再用。用于急性粒细胞性白血病。

（5）肿节风注射液：每次 2～4ml，肌注或静滴。用于急性粒细胞性白血病。

（6）喜树碱注射液：每次 10mg，以生理盐水溶解，每日 1 次，一般以 140～200mg 为 1 个疗程。用于急性白血病。

（7）鬼臼乙叉苷注射液：单一用药时的剂量为 60～100mg/ml 静注，或加生理盐水后静脉滴注，每日或隔日 1 次，连用 3～5 次，3～4 周后重复用药。总剂量 1000～2000mg。用于急粒。

（三）单方验方

（1）青黛、雄黄按 9∶1 剂量研细末，装入胶囊。诱导缓解剂量为每日 6～14g，分 3 次饭后服。维持缓解剂量每日 3～6g，分

2～3 次饭后服。

（2）取 125g 重蟾蜍 15 只（剖腹去内脏），黄酒 1500ml，煮沸 2 小时，将药液过滤即得。每次服 15～30ml，每日 3 次。

（3）鲜蒲公英、鲜紫花地丁、鲜生地黄、鲜金银花、鲜败酱草各 100g，水煎服，日 1 剂。

（4）方一：金银花、漏芦、黄芩、蒲公英、紫花地丁、鸡血藤、菟丝子各 10g，黄连 3g，淫羊藿 6g，丹参 7g。水煎成 100ml，每次 25ml，每日 2 次。用于白血病诱导缓解期。方二：红参、白芍、生地黄、何首乌、枸杞子、淫羊藿、五味子、酸枣仁、丹参各 6g，鹿茸 37.5g，红花、川芎各 4g，雄黄 2g，香油 10g，蜂蜜适量。炼蜜为丸，共制 100 丸。每次 1 丸，每日 2 次，用于维持缓解期。

第五节　过敏性紫癜

过敏性紫癜是一种由于变态反应，导致广泛的毛细血管和小动脉无菌性炎症性全身性血管性疾病。这是一种常见的出血性疾病。儿童及青年人多见，80％以上在 20 岁以前发病。本病属中医"紫癜风""肌衄"及"葡萄疫"范畴。

中医学认为，本病多因外感温邪、内蕴火热、阴虚血热、气血虚弱等使血液溢于皮下所致。

（一）辨证用药

1. 血热妄行

症见皮肤出现瘀点或瘀斑，斑色鲜红，或伴有流鼻血、牙龈出血、便血、尿血，或并见心烦、口渴、便秘、小便黄赤，或有发热，或见腹痛。舌质多红，苔薄黄，脉弦数。治宜清热解毒，凉血止血。方药：犀角地黄汤加味。犀角粉 2g（水牛角粉代）(兑服)，生地黄、麦冬、连翘、茜草、紫草各 15g，赤芍、牡丹皮各 12g，金银花

30g,黄连、竹叶、甘草各 6g,丹参 20g。

2. 阴虚火旺

症见紫斑较多,色鲜红,时发时止,常有流鼻血、牙龈出血,伴有潮热、心烦、口渴,手足心热,盗汗。舌质红少苔,脉细数。治宜滋阴降火,凉血止血。方药:茜草散加减。茜草根、黄芩、生地黄、玄参、龟甲各 15g,侧柏叶 12g,阿胶(烊化)、牡丹皮、紫草、墨旱莲、女贞子各 10g,甘草 6g。

3. 气不摄血

症见紫斑色紫暗淡,多呈散在性出现,时起时消,反复发作,过劳则加重,神情倦怠,心悸,气短,头晕目眩,食欲不振,面色苍白或萎黄。舌质淡,苔白,脉弱。治宜补气摄血。方药:归脾汤加减。黄芪30g,党参、茯神、当归、白芍、墨旱莲、白术各 15g,龙眼肉 20g,大枣10 枚,炙甘草 10g。出血后有瘀血内阻,瘀斑不消,舌质青紫者,加五灵脂、蒲黄炭各 15g(包煎);伴有心悸失眠者,加炒酸枣仁、柏子仁各15g;口干不思饮者,加石斛 15g,生地黄 20g;鼻衄者,加白茅根炭15g,仙鹤草 20g;大便干燥者,加肉苁蓉 15g,火麻仁 20g。

(二)中成药

(1)复方丹参注射液:本品 20ml 加入 5%～10%葡萄糖液300～500ml 静滴,每日 1 次,15～20 天为 1 个疗程。

(2)三七片:每次 3～5 片,每日 2 次。

(三)单方验方

(1)白茅根、紫草根各 30g,瓜蒌根、茜草根、板蓝根各 15g。水煎,日 1 剂,分 2 次服。用于血热型。

(2)防风、银柴胡、乌梅、五味子各 10g。水煎,每日 1 剂,早晚服。也可酌加藕节、血余炭、荆芥炭、茜草根、仙鹤草等。

（3）紫草根、丹参、赤芍各 15g，生槐花、白茅根、生地黄各 30g，鸡血藤 2g。水煎，每日 1 剂，分 2 次服。

（4）生大黄 12g，加水略煎，放冷，加新鲜童便 30～60ml，分次服（一日量）。

（5）将红枣 50g，花生米 20g。加水适量，煮至枣烂即成，加白糖适量即可食用。吃枣（去核）喝汤。

（6）大枣 15 枚，洗净加水适量同粳米 100g，共煮稀粥，至熟即成。每日早晚各食 1 次。

第六节　原发性血小板减少性紫癜

原发性血小板减少性紫癜是一种最常见的血小板减少性紫癜。由于外周血的血小板破坏过多，及其寿命缩短，造成血小板减少，临床主要表现为皮肤、黏膜、内脏出血。依其表现可分急性及慢性两型，急性型多见于儿童，慢性型多见于成人，以女性常见。本病属中医"血证""虚劳""发斑"范畴。

中医学认为，本病的发生常因热邪内侵或内热炽盛，扰于营血；或由脏腑内伤，阳气亏虚，不能摄血所致。

（一）辨证用药

1. 血热型

皮肤瘀斑颜色较深，或有鼻衄、牙宣、便血、尿血、咯血、月经过多等，并有发热。舌质红，苔黄，脉弦数。治宜清热解毒，凉血止血。方药：犀角地黄汤加味。水牛角（先煎）30g，生地黄 24g，大青叶、紫草、玄参各 15g，黄芩、黄连、赤芍、牡丹皮各 10g，甘草 6g。兼见口渴，汗出，脉洪大者，加石膏 30g，知母 15g；烦躁便秘者，加大黄（后下）、芒硝（冲）各 10g；出血量多，加藕节 24g，地榆、茜草、仙鹤草各 15g；大量出血而气脱者，急用人参 15～30g 煎服。

2. 阴虚型

出血较严重，色鲜，紫癜较多，或伴有潮热、心悸、手足心热、口渴喜饮。舌质红，苔干或褐色，脉沉或细数。治宜滋阴降火、宁络止血。方药：玉女煎加减。石膏、生地黄、熟地黄各30g，麦冬、知母、牛膝、牡丹皮、紫草、益母草、丹参、石斛、玉竹各 15g。并随症加减。

3. 气虚型

反复出血，颜面苍白，倦怠乏力，饮食不振，头晕目眩，心悸气短。舌质胖嫩，脉细弱或虚。治宜补脾、益气、摄血。方药：归脾汤加减。党参、白术、炙甘草、龙眼肉各 15g，茯苓、大枣各20g，黄芪、仙鹤草、益母草、鸡血藤、生地黄各 30g，当归、阿胶、酸枣仁、木香各 10g。并随症加减。

（二）中成药

（1）云南白药：每次 0.4g，每日 3～4 次。凉水送服。用于各种出血。

（2）三七粉：每次 3g，每日 3～4 次。凉水送服。用于各种出血。

（3）阿胶：每次 15g，烊化服，每日 2～3 次。用于各种出血。

（4）大黄醇提片（粉）：每次 3g，每日 3 次。凉水送服。用于咯血、吐血。

（5）当归养血膏：每次 15ml，每日 3 次。开水送服。用于贫血。

（6）金不换注射液：每次 2～4ml，每日 2～3 次，肌注；或20ml 加 10％葡萄糖液 40ml 静注，每日 1～2 次。用于咯血、吐血。

（7）牛西西注射液：每次 2～4ml，每日 3 次，肌注。用于各种出血。

（8）参麦注射液：每次 40～100ml，稀释后静滴，每日 1 次。用于溢血。

（9）肿节风片：每次 6 片，每日 3～4 次。用于紫癜。

（10）昆明山海棠片：每次 0.25～0.5g，每日 3 次。用于紫癜。

（三）单方验方

（1）甘草 12～20g。煎汤取汁，分早晚 2 次服用。停药若复发者，可再用。一般于服药 3～4 天出血停止，5～14 天皮肤原有瘀点瘀斑消散吸收。

（2）仙鹤草、赤小豆、薏苡仁、大枣、牡蛎各 30g，牡丹皮、生地黄、黄柏、栀子、连翘各 15g，丹参 12g，甘草 9g。在此方基础上可随症加减，用于各型的治疗。

（3）鲜荷叶 1 张，大枣 10 枚。煎汤饮。能使血小板迅速增加。

（4）花生衣、大枣各 30g。水煮熟后加红糖即可食用，每日 1 次。

（5）大麦 100g，红枣 15 枚，加水 500ml，共煮至 150ml，1 次顿服，每日 1 剂。

（6）扁豆 100g，红枣 20 枚，冰糖 50g。共煮服，每日 2 次。

（7）鲜白茅根（切碎）150g，鲜藕（切片）200g。煮汁常饮，每日 4～5 次。

第七节 血友病

血友病是一种遗传性凝血因子缺乏的出血性疾病。可分为甲、乙型，血友病甲型缺乏凝血因子Ⅷ，血友病乙型缺乏凝血因子Ⅸ，甲、乙两型是通过性染色体隐性遗传，男性发病，女性传递，并有一定遗传方式。以上两型血友病以甲型最多见，部分血友病患者无家族遗传史，可能是由于基因突变，或隔代遗传所致。本病属中医"血证"范畴。

中医学认为，本病因先天不足、七情所伤、饮食不节、劳倦过度等致阴虚火旺、湿热内蕴和气虚不摄、火热亢盛、瘀血阻络、热伤脉络而产生血证。

（一）辨证用药

1. 热郁血分，迫血妄行

出血量多，颜色鲜红，烦躁不安，小便黄赤，大便干结。舌红苔薄黄，脉弦数。治宜清热解毒，凉血止血。方药：犀角地黄汤加减。细生地黄、赤芍、牡丹皮、金银花、连翘、生侧柏叶、水牛角（或用广角）。

2. 阴虚内热，迫血妄行

出血较严重，色鲜，潮热，心烦，口渴喜饮，手足心热，腰部酸软。舌红苔少，脉细数。治宜滋阴清热，凉血止血。方药：茜根散加减。茜草根、生地黄、阿胶、侧柏叶、白芍、黄芪、当归、女贞子、墨旱莲。

3. 气虚不摄，血不循经

反复出血，绵绵不断，血色淡，头晕目眩，面色苍白，唇甲不华，神疲体倦，食欲不振，心悸，动则气短，多汗。舌淡，脉细弱。治宜益气健脾摄血。方药：归脾汤加减。黄芪、党参、白术、茯苓、当归、阿胶、龙眼肉、木香、远志、艾叶、炙甘草。

4. 瘀血阻络，血不循经

出血，色紫暗，关节肿痛，痛有定处。舌暗或有瘀点，苔薄白，脉细涩。治宜活血通络，佐以止血。方药：四物汤加减。当归、生地黄、熟地黄、川芎、赤芍、丹参、鸡血藤、茜草、仙鹤草、大蓟、小蓟。

（二）中成药

（1）血宁糖浆：10～30ml/次，每日 3 次。

（2）止血宁片：3～4 片/次，每日 3 次。

（3）止血宁注射液：2ml/次，肌内注射，每日 2～3 次；或30～50ml 加葡萄糖液或生理盐水 200ml，静脉滴注，每日 1 次，必要时可重复。

（三）单方验方

三七末 3g，每日 3 次口服。

内分泌和代谢疾病

第一节　糖尿病

糖尿病是以血糖升高为主要表现的一组内分泌代谢性疾病，其主要发病机制是由于胰岛素分泌绝对或相对不足及（或）靶细胞对胰岛素敏感性降低而引起糖、蛋白质、脂肪及水电解质代谢紊乱，典型临床表现为多尿、多饮、多食及消瘦（三多一瘦），但有相当一部分患者可无典型症状。严重时可并发酮症酸中毒、非酮症高渗性昏迷等急性代谢紊乱。且易并发各种感染、结核、动脉粥样硬化、肾脏和视网膜微血管病变及神经病变。本病属中医学"消渴"范畴。

消渴，常伴发痈疽和目疾，已为古代医家所认识，如巢元方曰："其病多发痈疽。"孙思邈亦曰："消渴之人，愈与未愈常须思虑有大痈。"均指出消渴多并发痈疽之患。至于目疾等患，刘河间亦有论述。曰："夫消渴者，多变聋、盲、疮癣、痤、痱之类。"

中医学认为，本病主要由于素体阴虚，饮食不节，情志失调，劳欲过度所致。

长期过食肥甘，醇酒厚味，致使脾胃运化失职，积热内蕴，化燥耗津，发为消渴；长期精神刺激，导致气机郁结，进而化火，消烁肺胃阴津而发为消渴；素体阴虚，多因房事不节，劳欲过度，损耗阴精，导致阴虚火旺，上蒸肺、胃，而发为消渴。

（一）辨证用药

1. 肺热津伤型

症见烦渴多饮，口干舌燥，尿频量多，舌边尖红，苔薄黄，脉洪而数。治宜清热润肺，生津止渴。方药：消渴方加味。天花粉30g，黄连 6g，生地黄 15g，藕汁 15g，葛根 15g，麦冬 15g，黄芩 12g。

2. 胃热炽盛型

症见多食易饥，形体消瘦，大便干燥，苔黄，脉滑实有力。治宜清胃泻火，养阴增液。方药：玉女煎加黄连、栀子。生石膏60g，知母 20g，生地黄 15g，麦冬 15g，黄连 8g，栀子 10g，牛膝12g，生大黄 10g。

3. 肾阴亏虚型

尿频量多，混浊如脂膏，或尿甜，口干唇燥，舌红，脉沉细数。治宜滋阴固肾。方药：六味地黄丸加味。熟地黄 15g，山药12g，山茱萸 12g，泽泻 10g，牡丹皮 10g，茯苓 12g，天花粉 15g，玄参 15g，肉桂 4g，黄柏 12g，地骨皮 12g。

4. 阴阳两虚型

症见小便频数，混浊如膏，甚至饮一溲一，面色黧黑，耳轮焦干，腰膝酸软，形寒畏冷，阳痿不举，舌淡苔白，脉沉细无力。治宜温阳滋肾固摄。方药：金匮肾气丸加味。熟附子 10g，肉桂 10g，熟地黄 15g，山药 12g，山茱萸 12g，茯苓 10g，泽泻10g，牡丹皮 10g，覆盆子 15g，金樱子 15g，淫羊藿（仙灵脾）15g，仙茅 12g。

5. 瘀血内阻型

症见病程日久，或本病合并心脑血管病变。舌质暗，或有瘀斑，瘀点，脉细涩。治宜活血化瘀。方药：膈下逐瘀汤加减。五灵脂15g，当归12g，川芎、桃仁各10g，赤芍10g，延胡索9g，红花6g，枳壳9g，乌药6g，生地黄15g，麦冬12g，沙参12g，天花粉15g，肉桂4g。

（二）中成药

（1）消渴丸：每次6粒，日3次。用于Ⅱ型糖尿病。

（2）六味地黄丸：每次8粒，每日3次。有滋阴补肾作用，用于糖尿病阴虚者。

（3）知柏地黄丸：每次8粒，每日3次。有滋阴清热的作用，用于糖尿病阳虚内热者。

（4）金匮肾气丸：每次8粒，每日3次。有温阳补肾作用。用于糖尿病肾阴阳两虚者。

（三）单方验方

（1）生地黄、黄芪各30g，怀山药90g。每日1剂，水煎服。

（2）猪胰一只，低温干燥，研成粉末制蜜丸，每次9g，日服2次，长期服用。

（3）玉米须、积雪草各30g，水煎代茶饮用。

（4）生地黄20g，山药30g，枸杞子15g，黄芩、黄精各10g，山茱萸12g。每日1剂，水煎服。

（5）生黄芪30g，生山药40g，葛根、五味子、鸡内金各10g，天花粉、知母各15g。多饮以肺热为主加人参10g，黄芩12g，芦根30g；多尿以肾虚为主加覆盆子12g，枸杞子10g；多食以胃热为主加黄连9g，大贝母、藕节各12g。每日1剂，水煎服。

（6）山茱萸30g，五味子、乌梅、苍术各20g，加水2000ml，煎至 1000ml，分早、中、晚 3 次饭前温服。连续治疗 3 个月。

（7）女贞子、牡丹皮、黄芪、生地黄各等份，研粉，每次 6g，每日 4 次吞服。

（8）山药、天花粉各 30g，水煎服，每日 1 剂。

（9）白茅根 60～90g，天花粉 30g。水煎当茶饮用，连续服用十余日，就可见到较好的疗效。

（10）鲜菠菜根 90g，干鸡内金 15g，水煎服，每日 2～3 次。

（11）鲜红薯叶 100g，鲜冬瓜 200g。水煎当茶饮用。

（12）西瓜皮 30～50g。水煎后当茶每日饮用。

（13）山药 60g。每日煮粥食用。

（14）鲜玉米须 60～120g（干品减半），乌龟 1～2 只。将乌龟杀后去内脏，与玉米须同用文火煲汤，调味后食用。用于糖尿病瘦弱，口渴神疲患者。

（15）红皮萝卜捣烂取汁，每次 100～150ml，每日 2～3 次服用。

（16）南瓜煮熟当主食，每日 500g 以上。

（17）鲜生姜 2 片，食盐 4.5g，绿茶 6g。上 3 味煎汤 500ml，分次饮用。用于口渴多饮，烦躁居多的患者。

（18）黑木耳、扁豆各等份。将上两味晒干，共研成面，每次服 9g，白水送服。

（19）玉米粒 500g，加水煮玉米至开花，分 4 次吃，连吃 1000g。有降低血糖及利尿作用。

第二节　低血糖

低血糖是由于某些生理或病理原因使血糖降低至生理低限以下（<2.8mmol/L 或 50g/L）所引起的以交感神经兴奋和中枢神经系统异常为主要表现的临床综合征。不论何种原因，典型的低血糖具备 Whipple 三联征。①空腹或运动后发生低血糖症状；②发作时血糖低于 2.8mmol/L；③供糖后症状迅速缓解。本症属中医"虚

证"的范畴。

中医学认为，低血糖是由于各种原因导致肺气不足，肺卫失调；阳气式微，阳不敛阴，卫外不固；气血亏虚，肾精不足，脑失所养；甚至元气衰竭，亡阴亡阳，阴阳离决，神气耗散而导致脱汗、眩晕、心悸、甚至昏迷。

（一）辨证用药

1. 气血不足

面色苍白，心悸烦躁，头晕目眩，乏力气短，多汗淋漓，食欲不振。舌淡苔白，脉细数。治宜补益气血，养心宁神。方药：八珍汤加味（经验方）。党参、生地黄、熟地黄、龙眼肉各30g，白术、茯苓、川芎、白芍、当归、山茱萸各9g，炙甘草4g。

2. 气虚痰阻

意识蒙眬，身软无力，饥不能食，突然昏倒，喉有痰声，呕吐涎沫，四肢震颤。舌苔黄腻，脉沉滑。治宜涤痰开窍，补气扶正。方药：涤痰汤。石菖蒲、熟地黄各15g，姜半夏、制天南星、白茯苓、枳实、竹茹各9g，陈皮6g，甘草3g，党参12g。

（二）中成药

（1）10%人参针：每次1～2ml，肌内注射。或每次1～2ml加入50%葡萄糖注射液20～40ml静脉注射。

（2）10%参麦注射液：每次10～20ml，加入50%葡萄糖液20～40ml静脉注射。

（三）单方验方

高丽参6～9g。浓煎灌服，适用于虚厥。或用党参30～60g，水煎服亦可。

第三节　尿崩症

尿崩症系由下丘脑-垂体后叶病变，致抗利尿激素合成与释放障碍，远端肾小管与集合管对水的重吸收减少，尿液不能浓缩，临床以多尿、烦渴、多饮为特点的疾病。可发生于任何年龄，以青年人多见，男女之比为 2∶1。本病属于中医"消渴"的范畴。

中医学认为，本病多由于肾阴亏耗，精气虚损，摄纳不固及阴虚火旺，火盛伤津，或阴损及阳，肾阳虚衰，既不能摄纳封藏，又不能化水为气而致。

（一）辨证用药

1. 肾阴偏虚

大渴引饮，尿频而多，形体消瘦，皮肤干燥，手足心热，烦躁。舌质红，少苔，脉沉细而数。治宜滋阴固肾。方药：六味地黄汤加减。

2. 肾阳偏虚

口渴引饮，小便频数量多，饮一溲一，尿色清白，阳痿不举或有怕冷感。舌质淡，苔薄白，脉沉细无力。治宜补肾扶阳，佐以固摄。方药：金匮肾气丸加减。

（二）单方验方

（1）制何首乌、黑芝麻、红枣各 120g，山药、黑枣各 60g，黑毛小母鸡 1 只。服法：先将鸡去净毛和内脏，和诸药入砂锅内，小火炖 8～12 小时，分多次服用其汤及肉，2～3 天服完。每周 1 剂，小儿适当减量。

（2）黄芪、煅牡蛎各 30g，葛根 20g，天花粉、桑螵蛸各 15g，五味子 21g，炒白术 10g，升麻、陈皮、甘草各 6g。水煎服，每日 1 剂。

（3）猪腰汤 1 碗，生栗子 8～10 粒，早晨顿服。可长期服用，以冬季为主。

第四节　单纯性肥胖症

肥胖症是由于能量的摄入超过人体的消耗，导致体内脂肪堆积过多而引起的体重增加。幼年起病者多为增生型或增生肥大型，肥胖程度较重，且不易控制。成年起病者多为肥大型。单纯性肥胖症（又称肥胖病）是指无明确病因可寻的肥胖症，而有明确病因者（如皮质醇增多症、胰岛素瘤等）则称为继发性肥胖症。肥胖症除引起心理及行为的异常外，高血压、冠心病、糖尿病、胆石症及某些癌症等的发病率均明显升高，对人类健康的危害极大。目前尚未找到治疗肥胖症的特效药物，主要采用以饮食治疗及体育锻炼为主的综合治疗。预防肥胖症应从幼年开始，且预防比治疗更为重要和有效。

现代医学的单纯性（体质性）肥胖症、继发性肥胖症（如继发于下丘脑及垂体病、胰岛病及甲状腺功能低下等的肥胖症），可参照本节论治。

中医学认为，肥胖与先天禀赋不足、饮食不节、营养失调、精神因素、劳倦伤脾等因素有关。亦与年老、活动量减少有关。

（一）辨证用药

肥胖患者临床常见脾胃功能失调，饮食失调或偏食，或有痰瘀互结，在治疗时除辨证治疗外，还应调整其饮食结构、祛瘀化痰、调补阳气等。

1. 脾虚湿阻型

形体肥胖，纳谷不香，或嗜食肥甘，腹胀便溏，苔腻，脉滑。治宜健脾化湿。方药：香砂六君子汤加减。制香附 12g，砂仁 8g，党参 10g, 白术 15g, 茯苓 15g, 清半夏 12g, 陈皮 10g, 泽泻 10g, 生山楂 20g, 决明子 20g。

2. 脾虚湿困型

症见形体肥胖, 下肢浮肿, 倦怠嗜睡, 饮食减少, 苔滑而腻, 脉滑虚缓无力。治宜健脾利湿。方药: 平胃散加味。白术 15g, 苍术 15g, 川厚朴 12g, 陈皮 10g, 清半夏 12g, 生姜 3 片, 大枣 5 枚, 茯苓 12g, 猪苓 12g, 泽泻 10g, 桂枝 10g, 生山楂 15g, 决明子 15g。

3. 肝肾阴虚型

男女在更年期后发胖者, 常见体重明显增加, 行动不便, 头晕目眩, 口苦, 急躁易怒, 夜寐不安。舌红少苔, 脉细数。治宜滋补肝肾。方药: 六味地黄丸加味。熟地黄 15g, 山药 12g, 山茱萸 10g, 茯苓 10g, 牡丹皮 10g, 泽泻 10g, 决明子 15g, 生山楂 15g, 茶叶 6g, 何首乌 15g, 夏枯草 12g, 黄柏 12g, 地骨皮 10g。

4. 脾肾阳虚型

症见形体肥胖, 下肢浮肿, 小便不利, 形寒肢冷, 倦怠嗜卧, 食纳不佳, 或有大便溏泄, 苔薄白, 舌胖大, 脉沉细无力。治宜温补脾肾。方药: 金匮肾气丸加减。熟附子 12g, 肉桂 10g, 淫羊藿 (仙灵脾) 12g, 菟丝子 12g, 巴戟天 10g, 枸杞子 12g, 山药 12g, 熟地黄 10g, 白术 15g, 茯苓 10g, 猪苓 12g, 生山楂 15g, 决明子 15g。

(二) 中成药

(1) 三花减肥茶: 由玫瑰花、玳玳花、茉莉花、川芎、荷叶组成。每日 1 包, 开水冲泡代茶饮, 疗程 3 个月。

(2) 春风减肥茶: 杜仲、三七、云雾茶、普洱茶等, 有减肥降血脂作用。每日 1～2 包, 冲泡代茶饮。

（3）轻身降脂乐：何首乌、夏枯草、冬瓜皮、陈皮等制成冲剂。每次 1～2 袋，每日 2～3 次。对脾虚胃热或阴虚内热者适宜。

（4）减肥饮：荷叶、山楂、泽泻水煎代茶饮。疗程 3 个月，有清热利湿作用，适用于肥胖有湿浊、湿热者。

（5）山莨菪碱：每日早晨服 15～30mg，连服 2 周。抑制食欲，促进代谢而减肥。

（6）天雁减肥茶：每日 1～3 袋，浸泡 15～30min 后服，有清热通便降脂作用。

（7）西施美胶囊：每日 3 次，每次 3～4 粒，饭前半小时用温开水 1～2 杯冲服，服后有减低食量作用。

（8）宁脂：由白术、陈皮、半夏、丹参等组成，每次 8 片，每日 3 次。有健脾化痰消瘀作用。

（9）肥胖丸：由番泻叶、松罗茶、泽泻、淡竹叶、槐花、夏枯草、葶苈子、茯苓组成。每次 1 丸，每日 2 次，浓茶水送服，见汗为宜。便秘者加量，有除湿化痰，利尿通便作用。

（10）清宫减肥仙药茶：由荷叶、紫苏叶、山楂、乌龙茶组成，每次 1 包，每日 1～2 次，泡水代茶。

（三）单方验方

（1）黄芪 30g，防己 12g，白术、生姜、黄芩各 10g，甘草 4g，大枣 3 枚，决明子 20g。水煎，每日 1 剂，分 2 次服。用于单纯肥胖并高脂血症者。

（2）枸杞子 30g，当茶冲服。早晚各 1 次，虚胖者用之颇宜。

（3）茉莉花、玫瑰花、荷叶、决明子、枳壳各 10g，泽兰、泽泻各 12g，桑椹、补骨脂、何首乌各 15g。嗜睡加乌龙茶 10g；便结加生大黄 5g（后下）；乏力、气短加党参、黄芪各 15g。每日 1 剂，水煎，半空腹服，连续服药一个月可减轻一定的体重。

（4）苍术、白术、茯苓、泽泻各 10g。水煎服，每日 1 剂。

（5）赤小豆、生山楂各 10g，大枣 5 枚。水煎服，每日 1 剂。

（6）赤小豆长期食用，可收到一定效果。

（7）早餐前吃稀饭、水果，中餐停食，晚餐取黄芪、党参煎煮瘦肉吃可起到减肥之效果。

（8）将赤小豆和薏苡仁淘洗干净，蒸 20 分钟，然后放入洗净的糯米或粳米或冬瓜子仁加水蒸熟，起锅后撒上黄瓜丁食用，有减肥之效。

（9）粳米 100g，鲜荷叶 1 张，菊花、竹叶各 5g，共同煮吃。

（10）每天用鲜荷叶 50～100g 煎汤代茶饮用，连服 3 个月，体重可显著降低。

第五节　痛风

痛风是一组异质性疾病，遗传性和（或）获得性引起的尿酸排泄减少和（或）嘌呤代谢障碍。临床特点：高尿酸血症及尿酸盐结晶沉积所致的特征性急性关节炎、痛风石、间质性肾炎，严重者呈关节畸形及功能障碍。常伴尿酸性尿路结石。随着经济发展和生活方式改变，其患病率逐渐上升。

本病属中医"痹证""历节风"等范畴。痹证是由于风、寒、湿、热等外邪侵袭人体，闭阻经络，气血运行不畅所导致的，以肌肉、筋骨、关节发生酸痛、麻木、重着、屈伸不利，甚或关节肿大灼热等为主要临床表现的病证。

痹证的发生主要是由于正气不足，感受风、寒、湿、热之邪所致。内因是痹证发生的基础。素体虚弱，正气不足，腠理不密，卫外不固，是引起痹证的内在因素。因其易受外邪侵袭，且在感受风、寒、湿、热之邪后，易使肌肉、关节、经络痹阻而形成痹证。

由于居处潮湿、涉水冒雨、气候剧交、冷热交替等原因，风寒湿邪乘虚侵袭人体，流注于经络，滞于关节，使气血痹阻而为痹证。由于感邪偏盛之不同，临床表现也就有差别。正如《素问·痹论》说："风寒湿三气杂至，合而为痹也。其风气胜者为行痹；寒气胜者为痛痹；湿气胜者为着痹也。"以风性善行而数变，故痹痛游走不定而成行痹；寒气凝湿，使气血凝滞不通，故疼痛剧烈而成痛痹；湿性黏滞重着，故使肌肤、关节麻木、重着，痛有定处而成着痹。

感受风热之邪，与湿相并，而致风湿热合邪为患。素体阳盛或阴虚有热，感受外邪之后易从热化，或因风寒湿痹日久不愈，邪留经络关节，郁而化热，以致出现关节红肿疼痛、发热等症状，而形成热痹。

（一）辨证用药

1. 风寒湿痹

关节疼痛，风邪偏胜的关节肿痛呈游走性或伴有寒热，局部皮肤麻痒、脱屑；寒邪偏胜的关节疼痛剧烈，痛有定处，屈伸不利；湿邪偏胜的肢节肿痛重着，肌肤麻木，遇阴雨、霉湿、雾露之时，诸症加重。舌苔薄白，脉象弦紧或浮缓。治宜蠲痹，泄浊，活络。方药：蠲痹泄浊饮。羌活、独活、防风、桂枝、苍术、当归各10g，炙麻黄、甘草各6g，薏苡仁、土茯苓各30g，制乳香、制没药各3g，大黄4g。

2. 风湿热痹

急性发作性关节红肿热痛及发热、头痛、口干苦。舌质红，苔黄腻，脉弦数。治宜清热利湿，活血祛风。方药：四妙散加减。苍术、防己各12g，黄柏、知母各10g，薏苡仁20g，怀牛膝18g，石膏15g，桑枝、金银花藤各30g，甘草3g。

3. 痰瘀痹阻

关节疼痛，日久不愈，渐至肿大畸形，关节周围结节，皮肤瘀斑，屈伸不利。舌体肿胀，紫暗，尖布瘀点，脉象沉弦或细涩。治宜活血化瘀，化痰通络。方药：身痛逐瘀汤加减。桃仁、当归、香附、羌活、秦艽、怀牛膝、僵蚕、苍术、黄柏各10g，红花、地龙、芥子、乌梢蛇、甘草各6g，制乳香、制没药、全蝎各3g，五灵脂、川芎各 9g。

4. 气血亏虚

久痹不愈，反复发作，呈游走性痛或呈酸楚重着，甚则关节变形，活动不利，腰膝酸痛，神疲乏力，气短自汗，面色㿠白。舌淡苔薄白，脉细或细弱。治宜祛风除湿散寒，补益气血肝肾。方药：独活寄生汤。独活、防风、秦艽、当归、川芎、地黄、芍药、杜仲、牛膝各 10～15g，细辛 1.5～3g，肉桂 5～10g，茯苓、桑寄生各 15～30g，人参 5～10g，甘草 3～6g。

（二）中成药

（1）小活络丹：每次 1～2 丸，每日 3 次，开水送服。用于关节疼痛。

（2）追风透骨丸：每次 6g，每日 2 次，开水送服。用于关节疼痛。

（3）壮骨关节丸：每次 6g，每日 2 次，开水送服。用于关节疼痛。

（4）大活络丹：每次 1 丸，每日 2 次，开水送服。用于关节疼痛。

（5）野木瓜注射液：每次 2～4ml，每日 1～2 次，肌注。用于关节疼痛。

（6）秦艽注射液：每次 2ml，每日 1 次，肌注。用于关节疼痛。

（7）丁公藤注射液：每次 2ml，每日 1～2 次，肌注。用于关节疼痛。

（三）单方验方

（1）鲜车前草 30g。用水煎服，每日 2 次。

（2）苍术、黄柏、牛膝、没药各 10g。水煎服，每日 2 次。

（3）忍冬藤、鸡血藤各 150g，当归、牛膝各 20g，羌活、独活各 100g。水煎取汁，倒入 39～50℃的热水中，每日沐浴 1 次，每次 15～30 分钟。

（4）马钱子、生半夏、艾叶各 20g，红花 15g，王不留行 40g，大黄、海桐皮各 30g，葱须 3 根。上药煎汤 2000ml，置于桶内，以热气熏蒸患部，待药液变温后，浸洗患部，每日 2 次，7 天为 1 个疗程。适用于痛风关节痛。

（5）生薏苡仁 60g，红枣 20 枚。煮而食之。

（6）粳米 50g，绿豆 15g，薏苡仁 30g。共同煮粥吃。

（7）赤小豆 100g，薏苡仁 50g。煮汤服。

第六节　单纯性甲状腺肿

单纯性甲状腺肿系由于碘摄入不足或代谢障碍所致甲状腺代偿性增生肥大的疾病，一般不伴有甲状腺功能异常。常在青春期或绝经期起病，临床以甲状腺弥漫性肿大（多为双侧）为特点。本病可分为地方性及散发性两种。地方性甲状腺肿，广泛见于世界各个地区，主要是离海较远、海拔较高的边远山区。散发性者，则无地区性限制。本病好发于青年，女性多于男性，尤其妊娠期、哺乳期的妇女更为多见。本病属中医"瘿病"的范畴。

中医学认为，本病主要为情志内伤和感受山岚瘴气，水土失宜所致。忧患怒气，情志抑郁，使肝经失于疏调，气滞痰郁，积久聚而成形，壅结颈前，乃成瘿囊。居住高山地区，感受山岚瘴气或久饮沙水（含碘量不足）聚湿生痰，入于脉中，搏结颈下而成瘿肿。

（一）辨证用药

1. 气滞偏重

症见甲状腺肿大，常因情志不和、月经、妊娠等而加重，胁痛

腹胀，经来乳房作胀，少腹疼痛。苔薄，脉弦。治宜理气解郁。方
药：四海舒郁丸加减。海藻、海螵蛸、海带、昆布各 15g，海蛤粉
24g，陈皮 6g，木香、香附、郁金各 9g。

2. 痰湿偏重症

见甲状腺明显肿大，肢软无力，神呆嗜睡，胸闷纳少。舌苔白
腻，脉濡。治宜化痰软坚，健脾除湿。方药：海藻玉壶汤合四君子
汤加减。海藻、海带、昆布各 15g，陈皮、川芎、半夏各 6g，贝
母、当归、党参、白术、茯苓各 9g，甘草 3g。腺体有结节者，加
丹参 20g，桃仁、红花各 10g 等。

（二）单方验方

（1）昆布、海藻各 30g，水煎服，每日 2 次。

（2）牛蒡根 10g，水煎服，每日 2 次。

（3）生何首乌 60g，捣成泥状，用醋炒热外敷患处。

（4）海藻 60g，每日 1 剂，煎汤当茶喝。

（5）黄药子 60g，白酒 500ml，将黄药子切片，放入广口玻璃
瓶中，冲入白酒浸泡。5 日后，取滤液密封备用。成人每服 30ml，
早晚各 1 次。恢复正常后，即停止饮用。如不会饮酒者，可在药酒
内酌量加开水服。

（6）玄参、昆布、海藻、海浮石、海蛤壳、贝母、三棱、莪
术、天花粉各 12g，生牡蛎、夏枯草各 24g，半边莲 9g。水煎分 2
次服，每日 1 剂，连服 2～12 周。

（7）消瘿丸，每次服 10g，每日 3 次。

（8）海带 50g，豆腐 250g，煮汤食用，每日 1 次。

（9）紫菜 25g，虾米 10g，煮汤，加调料食之。

（10）海蜇皮（头）250g，醋适量，加佐料拌而食之。

（11）羊或猪甲状腺一副，荸荠 500g，煮汤饮，渣也可吃。

（12）海带 60g，每日 1 剂，煮食。不拘量当菜吃，常吃有效。

（13）紫菜 30g，萝卜 1 个，陈皮 1 片，用水煮汤饮。

第七节 甲状腺功能亢进症

甲状腺功能亢进症（简称甲亢）是由于甲状腺激素分泌过多所致的内分泌疾病。据流行病学统计，我国 60 岁以上的甲亢患者约占甲亢总人数的 10%。

中医没有甲状腺功能亢进症病名，就其临床症状和体征与中医"瘿病"类似。瘿病是由于情志内伤，饮食及土水失宜，以致气滞、凝痰、血瘀壅结颈前引起的，以颈前喉结两旁结块肿大为主要临床特征的一类疾病。

由于长期忿郁恼怒，或忧郁思虑，使气机郁滞、肝气失于条达。津液的正常循环及输布，均有赖气的统率，气机郁滞，则津液易于凝聚成痰。气滞痰凝，壅结颈前，则形成瘿病。其消长常与情志有关。痰气凝滞日久，使血液的运行亦发生障碍而产生血行瘀滞，则可致瘿肿较硬或有结节。

饮食及水土失宜者，饮食失调，居住山地，一则影响脾胃的功能，使脾胃失其健运，不能运化水湿，聚而生痰；二则影响气血的正常运行，痰气瘀结颈前则发为瘿病。

妇女的生理特点与肝经气血有着密切关系，遇情志、饮食等致病因素，常引起气郁痰结、气滞血瘀及肝郁化火等病理变化，故女性易患瘿病。另外，素体阴虚之人，痰气郁滞之后易于化火，更加伤阴，常使病情缠绵。

（一）辨证用药

1. 肝郁气滞型

症见精神紧张、情绪低落或易于激动，胸闷不舒，常喜太息，或乳房胀痛，每因多虑而失眠。舌红苔薄，脉弦。常见于甲亢初起时。治宜疏肝理气，解郁。方药：丹栀逍遥散加减。牡丹皮 10g，栀子 10g，白芍 15g，白术 10g，茯苓 10g，当归 12g，柴胡 10g，薄荷 10g，生牡蛎 15g，海藻 15g。

2. 气阴两虚型

症见神疲乏力，形体消瘦，气促多汗，口干咽燥，五心烦热。舌红苔少，脉虚数。或脘闷腹胀，大便次频，呈糊状并夹有不消化食物残渣，舌淡而胖，边有齿印，苔白腻，脉虚无力。本证多见于久病体弱或老年甲亢患者。治宜益气养阴。方药：甲亢重方（经验方）。黄芪 30～50g，白芍 15g，生地黄 15g，香附 12g，夏枯草 30g，何首乌 18g。脾虚突出者去生地黄，加怀山药 15g，白术 15g，神曲 10g。

3. 阴虚阳亢型

症见心悸不宁，心烦失眠，易惊健忘，消瘦乏力。腰膝酸软，耳鸣目涩，口干喜饮，或胁肋隐痛，或手指、舌体细颤，或颜面潮红，骨蒸劳热。舌红少苔，脉细数。常见于病程较长的甲亢患者。治宜滋阴柔肝，养心安神。方药：一贯煎合天王补心丹加减。太子参 10g，天冬 10g，麦冬 12g，沙参 15g，玄参 15g，白芍 10g，生地黄 15g，酸枣仁 10g，首乌藤（夜交藤）15g，生牡蛎 15g，龟甲 10g。

4. 痰瘀交阻型

症见颈前肿块较软而不痛，眼球突出，眼裂增宽。双目凝视，或呈惊恐状，苔薄腻，脉弦滑或弦数。治宜祛痰化瘀，软坚散结。方药：海藻玉壶汤加减。海藻 30g，昆布 30g，海带 15g，法半夏 12g，陈皮 10g，青皮 10g，连翘 12g，川芎 10g，独活 10g，当归 12g，贝母 12g，甘草 10g，生牡蛎 15g，丹参 15g。

（二）中成药

（1）六味地黄丸：每次 1 丸，每日 2 次。

（2）消瘿气瘰丸：每次 6～9g，每日 2 次。

（3）夏枯草膏：9～15g，温开水化服。

（4）牛黄解毒丸：每次 1 丸，每日 2 次。

（5）养阴脉安片：每次 4～6 片，每日 3 次。

（6）天王补心丹：每次 1 丸，每日 2 次。

（7）龙胆泻肝丸：每次 6～9g，每日 2 次。

（8）栀子金花丸：每次 6g，每日 2 次。

（9）五海瘿瘤丸：每次 6～9g，每日 2 次。

（10）安神补心片：每次 4～6 片，每日 3 次。

（三）单方验方

（1）姜石适量，加工成粉。每次 2g，泡于水中饮用。

（2）蒲公英 100g。煎汤代茶饮。对甲亢术后突眼症有效。

（3）芦根 60g。煎汤代茶饮。有滋阴清热的作用。

（4）沙参、天冬、麦冬、生地黄、天花粉、昆布、海藻各 15g，五倍子、大贝母各 10g。瘿肿明显者，加海浮石 15g；手抖者，加龙骨、牡蛎各 15g；消谷善饥者，加玄参 15g，生地黄增至 30g；口渴者，加乌梅、石斛各 15g；大便次数增多者，加山药 30g；气虚者，加太子参 15～30g；阳痿者，加淫羊藿 15g；肝郁化热者，加夏枯草 15g。每日 1 剂，水煎服。

（5）当归、黄芩、浙贝母各 9g，生地黄、酸枣仁、黄芪各 15g，玄参 12g，黄连、黄柏各 6g，生牡蛎、浮小麦各 30g。每日 1 剂，水煎服。症状消失后，可将上方制成药丸，每日 18g，分 2～3 次服用，以巩固疗效。

（6）陈皮 10g，云茯苓、龙胆各 12g，昆布、清半夏、海藻各 15g，芥子 3g，生甘草 6g。每日 1 剂，水煎服，30 日为 1 个疗程。

（7）玄参 12g，白芍、牡丹皮、生地黄、茯苓、当归、山茱萸、浙贝母、青皮、陈皮各 9g，三棱、莪术、瓦楞子各 6g，生龙骨、生牡蛎、夏枯草各 15g。气虚重者加黄芪、党参；心悸失眠重者加生赭石、炒酸枣仁；突眼显著者加白蒺藜、谷精草；口渴者加知母、石膏、天花粉；脾虚便频者加山药、白术、泽泻。每日1剂，水煎服，30日为1个疗程，轻症者1个疗程，重症者2～4个疗程。

（8）黄药子 6g，龙胆 3g。水煎后，当茶饮用。

（9）玄参、玉竹、炙龟甲、麦冬、白芍、女贞子、墨旱莲、党参、枸杞子、海藻、昆布、泽泻、牡蛎、制何首乌、红枣各 30g，山药、生地黄、黄芪、茯苓、夏枯草各 60g，当归、牡丹皮各 20g，上药共研细粉，炼蜜为丸，每丸 10g 重，早晚各服 1 丸。服 1 剂可见效，连服 2～3 剂，以巩固疗效。

（10）龙胆、栀子、柴胡、黄芩各 12g，夏枯草、麦冬、酸枣仁各 15g，生地黄、昆布、牡蛎、玄参各 21g。四肢颤抖明显者加天麻、钩藤；腰膝酸软者加枸杞子、山茱萸；大便溏泄者加炒山药、白术。每日 1 剂，水煎服。

（11）夏枯草 15g，生牡蛎 15g，玄参 15g，枳实 12g，贝母 10g，海藻 15g，天冬 12g，熟地黄 12g，牡丹皮 10g，地骨皮 12g。每日 1 剂，水煎服。1 个月为 1 个疗程。

（12）银耳两枚水发，白菊花 30g，冰糖少许，粳米 50g，同煮成粥，经常服用。有滋阴清肝作用。

（13）鳖 1 只，人参 5g，浮小麦 200g，茯苓 10g，精火腿肉 100g，以及葱、姜、鸡汤、味精、料酒、鸡蛋等各适量。清蒸食用。有滋补气阴，消坚的作用。

（14）豆腐 4 块，鲫鱼 500g，调味品适量。共炖汤服食。每日 1 次，连服数天。可用于甲亢心阴亏损者。

（15）柴胡 10g，郁金 65g，佛手 10g，粳米 60g，红糖适量。前三味煎汤去渣，入粳米，煮成粥后加红糖。每日 1 剂，连用10～15 剂。可用于甲亢肝郁气滞者。

（16）川贝母 15g，丹参 25g，薏苡仁 30g，冬瓜 60g，昆布 12g，红枣适量。前 2 味煎汤去渣，入后四味煮成粥食用。每日 1 剂，连服 15～20 天。用于甲亢痰瘀交阻者。

（17）生牡蛎 15g，夏枯草 15g，薏苡仁 30g，海带 30g，白萝卜 100g，香菜 15g。前 3 味煎汤去渣，入后三味文火煎汤至海带烂熟，分多次食用，可以调味。用于甲亢气滞痰郁者。

第八节　腺垂体功能减退症

成人腺垂体功能减退症是由于垂体前叶缺血、坏死、炎症、肿瘤、手术等原因引起的腺垂体内分泌功能不足的一种疾病。临床上主要表现为腺垂体所调节的靶腺（甲状腺、肾上腺皮质、性腺）出现继发性功能减退所致的一系列症状。大多为多种激素缺乏的复合表现，也可为单一激素不足的表现。本病根据病因不同和激素缺乏的程度不同，临床表现可急可缓、轻重不一、多种多样。经早期诊断及合理治疗，大多可获满意疗效。根据其临床表现属中医学中"虚损""产后痨""经闭"范畴。

中医学认为，本病发病原因其一：产后大出血。由于产后大出血以致气血暴脱，或因多产失血，以致脏腑俱伤，气不摄血，伤及冲任，血耗气虚，而成本病。其二：久病耗伤气血。久病则气血耗竭，或因治疗不当，耗伤气血；或因脏腑受损，气血生成乏源，而成本病。其三：先天禀赋不足。因先天不足，气血亏虚，复因后天失养，进一步耗损气血，甚则阴阳两虚，而成本病。

（一）辨证用药

1. 精血亏损

症见乏力肢软，面色苍白，腰酸腰痛，乳少或无乳，月经量少或闭经，阴毛、腋毛脱落。舌淡，脉细弱。治宜补精髓，益精血。方药：大补元煎加味。人参 6g，熟地黄 20g，炒山药、杜仲、当归各 15g，枸杞子、山茱萸、炙甘草、紫河车粉（冲服）各 10g，鹿茸粉 2g（冲服）。

2. 脾肾阳虚

症见面色苍白，腰膝酸软，嗜睡疲倦，畏寒肢冷，纳差便秘，毛发脱落，闭经，阳痿，性欲减退。舌淡体胖有齿痕，脉沉细或沉迟。治宜温补脾肾。方药：右归丸加味。熟地黄、山药、菟丝子、茯苓各 20g，山茱萸 5g，当归 12g，枸杞子、鹿角胶、仙茅、炙甘草各 10g，杜仲、淫羊藿（仙灵脾）各 15g，淡附片 9g，肉桂 3g。

（二）中成药

（1）十全大补丸，每服 1 丸，日 2 次。
（2）河车大造丸，每服 1 丸，日 2 次。
（3）金匮肾气丸，每服 1 丸，日 2 次。

（三）单方验方

（1）人参 15g，黄芪、熟地黄各 20g，当归、陈皮各 10g，白芍 25g，茯苓 12g，远志、肉桂、五味子、生姜各 3g，甘草 6g，红枣 4 枚。水煎服，每日 1 剂，适于气血两亏者。

（2）当归、白芍、熟地黄、党参各 15g，川芎、阿胶（烊）、茯苓、甘草各 9g，黄芪 30g。水煎服，每日 1 剂。性腺功能减退加菟丝子、仙茅、淫羊藿、鹿角胶（烊）各 12g；甲状腺功能减退加附子（先煎）、白术各 9g，肉桂 6g；肾上腺皮质功能减退加补骨脂、巴戟天各 12g。

第八章

风湿病和结缔组织病

第一节 类风湿关节炎

类风湿关节炎是一种慢性、对称性、多关节炎症为主要表现的全身性自身免疫性疾病。多见于中年女性。主要侵犯关节滑膜，首先是滑膜炎，继之是软骨和骨的侵蚀，晚期可出现关节强直、畸形和功能障碍，也可侵犯浆膜、心、肺、动脉、神经、眼等结缔组织。任何年龄均发病，以 40～50 岁为发病高峰。一家庭可有多个成员发病，但家族聚集性不强。

中医文献中没有类风湿关节炎病名。其临床类似中医的"痹证""鹤膝风""痿证""腰痛"等。痹证是由于风、寒、湿、热等外邪侵袭人体，闭阻经络，气血运行不畅所导致的，以肌肉筋骨、关节发生酸痛、肿胀、麻木、重着、屈伸不利，甚或关节肿大灼热等为主要临床表现的病证。

中医学认为，本病主要是由于正气不足，感受风、寒、湿、热之邪，或由素体阴虚，阳气偏盛，邪从热化；或由风寒湿痹，郁久化热；气血为病邪阻闭所致。

（一）辨证用药

对痹证的辨证，首先应辨别清楚风寒湿痹与热痹的不同。热痹以关节红肿灼热疼痛为特点，风寒湿痹则虽有关节酸痛，但无局部红肿灼热，其中又以关节酸痛游走不定者为行痹；痛有定处，疼痛剧烈者为痛痹；肢体酸痛重着，肌肤不仁者为着痹。病程久者，尚应辨别有无气血损伤及脏腑亏损的证候。在临床中所见，风寒湿痹可转化成热痹，而热痹亦可转化成风寒湿痹；应根据不同病机而采取不同的治疗原则，加以施治。《医宗必读·痹》论说："治外者，散邪为急，治藏者养正为先。治行痹者，散风为主，御寒利湿仍不可废，大抵参以补血之剂，盖治风先治血，血行风自灭也。治痛痹者，散寒为主，疏风燥湿仍不可缺，大抵参以补火之剂，非大辛大温，不能释其凝寒之害也。治着痹者，利湿为主，祛风解寒亦不可缺，大抵参以补脾气之剂，盖土强可以胜湿，而气足自无顽麻也。"

1. 寒湿阻遏型

症见肢体关节冷痛，重着，痛有定处，屈伸不利，日轻夜重，遇寒痛增，得热则减，或痛处有肿胀。舌胖淡，苔白腻，脉沉紧。治宜温经散寒，祛湿通络。方药：乌头汤加减。制川乌10g，熟附子10g，生麻黄10g，白芍12g，黄芪15g，桂枝12g，羌活10g，独活10g，防风10g，苍术10g，当归10g，甘草10g，薏苡仁30g，蜂蜜30g，川芎10g。

2. 湿热浸淫型

症见关节局部红肿，灼热，疼痛重着，发热，口渴，尿频而黄短，舌红苔黄腻，脉滑数。治宜清热利湿，宣痹通络。方药：宣痹汤加味。汉防己15g，杏仁10g，滑石15g，连翘12g，栀子10g，蚕沙15g，片姜黄10g，海桐皮10g，薏苡仁20g，忍冬藤20g，清半夏10g，制乳香6g，制没药6g，赤小豆30g。

3. 痰瘀互结型

症见关节刺痛，痛处不移，甚至关节变形，屈伸不利，关节肌肤色紫暗，肿胀，按之稍硬，有痰核结硬块或瘀斑，舌紫暗或有瘀斑，苔白腻，脉弦涩。治宜活血行瘀，化痰通络。方药：身痛逐瘀汤加减。桃仁12g，当归12g，制香附10g，牛蒡子10g，苍术12g，黄柏10g，红花10g，川芎10g，芥子12g，秦艽12g，川牛膝15g，羌活10g，威灵仙15g，鸡血藤20g，地龙20g，没药6g，胆南星6g，五灵脂10g，桂枝10g，桑枝12g，桑寄生12g。

4. 肝肾亏虚型

症见关节肿胀变形，疼痛，入夜更甚，屈伸不利，腰膝酸软，足跟疼痛，或五心烦热，咽干口燥，两颧潮红，或畏寒喜暖，口淡不渴。脉沉细。治宜补益肝肾，调和气血。方药：独活寄生汤加减。独活12g，细辛6g，桑寄生15g，杜仲15g，川芎10g，川牛膝12g，秦艽10g，当归12g，生地黄10g，白芍10g，黄芪20g，狗脊15g。

痛甚加制川乌、红花、地龙；寒重者加附子、肉桂；阴虚火旺者加知母、黄柏。

5. 湿阻经络型

症见肢体关节重着，肿胀，酸痛，痛有定处，手足沉重，活动不便，肌肤麻木不仁，苔白腻，脉濡缓。治宜除湿通络，祛风散寒。方药：薏苡仁汤加减。生薏苡仁30g，苍术15g，羌活10g，独活10g，防风10g，川乌12g，麻黄12g，桂枝10g，当归12g，川芎10g，生姜5片，甘草10g，海桐皮15g，豨莶草15g，海风藤12g。

（二）中成药

（1）尪痹冲剂：每次20g，每日3次。2周为1个疗程，连服3～4个疗程。用于类风湿关节炎的各期。

（2）雷公藤多苷片：每日10mg，每日3次，一个月后逐渐加大剂量（20mg），每日3次，使用时应注意不良反应。用于类风湿关节炎各期。

（3）肿节风片：每次 4 片，每日 3 次。可连续服用。用于类风湿关节炎的各期，有祛风除湿消肿作用。

（4）金匮肾气丸：每次 8 粒，每日 3 次。有补肾阳滋肾阴的作用。用于类风湿关节炎肾阳虚者。

（三）单方验方

（1）桂枝 10g，赤芍 10g，秦艽 10g，知母 6g，桑枝 20g，忍冬藤 30g，威灵仙 12g。每日 1 剂，水煎服。

（2）蚂蚁 30g，何首乌 30g，熟地黄 30g，人参 30g，五味子 30g。上药共研粉，水调制成丸（共 30 丸），每 3 日服 1 丸，10 丸为 1 个疗程。

（3）当归 9g，秦艽 9g，防风 9g，木瓜 9g，牛膝 9g，威灵仙 10g，萆薢 10g，苍术 10g，茯苓 10g，红花 6g，桑寄生 12g。每日 1 剂，水煎服。同时用生地黄 9g，金银花 15g，紫花地丁 15g，黄柏 9g，木通 9g，丝瓜络 9g，牡丹皮 9g，赤芍 9g。煎汤浸泡患处，每日 2～3g。

（4）地龙 25g，露蜂房 60g，乌梢蛇 60g，全蝎 20g，白花蛇 4～6 条。将上药烘干，共研细粉，装入胶囊，每次 4～6 粒，每日 3 次，服完为 1 个疗程。

（5）猪蹄 2 只，金银花、生姜、大枣各 30g，花椒 16g，茶叶 10g。加水适量煮至猪蹄烂熟为度，吃猪蹄喝汤。

（6）生姜、大葱、辣椒各 9g。同面条煮食，趁热吃下，以出汗为度。连服 10 日，每日 2 次。

（7）蛇肉、胡椒、生姜、食盐各适量。炖汤食用，每日早晚各 1 次。对痹证阴阳两虚兼风湿阻络者，服之可收阴阳两补，祛风散寒之效。

（8）木瓜 4 个，蒸熟去皮，研烂如泥，白蜜 1kg 炼净。两物调匀，每日晨起用开水调 1～2 匙饮用。能通痹止痛。

第二节　系统性红斑狼疮

系统性红斑狼疮是一种病因未明的、自身免疫介导的、炎症性结缔组织病。患者体内产生多种自身抗体，可损害各个系统、各个脏器和组织。几乎各种自身免疫性疾病的临床表现均有可能发生在 SLE。因此，许多学者称其为自身免疫性疾病的原型。本病好发于生育年龄女性，女：男比例为（7～9）∶1，在儿童和老年该比例下降。中医无系统性红斑狼疮这一病名，根据其临床表现，属中医"温热""虚热""肾虚"或"阳毒发斑"范畴。

中医学认为，本病多由于先天禀赋不足，或因七情内伤，劳累过度或因房事失节，以致阴阳气血失于平衡，气血运行不畅，气滞血瘀，经络阻遏亦为本病的内因。本病的主导病因为热毒，因多数在日光强烈曝晒后发病或症状恶化，其他热毒之邪还有药物、病毒、细菌或风寒湿邪入里化热。热毒之邪瘀阻经脉，伤于脏腑，蚀于筋骨，燔灼阴血而致发病，又因侵及多脏腑，病机繁杂。

（一）辨证用药

1. 热毒炽盛型

症见面部红斑色泽鲜红，发热持续不退，烦躁不寐，光敏感，关节疼痛，口渴，口舌生疮，衄血，小便短赤灼热。舌质红，苔少，脉数而软。治宜清热养阴，解毒凉血。方药：解毒凉血汤加减。生玳瑁、生地黄、赤芍、天花粉、牡丹皮各 10g，金银花 20g，白茅根、玄参各 30g，石斛 15g，黄连 3g，甘草 6g。

2. 肝肾阴虚型

症见面部及手指红斑色泽不鲜，午后发热，腰痛耳鸣，口苦咽干，眩晕肢麻，小便赤短或混浊，男子偶见遗精，女子经闭。舌暗红，有裂纹，少苔，脉细数或弦数。治宜滋补肝肾，活血化瘀兼凉血解毒。方药：一贯煎合通窍活血汤加减。生地黄、赤芍各 10g，沙参、当归、川芎、红花、桃仁各 9g，枸杞子 12g，女贞子、墨旱莲各 24g，紫草、白花蛇舌草各 60g。

3. 脾肾阳虚型

症见面及手部红斑色暗，眩晕耳鸣，腰痛，关节痛，心悸乏力，自汗短气，食欲不振，腹胀便溏，浮肿少尿，手足欠温，畏寒。舌淡胖，苔白滑，脉沉迟或弱。治宜温补脾肾，活血化瘀。方药：地黄饮子合通窍活血汤加减。熟附子（先煎）24g，熟地黄15g，巴戟天、肉苁蓉各 12g，山茱萸、远志、五味子、石菖蒲、白术、黄芪、红花各 10g，茯苓、麦冬各 20g，桃仁 6g，赤芍、川芎各 8g，陈皮 5g，白花蛇舌草 9g。

（二）单方验方

（1）党参、牛膝、苦参各 12g，黄芪 60g，炮附子、虎杖各6g，牡丹皮、黄柏、生地黄、泽泻各 9g，土大黄 30g，土茯苓、赤芍各 15g。水煎服。主治系统性红斑狼疮。

（2）女贞子 30g，玉竹、牡丹皮、乌梢蛇、漏芦、延胡索各9g，黄芪、丹参、党参、赤芍、白芍、秦艽各 15g，川黄连 6g。水煎服。适用于系统性红斑狼疮。症见食纳不佳，两侧胁痛，腹胀，头晕，失眠，痛经，月经不调，闭经，皮肤红斑、瘀斑或舌有瘀斑，肝脾肿大，肝功异常，血小板减少，白血细胞减少。

（3）紫石英、南沙参、北沙参各 30g，石莲子、白参、当归、乌梢蛇、远志、合欢花各 9g，生黄芪 15～30g，秦艽、丹参各15g，川黄连 6g。水煎服。适用于系统性红斑狼疮。症见心慌，气短，动则加剧，胸闷憋气，烦热，自汗不眠，心神不安，面色苍白，舌质淡，苔薄白，脉细弱或结代。

（4）生地黄、蒲公英、紫花地丁各 20g，赤芍、牡丹皮、怀牛膝、苦参、天花粉、当归、连翘、黄芩各 15g，甘草 10g。先将上药用水浸泡 30 分钟，再放文火上煎煮 30 分钟。每剂煎 2 次，将 2 次煎出的药液混合。每日 1 剂，早晚各服 1 次。适用于红斑狼疮。中医辨证属肝郁化热，心火内炽，血热成瘀者。

神经系统疾病

第一节 面神经炎

面神经炎是指茎乳突孔内面神经的非化脓性炎症所致的急性周围性面瘫，又称 Bell 麻痹。临床以起病前面部受凉或感染史、急性起病的周围性面瘫为特征，可见于任何年龄，以 20～50 岁常见。本病属中医"中风"的范畴。

中医学认为，本病是由于人体气血不足、面部、耳部遭受风寒侵袭，气血痹阻于经络，经络阻滞，筋脉失养所致。

（一）辨证用药

本病多在气血不足时，面部遭受风寒的侵袭，使经络瘀滞，筋脉失养而发生口眼喎斜。治宜祛风通络。方药：牵正散（僵蚕、全蝎、白附子）加减。风热型者加辛凉药菊花、桑叶、黄芩、川芎；风寒型者加辛温药羌活、白芷、川芎。

（二）单方验方

（1）蝉蜕 200g，研为细末，每次服 7g，每日服 3～4 次，连服 6～7 天。

（2）蜈蚣 1 条（去头足），地龙、当归各 12g，赤芍 10g，鸡血藤 15g，羌活、防风、白芷各 10g，川芎 9g。水煎服，每日 1 剂。

（3）患侧涂以黄鳝鲜血，每日 2～3 次。

（4）马钱子粉 1g，樟脑粉 0.3g，膏药脂 4g。将上药加热调匀后涂于 7cm×7cm 膏药布备用。用时将膏药烘软后贴在患侧耳垂前面神经干区域，4 天换药 1 次。

（5）马钱子适量，湿润后切成薄片（18～24 片，重 3.6g），排列于橡皮膏上，敷贴于患侧面部，7～10 天换 1 张，至恢复正常为止。一般轻症贴 2 次即可痊愈。马钱子有大毒，切忌入口。

（6）鲜山蒜头 125g，蒜头 12 瓣，母丁香 15g，蓖麻子 12 粒，捣烂后混合拌匀，平铺在纱布上并外敷患侧面部，每周 1 次，每次 50～60 分钟，发病 20 天以上或恢复较慢者可加麝香，并配服加味牵正散，一般 1 周治愈。

（7）鹅不食草 10 份，冰片 1 份。先将鹅不食草洗净，用凉开水浸透（鲜鹅不食草可不浸），再加入冰片，置于干净容器内如稠膏状，然后装入瓶内，密封备用。使用时取 2 层消毒纱布包裹药膏，塞入病侧鼻孔内，24 小时更换 1 次。一般用药 2～3 次即愈。

第二节 三叉神经痛

三叉神经痛是指三叉神经分布范围内反复发作短暂性剧烈疼痛，分为原发性及继发性两种。前者病因未明，可能是某些致病因素使三叉神经脱髓鞘而产生异位冲动或伪突触传递，近年来由于显微血管减压术的开展，多数认为主要原因是邻近血管压迫三叉神经根所致。继发性三叉神经痛常见原因有鼻咽癌颅底转移、中颅窝脑膜瘤、听神经瘤、半月节肿瘤、动脉瘤压迫、颅底骨折、脑膜炎、颅底蛛网膜炎、三叉神经节带状疱疹病毒感染等。本病属中医学"头痛""偏头痛""面痛""眉棱骨痛"等范畴。

中医学认为，三叉神经痛一般认为是由风邪致病而成。不外乎分为外感痛及内伤痛。头面为"诸阳之会""清阳之府"，故外邪侵袭，上犯巅顶，邪气稽留，阻抑清阳，或内伤诸疾，致气血逆乱，瘀阻经络，均可发生疼痛。

（一）辨证用药

1. 火盛阳亢

颜面疼痛似火灼难忍，突然发作，发作时或有面肌痉挛，发作停止后如常人，烦躁易怒，失眠多梦，口干欲饮。舌红，苔少，脉弦。治宜泻火潜阳。方药：当归龙荟丸加减。龙胆、大黄、甘草各6g，栀子、黄芩、知母、当归、白芷各9g，黄连、细辛各3g，石膏15g，川芎、赤芍各12g。

2. 肾虚感寒

头脑空痛，惧怕冷风吹袭，遇冷风则剧痛，常兼眩晕，腰膝酸软，遗精带下，耳鸣少寐。舌胖，脉细无力。治宜补肾温散。方药：地黄饮子加减。生地黄15g，山茱萸、肉苁蓉、僵蚕、白芷各9g，麦冬、牛膝、地龙、川芎各12g，附子、细辛、五味子各6g，甘草3g。

（二）中成药

（1）龙胆泻肝丸：每次6g，每日2次。
（2）牛黄上清丸：每次2丸，每日2次。
（3）天麻丸：每次3粒，每日3次。
（4）川芎茶调丸：每次6g，每日2次。
（5）芎菊上清丸：每次1/3袋，每日3次。

（三）单方验方

（1）全蝎、地龙、甘草各10g。共研细末，每服3g，早晚各1次。
（2）白芷30g，冰片1g。研细末，每用少许吸入鼻内，既可止痛，又可止牙痛。

（3）薄荷、白芷、郁金各 18g，生石膏 30g，芒硝 10g。共研细末，用纱布包塞入鼻孔内，每日 2 次。

（4）大黄、芒硝各 30g。研细末，调井水贴两侧太阳穴。

（5）守宫粉 4.5～6g。口服，每日 3 次。

（6）川乌尖、草乌头各 12g，川胡椒、生麻黄、生半夏、生天南星各 15g，片姜黄 30g。共研细末，酒精适量，浸泡数日后涂抹患处，疼痛发作时可连续使用，缓解后每日涂抹 3 次。

（7）白附子、全蝎、白芷、僵蚕各 100g，川芎 200g。将上药分别烘干，加工制成粉末，过 100 目细筛，搅拌均匀，每日服 2 次，每次 3g，热酒调服，10 天为 1 个疗程。多数患者治疗 2～3 个疗程，服药后可迅速出现效果。

（8）川芎 10g，鸡蛋 2 个，葱 5 根。同放砂锅中加水煮，鸡蛋熟后去壳再煮片刻，吃蛋喝汤。每日 1 次，连服数日。适用于风寒犯上患者。

（9）菊花 15g，白糖 50g。将菊花放茶壶内用开水浸泡片刻，加白糖搅匀饮用。代茶常饮之。适用于风热上扰之患者。

（10）猪脑 1 个，夏枯草 15g，天麻、川芎各 10g。同放砂锅中加水适量，以小火炖煮 1 小时成稠厚羹汤，捞出药渣。分 2～3 次顿服，每日 1 剂。可常服之。适用于肝火上炎之患者。

（11）猪瘦肉 150g，丹参、川芎各 15g。共放砂锅中，加水适量炖煮，调味服食。每日 1 次。可连服 10～15 天。适用于瘀血内阻之患者。

（12）薏苡仁 30g，茯苓 20g，白芷、陈皮各 9g。后 3 味煎汤去渣，入薏苡仁煮粥食。每日 1 次，连服 5～7 天。适用于痰火上攻之患者。

第三节　急性脊髓炎

急性脊髓炎为急性非特异性局限于数个节段的脊髓炎症。常在感染后或疫苗接种后发病，表现为病变水平以下肢体运动障碍，各种感觉缺失以及自主神经功能障碍。当病变迅速上升波及高颈段脊髓或延髓时，称为上升性脊髓炎；若脊髓内有两个以上散在病灶，称为播散性脊髓炎。本病属中医"痿证"范畴。

中医学认为，本病系由湿热浸淫，肝肾不足，筋脉失养而发病。

（一）辨证用药

1. 湿热浸淫

腰背肢体困重酸痛，胸腹如箍，双下肢麻木不仁，痿软无力，胸闷纳呆，小便不利。舌质红，苔黄腻，脉滑数。相当于脊髓休克期。治宜清热利湿。方药：二妙散加减。苍术、生薏苡仁、泽泻、当归、怀牛膝、赤芍各 12g，黄柏、萆薢各 10g，茯苓 15g，丹参 30g。或清燥汤加减。当归、生地黄、猪苓、泽泻、苍术、党参、怀牛膝、赤芍、炒白芍、麦冬各 12g，黄连 6g，黄柏、红花各 10g，茯苓 15g，生黄芪 30g。

2. 肝肾亏虚

病程日久不愈，形体消瘦，双下肢大肉脱陷，肢痿挛缩畸形，头晕耳鸣，肌肤干燥少泽，排尿无力或频数失禁。舌质红，苔少，脉沉细数。相当于恢复期。治宜滋阴清热，补益肝肾。方药：虎潜丸加减。醋龟甲 30g，盐黄柏、知母、阿胶各 10g，熟地黄 20g，制何首乌、炒杜仲、当归、锁阳、白芍各 12g，怀牛膝 15g。

3. 肺肾两虚

由下肢瘫痪始，迅速向上蔓延，出现四肢瘫痪，呼吸困难，言语低微，心悸唇青，二便失禁或潴留。舌质淡红或暗，脉细数。相当于上升性脊髓炎。治宜益气滋肾，强筋壮骨。方药：四物汤加味。当归、麦冬、苍术各 12g，熟地黄、牛膝各 15g，黄柏、川芎、人参、知母、五味子、白芍各 10g，黄连 6g。

（二）中成药

（1）知柏地黄丸：每服 1 丸，日服 2 次。

（2）二妙丸：每服 6g，日服 2 次。

（3）八珍丸：每服 1 丸，口服 2～3 次。

（三）单方验方

（1）党参、杏仁、麦冬、火麻仁、桑枝、南北沙参各 9g，石膏 12g。高热、口渴、有汗者重用石膏 30g，知母、生地黄各 12g；呛咳少痰、咽燥较甚者加前胡、桑白皮各 9g，瓜蒌皮 12g。

（2）五加皮水煎代茶饮，或泡酒服。

第四节　急性感染性多发性神经根炎

急性感染性多发性神经根炎，又称格林-巴利综合征，最近又称作急性炎症性脱髓鞘性多发性神经病。其病理生理尚不清楚。临床特点是肢体对称性下运动神经元性瘫痪、感觉异常和脑脊液中蛋白细胞分离现象。本病发展迅速，大多可恢复，预后良好。发病高峰多在夏末秋初，以农村儿童、青壮年为多见。本病属中医"痿证"的范畴。

中医学认为，本病多因感受湿邪及脾胃虚弱、肝肾不足所致。

（一）辨证用药

1. 湿热浸淫

症见肢体痿软无力，或有发热，麻木，胸脘痞满，小便短赤。舌苔黄腻，脉濡数。治宜清热利湿。方药：三妙丸加减。苍术、生薏苡仁、独活、木瓜、威灵仙各 12g，黄柏、萆薢各 10g，怀牛膝、茯苓各 15g，桑枝、丹参、鸡血藤各 30g。肌肉疼痛加乳香、没药活血止痛；胸满痞闷加厚朴、枳壳各 12g，青皮 10g 等，以宽胸理气；口眼㖞斜加白附子 12g，僵蚕 15g，全蝎 6g 等息风通络。

2. 瘀血阻滞

症见肢体痿软无力，甚则手足俱废，肌肉麻木不仁，或有肿块压迫，或为外伤所致。舌紫暗或有瘀斑，脉沉涩。治宜活血化瘀。方药：桃红四物汤加减。桃仁、当归、赤芍、牛膝各 9g，红花、川芎、甘草各 6g，党参 12g。

3. 肝肾阴亏

症见肢体痿软，甚至萎缩，难以行走。舌红，苔少，脉弦细。治宜补益肝肾。方药：六味地黄汤加减。熟地黄、山药、杜仲、龟甲各 12g，山茱萸、牛膝、茯苓、知母各 9g，牡丹皮、木瓜各 6g。

（二）中成药

（1）大活络丹：每次 1 丸，每日 2 次。

（2）人参归脾丸：每次 1 丸，每日 2 次。

（3）虎潜丸：每次 1 丸，每日 2 次。

（4）再造丸：每次 1 丸，每日 2 次。

（三）单方验方

（1）西洋参、龟甲各 15g，麦冬、玉竹、石膏各 30g，黄芪、沙参各 20g，阿胶、知母各 12g。水煎服，每日 1 剂。具有清热润燥，养肺滋肾之功。

（2）紫河车粉，每次服 3g，每日 2 次。

（3）桑白皮、怀牛膝、石斛各 30g，甘草 6g。水煎服，日 2 次。治偏湿热伤津型。

（4）大麦芽、薏苡仁各 60g，土茯苓 90g。同煮为粥，煮熟后去土茯苓常服。用于湿热阻络型。

第五节　缺血性中风

缺血性中风和出血性中风合称急性脑血管病，又称中风、卒中，是神经系统中常见的疾病，在老年人中，与心脏病、癌症成为三大主要死因之一。由于血管内血液供应减少，如血栓形成、栓塞等导致脑组织缺血形成梗死。根据缺血程度的不同，可以有不同的临床表现，如短暂性脑缺血发作、脑血栓形成、腔隙性梗死等。本病属中医学的"中风"范畴。

中风的发生，主要因素在于患者平素气血亏虚，心、肝、肾三脏阴阳失调，加之忧思恼怒，或饮酒饱食，或房事劳累，或外邪侵袭等诱因，以致气血运行受阻，肌肤筋脉失于濡养；或阴亏于下，肝阳暴张，阳化风动，血随气逆，挟痰挟火，横窜经隧，蒙蔽清窍，而形成上实下虚，阴阳互不维系的危急证候。

（一）辨证用药

本病一经发生，急性期以标实为急，治无缓法。病以风、火、痰、气、血为因，导致心、肝、肾三脏阴阳失调，气机逆乱，闭窍阻络发为本病。临床时应把握其病情的轻重，病位的深浅，证候的虚实程度等，便于立法遣方用药，以驱其邪，邪去病自安。

1. 风痰入络

症见突然口眼㖞斜，口角流涎，肌肤麻木，手足拘挛，言语不利，甚则半身不遂。苔薄白，脉弦滑而数。治宜祛风止痉，化痰通络。方药：以牵正散加减。白附子、全蝎、红花、胆南星、橘络各6g，僵蚕、丹参各12g，半夏9g。

2. 风阳上扰

症见平素头晕头痛，耳鸣眼花，突然发生舌强语謇，口眼㖞斜，半身不遂。舌质红，苔黄，脉弦滑或细数。治宜育阴潜阳，镇肝息风。方药：天麻钩藤饮加减。天麻 6g，钩藤、益母草、丹参、桑寄生各 15g，川牛膝、赤芍、黄芩各 12g，栀子、杜仲、茯神各 9g。

3. 气虚血瘀

多在休息或睡眠时发病，症见头痛头晕，肢体麻木，半身不遂，言语不清。舌质紫暗，苔薄白，脉象细弱。治宜益气活血，逐瘀通络。方药：党参、黄芪、威灵仙各 15g，当归、川芎、白芍、秦艽各 12g，桃仁、红花、地龙各 6g。

（二）中成药

（1）人参再造丸：每次 1 丸，日 3 次。用治中风症见半身不遂，口眼㖞斜，手足麻木。

（2）华佗再造丸：1 次 8g，每日 2～3 次，连服 10 天，停药 1 天，30 天为 1 个疗程。用治中风瘫痪，拘挛麻木，口眼㖞斜，言语不清。

（3）中风片：每次 2 片，日 2 次。用治中风不语，半身不遂，口眼㖞斜。

（4）大活络丸：每次 1 丸，每日 2 次。用治中风痰厥引起的瘫痪，足痿痹痛。

（5）再造丸：每次 1 丸，每日 2 次。用治中风，半身不遂，手足麻木，疼痛拘挛。口眼㖞斜，言语不清。

（6）回天再造丸：每次 1 丸，日 2 次。用治半身不遂、口眼㖞斜、手足麻木等。

（7）祛风通络丸：每次 1 丸，日 2 次。用治中风症见牙关紧闭、口眼㖞斜、半身不遂、麻木不仁、筋脉拘挛等。

（8）醒脑再造丸：1 次 1 丸，每日 2 次。用治脑血栓形成及其后遗症，神志不清，语言謇涩，口角流涎，筋骨酸痛，手足拘挛，半身不遂。

(9) 消栓再造丸：蜜丸，1 次 1～2 丸，每日 2 次。用治脑血管病的恢复期及后遗症期。

(10) 消栓口服液：每次 1～2 支，每日 2～3 次。用治气虚血瘀引起的中风后遗症。半身不遂，口眼㖞斜，言语不清，口有流涎。

(11) 脉络通冲剂：每次 1 袋，日 3 次，开水冲服。用治中风之肢体麻木、半身不遂等。

(12) 脑得生片：每次 4 片，日 3 次。用治脑血栓形成及中风后遗症。

(13) 消栓通络片：每次 8 片，日 3 次。用治脑血栓形成。

(14) 偏瘫复原丸：每次 1 丸，日 2 次。用治中风后半身不遂、口眼㖞斜、言语不清等。

(15) 中风回春片：每次 4～6 片，日 3 次。用治中风偏瘫、口眼㖞斜等。

(16) 通塞脉片：每次 8～12 片，日 3 次。用治脑血栓形成。

(17) 脉络宁注射液：每次 10～20ml 加入 5％葡萄糖水 250～500ml 内静脉滴注，每日 1 次，10～14 天为 1 个疗程，根据病情需要，可用 3～4 个疗程，每疗程之间间隔 5～7 天，重症患者必要时可连续使用 2 个疗程。

(18) 丹参注射液：每次 8～12ml，加入 5％或 10％葡萄糖水 500ml 静脉滴注，疗程同脉络宁注射液。用治脑血栓形成及中风后遗症。

(19) 川芎嗪：每次 40～80mg，加入 5％葡萄糖水 250～500ml 中静滴。用治脑血栓形成及中风后遗症。

（三）单方验方

(1) 水蛭、木香（后下）、乌梢蛇各 9g，全蝎 6g，鸡血藤 25g，土鳖虫 10g，臭虫 3g，地龙 12g，丹参 20g，忍冬藤、钩藤各 15g，黄芪 50g。偏头痛加川芎、茺蔚子各 9g；血压偏高加石决明 30g，紫石英 15g，磁石 20g，牛膝 15g；肢体麻木加姜黄 8g，桑枝

20g；肢体疼痛加葛根 30g，桂枝 4.5g；痰盛加天竺黄 10g，胆南星 8g；大便干燥加枳壳 6g，酒大黄（后下）8g；小便不利加车前子 8g，木通 6g；肝火盛加龙胆 6g，栀子 8g；失眠加朱砂 1.5g，首乌藤（夜交藤）15g；腿软无力加五加皮、狗脊、川续断各 8g，制马钱子 1g。对偏瘫患者有较好疗效。

（2）生黄芪 15g，水蛭 1g，虻虫 0.1g，葛根 21g，桃仁、胆南星各 6g，赤芍、地龙各 12g，酒大黄 5g，红花、毛橘红各 9g，通草 0.5g，红糖 15g，以葱白 1 根为引。水煎服，每日 1 剂，饭后服。本方有益气活血化瘀，通经活络开窍之效。适于气虚血瘀、经气内阻、痰湿内聚、上蒙清窍。

（3）黄芪 30～60g，当归 6～12g，鸡血藤 30g，丹参 15～30g，生乳香 3～9g，川芎 6～12g，葛根 6～12g。每日 1 剂，水煎，分早晚 2 次服。若口舌謇涩、言语不清、舌苔白腻者加菖蒲、郁金、制半夏；血压偏高者加钩藤；手足屈伸不利者加制豨莶草；腰膝酸软无力者加杜仲、桑寄生、枸杞子；服药后觉热的加生地黄、天花粉、麦冬。

（4）对于脑血栓形成后手足拘挛者可用伸筋草、透骨草、红花各 3g，置于搪瓷脸盆中；加清水 2kg，煮沸 10 分钟后取 50～60℃药液，浸泡 15～20 分钟，汤液温度降低后需加热，再浸泡 1 遍，手足拘挛者，先浸泡手部，后浸泡足部，每日 3 次，浸泡时手指、足趾在汤液中进行自由伸屈活动。

（5）珍珠母 50g，生牡蛎 60g。煮水 500ml 去渣，用粳米 100g 煮粥食，每日 2 次。用于阴虚阳亢之中风患者。

（6）桃仁 10g（打碎），决明子 12g。水煎后加白蜜适量冲服。用于脑血栓形成。脑出血者忌服。

（7）黑豆适量洗净，加水煮汁，煎至稠为饴膏状，用时先含口中不咽，片刻再咽下，每日数量不限。用于中风不语。

（8）山楂 60g。水煎 100ml，分 2 次口服。用于颅内高压者。

（9）将大蒜 2 瓣去皮，捣烂如泥，涂于患者牙根处。用于中风不语症。

（10）黑木耳、桃仁、蜂蜜各 120g。将黑木耳用温水浸泡，洗净，与桃仁、蜂蜜共捣烂如泥，放锅内蒸熟，分 4 天吃完。孕妇禁用。用于中风四肢麻木不仁症。

（11）乌龟 3 只，冰糖 5g。将乌龟头切下取血，碗中放入冰糖共隔水炖熟食，每日 1 次。用于中风后半身不遂、四肢麻木。

第六节　出血性中风

由于颅内各种原因引起的突然出血，称为出血性中风，包括脑出血、蛛网膜下腔出血、高血压脑病等。本病亦属中医学的"中风"范畴。

中医学认为，出血性中风属中医"中风"中脏腑范畴。其与中经络不同处，中脏腑者常有神志不清而病重。其病因亦不外乎风、火、虚、痰四端。与缺血性中风相比，诸因作用更强。

中风中脏腑可分脱证、闭证两大证，闭证又分阳闭证、阴闭证两证。风、火、痰太甚可伤正气，或正气太虚，以致正气虚脱，阳浮于上，阴竭于下，阴阳即将离决，不但见神志不清，且有"亡阳"（休克）之象，真气暴绝，元阳将脱而形成脱证，生命垂危，必须立即抢救。闭证者元阳尚足，而邪气暴盛。阳闭者以肝阳暴张、阳升风动，气血上逆，夹痰火上蒙清窍，而致昏迷、面赤身热、气粗口臭等；阴闭者火不盛，反见寒湿内盛之象，如静卧不烦、四肢不温、面白唇青等。一热一寒，以此区别。

中风后遗半身不遂、言语不利、口眼㖞斜等，是由风痰流窜经络，血脉痹阻，血瘀气滞，经络不通，气不能行，血不能荣而致。

（一）辨证用药

1. 阳闭证型

突然昏倒，不省人事，牙关紧闭，口噤不开，两手握固，二便闭塞，肢体拘挛，以及面赤身热，气粗口臭，躁扰不宁。舌苔黄腻，脉弦滑而数。治宜辛凉开窍，清肝息风。方药：羚角钩藤汤加减。羚羊角粉 1g，石决明 30g，钩藤 12g，生地黄、白芍各 15g，夏枯草、黄芩、僵蚕、菊花、浙贝母各 9g。局方至宝丹或安宫牛黄丸 1 粒。先以局方至宝丹或安宫牛黄丸灌服或研末和水鼻饲，以辛凉透窍，待患者醒后用上方煎后，冲羚羊角粉送服。

2. 阴闭证型

突然昏倒，不省人事，牙关紧闭，口噤不开，两手握固，二便闭塞，肢体拘挛，以及面白唇青，痰涎壅盛，四肢不温，静卧不烦。苔白腻，脉沉滑缓。治宜辛温开窍，除痰息风。方药：导痰汤加味。半夏、胆南星、枳实、茯苓、石菖蒲各 9g，陈皮 6g，甘草 3g，钩藤 12g，苏合香丸 1 粒。先以苏合香丸温开水化开灌服或用鼻饲法，以温开透窍，再服上方。

3. 脱证型

突然昏倒，不省人事，目合口张，鼻干息微，手撒肢凉，汗多，二便自遗，肢体软瘫。舌痿，脉微弱。治宜扶正固脱，益气回阳。方药：参附汤加味。人参 9g（另煎）或参粉 6g，制附子、炙甘草、五味子各 9g，龙骨、牡蛎各 30g，黄芪、五味子各 15g。

（二）中成药

（1）安宫牛黄丸：每次 1 丸，每日服 2 次。

（2）局方至宝丹：每次 1 丸，每日服 2 次。

（3）脑血康：每次 10ml，每日 3 次，口服（昏迷患者可鼻饲）。

（4）清开灵注射液：6ml 加 10％葡萄糖 500ml，每日 1 次静滴。适用于急性期。

（5）复方丹参液：8ml 加 5％葡萄糖 500ml，每日 1 次静滴。适用于恢复期。

（6）苏合香丸：每次 1 丸，每日 2 次。用于阴闭者。

（7）参附针：10ml 加入 50％葡萄糖液 40ml 静脉注射，每日 2～4 次。用于脱证者。

（三）单方验方

（1）生地黄、牡丹皮、泽泻、茯苓、枣皮、牡蛎、龙骨、竹茹、白芍各 12g，山药 15g，石菖蒲 9g，远志肉 6g。水煎服。用于脑出血，症见猝然昏倒，面部发红，喉间痰鸣辘辘，牙关紧闭。

（2）当归、赤芍、合欢皮各 12g，桂枝、木瓜、地龙干各 45g，鸡血藤、首乌藤（夜交藤）各 30g，桃仁、黄芩、炒六曲各 9g。水煎服，适用于中风后遗症。

（3）乌龟 3 只，冰糖 5g。将乌龟头切下取血，碗中放入冰糖共隔水炖熟食，每日 1 料。适用于脑卒中后半身不遂，四肢麻木。

（4）黑豆 500g 洗净，加水煮汁，煎至稠为饴膏状。用时先含于口中不咽，片刻后再饮下，每日数次不限。适用于脑卒中不语。

（5）火麻仁 30g，荆芥穗 10g，薄荷叶 6g，白粟米 100g。先将荆芥穗、薄荷叶煎汤取汁。用此汁研火麻仁，滤过后下白粟米煮粥，空腹食之。每日 1 料。适用于脑卒中，言语謇涩，手足不遂。

（6）香蕉皮或果柄 30～60g。煎汤服，能防治脑出血。

（7）芹菜（或蓬蒿菜、荠菜、马兰头、藕、绿豆等）适量，经常服食，能预防脑出血。

第七节　脊髓、延髓空洞症

脊髓空洞症与延髓空洞症是一种缓慢进展的脊髓或延髓退行性变性。发病年龄通常在 20～30 岁，男性多于女性，在病变节段出现节段性、分离性感觉障碍，下运动神经元病变及营养障碍，属于中医的"痿证"或"痹证"范畴。

中医学认为，本病由于脾虚运化失常，水谷精微不能达于四肢、肌肉，筋脉肌肉失养；肾虚精髓不足，骨失所养及肝血不足，筋失所养所致。

（一）辨证用药

1. 脾肾阳虚

症见倦怠气短，四肢无力，可有疼痛，腰酸腿软，关节肿大，肌肤不仁，有痛觉减退或消失，畏寒肢冷，肌肉萎缩，可有吞咽困难，言语不利或舌肌萎缩，多汗，腹胀便溏，排尿不畅或尿失禁。舌体胖嫩，舌质淡、苔薄白，脉微弱。治宜健脾补肾。方药：四君子汤合右归丸加减。党参、茯苓各 15g，炒白术、山药、制附子、当归、炒杜仲各 12g，熟地黄、生黄芪各 30g，肉桂 6g，鹿角胶、枸杞子、生甘草各 10g。

2. 肝肾两虚

症见起病缓慢，肢体痿软无力，腰脊酸软，伴有耳鸣眩晕，遗精或遗尿。舌红少苔，脉细数。治宜补益肝肾，滋阴清热。方药：虎潜丸加减。熟地黄、龟甲、当归、白芍、牛膝各 12g，枸杞子、锁阳、知母、黄柏各 9g，牡蛎 30g。

（二）中成药

（1）十全大补丸，每次 1 丸，每日 2～3 次。
（2）人参鹿茸丸，每次 1 丸，每日 2～3 次。
（3）金匮肾气丸，每次 1 丸，每日 2～3 次。

（三）单方验方

黄芪 60g，生地黄、熟地黄、鸡血藤各 30g，菟丝子、女贞子、枸杞子、白术各 15g，五味子、僵蚕、桃仁、赤芍各 10g，巴戟天 20g。肌肉萎缩加党参、甘草、陈皮、鹿角胶。腹满，胃纳不佳加厚朴、陈皮、焦三仙、鸡内金。

第八节 癫痫

癫痫是一种病因复杂的神经系统综合征。是脑神经元的异常速度放电，引起阵发性、暂时性脑功能紊乱，临床上表现为慢性反复发作的意识障碍和肌肉抽搐，也可表现为感觉、情感、行为和自主神经功能异常。小儿发病率较高，且可严重地影响小儿精神及智能发育，应积极防治。本病中医亦称为"癫痫"。

中医学认为，本病之形成，大多由于七情失调，先天因素，脑部外伤，饮食不节，劳累过度，或患它病之后，造成脏腑功能失调，痰浊阻滞，气机逆乱，风阳内动所致，而尤以痰邪作祟最为重要。

（一）辨证用药

1. 风痰闭阻型

症见在发作前常有眩晕、胸闷、乏力等症（亦有无明显先兆者）。发则突然跌倒，神志不清，抽搐吐涎，或伴尖叫与二便失禁。也有短暂神志不清，或精神恍惚而无抽搐者。舌苔白腻，脉弦滑。治宜涤痰息风，开窍定痫。方药：定痫丸加减。竹沥 10ml 另服，石菖蒲 12g，胆南星 10g，清半夏 10g，天麻 10g，全蝎 8g，僵蚕 6g，蝉蜕 20g，琥珀 2g，远志 10g，生牡蛎 15g。

2. 痰火内盛型

症见发作时昏仆抽搐吐涎，或有叫吼，平日情绪急躁，心烦失眠，咳痰不爽，口苦而干，便秘，舌红苔黄腻，脉弦滑数。治宜清肝泻火，化痰开窍。方药：龙胆泻肝汤合涤痰汤加减。龙胆 10g，木通 10g，生地黄 10g，清半夏 10g，胆南星 10g，枳实 10g，石菖蒲 12g，钩藤 15g，石决明 15g，生大黄 9g（后下）。

3. 心肾亏虚型

症见癫痫发作日久，健忘，心悸，头晕目眩，腰膝酸软，神疲乏力。苔薄腻，脉细弱。治宜补益心肾，健脾化痰。方药：大补元煎及六君子汤加减。熟地黄 12g，山药 12g，山茱萸 10g，枸杞子 10g，当归 12g，杜仲 10g，人参 10g，茯苓 12g，白术 10g，石菖蒲 15g，远志 10g。

（二）中成药

（1）青阳参片：用治各种类型癫痫及小儿痉挛等。成人剂量 15～20mg/kg，一般每日 6～8 片，最多不超过 12 片；儿童 10～15mg/kg，一般每日 1～1.5 片，最多不超过 2 片。日 1 次，连服 2 日停 1 日或隔日服。

（2）白金丸：由白矾、郁金组成。每次 3～6g，每日 1～2 次。用治痰阻心窍引起的癫痫发狂，烦躁不安，神志不清。

（3）癫痫宁片：成人每次 1.2～1.8g，每日 2～3 次，视病情而定。儿童酌减。

（4）磁朱丸：小蜜丸每次 3g，每日 3 次；糊丸每次 6g，每日 2 次，饭后服。

（5）羊痫风丸：每次 10g，每日 1 次。用治痰涎壅盛，牙关紧闭，昏迷不醒，二目上视，角弓反张，癫痫发作。

（6）桂芍镇痫片：每次 6 片，每日 3 次。用治各种类型癫痫。

（7）小儿祛风定惊丸：6 个月以内小儿慎用，6 个月至 1 岁小儿每次 1/2 丸，1～3 岁每次 1 丸，均每日 2 次。

（8）定搐化风锭：每次 1 丸（1.5g），每日 2 次。

（9）牛黄镇惊丸：每次 1 丸（1.5g），每日 2 次。

（10）琥珀抱龙丸：每次 1 丸（1.5g），每日 2 次。

（三）单方验方

（1）丹参 30g，赤芍 12g，红花 4.5g，首乌藤 30g，酸枣仁 15g，地龙 9g，珍珠母 30g，水煎服。治疗瘀血阻滞，心神不宁之惊痫。

（2）丹参 30g，赤芍 12g，红花 4.5g，川楝子 9g，青皮、陈皮各 9g，白芷 6g，合欢皮 30g，水煎服。治疗气滞血瘀之痫证。

（3）丹参 30g，赤芍 12g，红花 4.5g，葛根 9g，薄荷 3g，大青叶 30g，地龙 9g，珍珠母 30g，水煎服。治疗肝阳化风，瘀血阻络之痫证。

（4）丹参 30g，川芎 9g，红花 4.5g，半夏 9g，胆南星 6g，地龙 9g，僵蚕 9g，首乌藤 30g，珍珠母 30g，水煎服。治疗痰瘀交阻，肝风内动之痫证。

（5）柴胡 15g，黄芩 12g，白芍 12g，甘草 10g，清半夏 10g，党参 10g，生姜 4 片，大枣 5 枚，生龙骨 15g，生牡蛎 15g。每日 1 剂，水煎服。对癫痫大小发作均有效，但用于小发作优于大发作者。

（6）全蝎、蜈蚣、蝉蜕，用 1：1：3 的量，研粉制片重 0.5g，每次 2～3 片，每日 3 次。对癫痫大小发作均有效。

（7）巴豆 5g，杏仁 20g，赤石脂、赭石各 50g，巴豆去皮，压挤去油制成巴豆霜，取诸药共研细末，制成大豆大小蜜丸，每次 3 粒，每日 3 次，1～2 个月为 1 个疗程。

（8）胆南星、全蝎各 20g，法半夏、陈皮、浙贝母、石菖蒲、远志、茯神、僵蚕、郁金各 30g，钩藤、丹参各 60g。研粉，另用姜汁、竹沥各 30g，甘草 60g 煎水与上药和丸，每丸重 10g。发作时开水化药丸 2 粒，灌服。也可于发作前有预兆时服药丸 2 粒。

（9）猪心 1 个，朱砂、川贝母各 15g。将猪心用黄泥裹好，焙干，去泥研末。另取朱砂、川贝母捣碎，研末。共拌匀。每次服 15g，开水送下。

（10）羊脑 1 副，枸杞子 30g，酱油、味精各适量。加清水与调料，以文火炖煮，饮汤食脑，每日一料。

（11）珍珠母 30g，姜汁 30g，猪脑一个。用文火炖至熟透，经调味后，分多次食用，对癫痫有一定控制作用。

第九节　重症肌无力

重症肌无力是一种神经肌肉接头传递功能障碍的自身免疫性疾病。临床表现为受累肌肉极易疲劳，经休息或抗胆碱酯酶药物治疗可使症状减轻或缓解。常呈隐袭起病，以 10～35 岁多见。本病属于中医"痿证"范畴，单纯眼睑下垂型称为"上胞下垂"或"目睑下垂""睑废"等。

中医学认为，本病因脾虚不能运化水谷精微，无以濡养四肢肌肉；肾虚精气匮乏，无以充实形体所致。

（一）辨证用药

1. 脾虚气陷

眼睑下垂，复视，面色无华，纳少，便溏，或有肢体轻度乏力。舌质淡，苔薄白，脉细弱。多见于眼肌型。治宜补中益气。方药：补中益气汤加减。党参、黄芪各 20g，茯苓 15g，炒白术、当归、葛根、甘草各 10g，柴胡、升麻、陈皮各 5g。泄泻者，加扁豆、莲子肉各 10g，薏苡仁 12g，山药 15g；食欲不振、腹胀者，加砂仁、木香各 6g，焦三仙 10g。

2. 脾肾阳虚

眼睑下垂，眼球活动受限，四肢乏力，自汗，声哑，吞咽困难，纳少便溏，腰脊软弱，平素怕冷。舌质淡，舌体胖，苔白润滑，脉沉细。多见于全身型伴延髓肌无力者。治宜温补脾肾。方药：右归饮加减。肉桂 6g，党参、熟地黄、山药、枸杞子各 15g，鹿角胶（烊化）、山茱萸各 12g，熟附子、当归各 10g，黄芪 30g。眼睑下垂者，加升麻 5g；便溏者，加豆蔻 12g，补骨脂 10g，五味子 6g。

3. 肝肾阴虚

眼睑下垂，形体消瘦，头晕耳鸣，心悸失眠，腰膝酸软，五心烦热。舌红少苔，脉细数。治宜滋补肝肾。方药：左归饮加减。生地黄、熟地黄、白术、枸杞子、山药各 15g，山茱萸、龟甲各 12g，甘草 10g。可随证加减。

4. 气血两虚

精神疲倦，面色㿠白，少气懒言，肌萎无力。舌淡嫩，苔薄白，脉沉细。治宜益气养血。方药：八珍汤加减。白术、茯苓各 12g，当归、白芍、生地黄、熟地黄各 12g，炙甘草、川芎各 5g，党参、鸡血藤各 15g，黄精、黄芪各 30g。

（二）中成药

（1）补中益气丸：每次 6g，每日 3 次。用于中气不足者。
（2）胎盘片：每次 4 片，每日 3 次。
（3）益气养元丸：每次 1 丸，每日 2 次。
（4）左归丸：每次 9g，每日 2～3 次。
（5）右归丸：每次 9g，每日 3 次。
（6）金匮肾气丸：每次 1 丸，每日 2 次。
（7）参茸片：每次 3～5 片，早晚各服 1 次。
（8）河车大造丸：每次 1 丸，每日 2 次。

（三）单方验方

（1）用单味黄芪炒熟研末，每日服 100mg，至愈为止。
（2）黄芪 60g，苍术 6g。煎汤代茶。此方在临床治愈后又出现先兆症状——视疲劳时服用，可起到预防作用。

（3）金锁固精丸加马钱子 0.5g 煎汤，日 2 服，夜 1 服。

（4）生黄芪、党参各 30g，升麻 3g，柴胡、桔梗各 5g，桂枝、当归、羌活各 10g，生姜 3 片，大枣 5 枚。水煎服，每日 1 剂。

第十节 进行性肌营养不良

进行性肌营养不良系一组隐袭起病、缓慢进展的肌肉变性疾病，主要侵犯骨骼肌，也可涉及心肌。临床以进行性加重的对称性肌肉萎缩和无力为特征，多发于儿童及青少年，男性多于女性。本病属中医"痿证"范畴。

中医学认为，本病多因先天禀赋不足，肾元阳不足，脾虚运化失司，水谷精微不能濡养四肢肌肉及肾精不足不能养肾所致。

（一）辨证用药

1. 脾虚肌萎

症见缓慢发病，肢软无力，肌肉萎缩或假性肥大，纳呆食少，行走鸭步。舌淡，苔薄白，脉沉细。治宜健脾益气，补肾填髓。方药：四君子汤加味。白术、黑芝麻各 9g，甘草 3g，当归 6g，茯苓、山药、党参、熟地黄、枸杞子、菟丝子、牛膝、胡桃肉各 10g。气血两亏明显、肌萎严重者，加紫河车粉（冲服）、鹿角胶（烊化）各 2g，黄精 10g；病久而见血瘀之象，加川芎 6g，鸡血藤、丹参、地龙各 10g；食欲不振者，加砂仁 3g，焦三仙 9g。

2. 肝肾两亏

症见头颈软弱，不能抬举，足软难以站立行步，手臂无力难以握持，咀嚼乏力，常有流涎，四肢不温，大便溏薄。舌质淡胖，苔少，脉沉迟。治宜补肾健脾，强筋壮骨。方药：虎潜丸加减。苍术、锁阳、肉苁蓉、当归、炒杜仲、木瓜各 12g，牛膝、党参各 15g，醋龟甲、醋鳖甲、黄芪、黄精各 30g，阿胶、紫河车各 10g。

（二）单方验方

（1）紫河车粉，每日 10g，分 2 次服，长期服用。

（2）僵蚕，研为细末，每次 0.5g，每日 2 次。

（3）健步虎潜丸，每次 1 丸，早晚各服 1 次。

（4）马钱子用清水浸泡 7 日，每日换 1 次清水，然后取出马钱子，去皮，切成薄片，晒干，再用香油或菜油炸至老黄，研成粉末备用。冲服用量：成人一日量为 0.8～1g；儿童一日量为 0.3～0.5g。单用或配合其他中药应用。

（5）金刚丸加减方（萆薢、杜仲、肉苁蓉各12g，菟丝子 10g），水煎服，每日服 2 次。或以上方比例配蜜丸，每丸 9g，每次服 1 丸，早晚各 1 丸，可长期服用。

（6）猪骨髓汤，长期服。

第十一节　遗传性共济失调

遗传性共济失调系一组缓慢起病逐渐进展的以共济失调为主要症状的家族遗传性疾病。属常染色体显性或隐性遗传，有的呈散发性。由于病变部位不同，可有多达 60 种以上的病名和综合征，但主要可以分为脊髓为主和小脑为主两大类型。本病属中医"痿证""颤振""头痛"等范畴。

中医学认为，本病多因先天之精不足，气血虚亏，脑髓空虚，元气不能上转入脑髓，引起阴阳失调，使脑对全身控制失调，出现阴虚阳盛，或阴盛阳虚的证候。

（一）辨证用药

1. 脾肾阳虚

症见形体消瘦，精神倦怠，头晕目花，动作迟缓，下肢无力，步履蹒跚，肌肉萎缩。舌胖，苔白，脉细尺弱。治宜补脾温肾。方药：参苓白术散合右归丸加减。党参、白术、山药、熟地黄、淫羊藿各 12g，甘草 6g，扁豆、山茱萸、枸杞子、茯苓、当归各 9g。

2. 气血两虚

症见头晕，精神疲乏，面色苍白，四肢无力，共济失调，肌肉萎缩，心悸气短，言语失调，少气自汗，夜尿不禁或尿频，或排尿无力。脉沉细弱，舌淡苔白。治宜益气养血。方药：八珍汤加减。熟地黄、桑寄生、茯苓各 20g，当归、川芎、白芍、炙甘草各 10g，党参 15g，炒白术 12g，鸡血藤 30g。气虚重加生黄芪 30g；肢体共济失调加黄精 30g，杜仲 12g；言语失调加麦冬、五味子各 10g；排尿障碍加益智、金樱子各 12g。

（二）中成药

（1）人参养荣丸，每次 1 丸，每日 2 次。
（2）健步虎潜丸，每次 1 丸，每日 2 次。
（3）金匮肾气丸，每次 1 丸，每日 2 次。
（4）十全大补丸，每次 1 丸，每日 2 次。
（5）杞菊地黄丸，每次 1 丸，每日 2 次。
（6）知柏地黄丸，每次 2 丸，每日 2 次。

第十二节　肝豆状核变性

肝豆状核变性（HLD）是一种常染色体隐性遗传的铜代谢障碍所引起的家族性疾病，最常侵犯儿童或青年人。主要病理改变为豆状核变性和肝硬化；临床表现为震颤、肌强直、构音障碍等锥体外系症状，肝脾肿大、肝硬化等肝症状，精神症状等脑症状以及角膜色素环等。

中医学古代文献对本病缺乏系统阐述。但据其主要症状，似可归属于中医学的"积累""肝风""风痰"等范畴。

中医学认为，本病的发生应责之肝肾病，以肝为主。由于肝脏性喜条达而恶抑郁，肝又为风木之脏，易亢易动。肝亦主情态，若因情态失调，肝失疏泄，郁而化火生风，或则影响脾运，而水湿内聚为痰，风邪上犯于脑或流窜经络，扰动筋脉。风动过甚，下涉肾水，肾精受损，水不涵木，更易使病情加重。肝肾两虚，精髓亏乏，髓海不足，脑失所养，影响脑主神明。肾主骨，肾虚、骨不坚而产生骨病等。

（一）辨证用药

1. 肝郁化火型

症见言语不清，四肢颤抖，情绪激动时尤甚。走路欠稳，情绪不稳定，性情急躁，易激动，但有情志抑郁，闷闷不乐，出现幻觉，妄想，冲动打人，面红目赤，口干舌苦，大便燥小便黄。舌边尖红，苔薄黄，脉弦滑略数。治宜疏郁清肝，泻心安神。方药：龙胆泻肝汤合泻心汤加减。龙胆、生甘草、大黄各 10g，柴胡 12g，栀子、黄芩各 6g，黄连 5g，生地黄、泽泻各 15g，生龙骨、生牡蛎各 30g（先煎）。若忧郁不乐，心情苦闷，情绪低落者，加香附、合欢花皮、远志以疏肝解郁安神。若躁动不安，神情不定，急躁易怒者，加钩藤、礞石、茯神以镇静安神；若大便干结难解者，加瓜蒌子、玄明粉、番泻叶通泻腑结；若夜寐不安，多梦易醒者，加酸枣仁、灯心草、首乌藤（夜交藤）养心安神。

2. 脾胃虚弱型

症见神情呆滞，呈面具脸，呕恶纳呆，时自流涎，构音障碍，吐词不清，四肢颤抖，步态异常，行动不便，四肢僵直，肌张力增高。舌苔白腻或如积粉，舌淡红。治宜健脾醒胃，芳香化浊。方药：香砂六君丸合藿朴夏苓汤加减。炒党参、茯苓、苍术、白术各15g，砂仁5g，木香、豆蔻、炙甘草各6g，藿香、佩兰、法半夏各12g，川厚朴10g，生姜3片。若纳呆少食，腹胀便溏者，加焦三仙、大腹皮、泽泻健脾开胃，利湿止泻；若言语不清，构音障碍明显者，加石菖蒲、郁金、远志化痰开窍；若以四肢肌肉强直明显者，加薏苡仁、伸筋草、豨莶草、鸡血藤利湿通络舒筋；若以四肢震颤明显者，加服杜仲天麻丸以镇静息风。

3. 痰瘀互滞型

症见久患肝病，面色黧黑，胸胁不舒，胁肋疼痛，嗳气，纳少腹胀或有腹水，形瘦，四肢震颤，肌肉强直，行走欲仆，言语不清，时自流涎，肝脾肿大，质硬，检查肝功能异常。舌质暗紫，苔白而腻，脉弦滑。治宜调肝健脾，祛痰化瘀。方药：四逆散合膈下逐瘀汤加减。醋柴胡、香附、郁金、枳壳、桃仁、红花、法半夏、赤芍、当归各10g，白术12g，炒白芍、胆南星各12g，生牡蛎30g（先煎），甘草8g。若脾气虚弱较著者，加党参、山药、茯苓以健脾益气；若肢体震颤较著者，加珍珠母、磁石、天麻镇静息风；若语言不利，痰涎较甚者，加石菖蒲、橘红开窍化痰；若黄疸明显加深者，加茵陈、田基黄、垂盆草清利湿热，消退黄疸；呕恶明显者，加姜半夏、姜竹茹和胃化浊止呕；腹胀有水者，加腹皮、木香、泽泻、猪苓、车前子、马鞭草行气消水；若胁肋疼痛较著者，加川楝子、延胡索、姜黄舒络止痛；若肝脾肿大明显者，加服大黄蟅虫丸、鳖甲煎丸以活血软坚散结消癥。

4. 肝肾阴虚型

症见肢体震颤，言语不清，神情呆滞，智力下降，步行不稳或步态异常，如见慌张步态，共济失调，亦可见舞蹈、手足运动，扭转痉挛，痉挛性斜颈，肌阵挛。舌质红有裂纹少苔，脉细弦或沉弦。治宜补益肝肾，育阴定风。方药：大补阴丸合大定风珠加减。

盐水炒知柏（各）、生熟地黄各 12g，龟甲 25g（先煎），白芍、阿胶（另烊）各 15g，牡蛎 30g（先煎），生鳖甲 20g（先煎），麦冬、五味子、生甘草各 10g，鸡子黄 2 枚（冲）。若头晕目糊者，加枸杞子、菊花、何首乌以滋肾养肝明目；腰酸腰痛，下肢软弱无力者，加杜仲、桑寄生、怀牛膝补肝肾壮腰膝；若肢体震颤明显者，加磁石、钩藤、赭石镇静息风；若神呆，言语不清，智力低下，记忆力差者，加石菖蒲、天麻、郁金、远志化痰开窍醒神；大便燥结者，加肉苁蓉、当归、玄参、桑椹养阴润通；若阴虚内热，潮热颧红者，加地骨皮、白薇、青蒿等以清虚热。

（二）中成药

（1）半硫丸：每次服 3～6g，每日 3 次，能阻止肠道对铜的吸收，可试用。

（2）肝豆汤或肝豆片：主要含大黄 6～15g，黄连、黄芩各 10g，穿心莲、半枝莲、萆薢各 20g。每日 1 剂，服 3～4 周为 1 个疗程，亦可长期服用作为维持疗法。有显著排铜效果。

（3）柏子养心丸：每次服 1 丸，每日 2 次。

（4）杞菊地黄丸：每次服 1 丸，每日 2 次。

（5）河车大造丸：每次服 1 丸，每日 2 次。

（三）单方验方

（1）加味白金丸：白矾 9g，郁金 15g，白茅根、茯苓皮各 30g。每日 1 剂，水煎服，每日服 2 次。

（2）石膏 30g，黄连 15g，为末，煎甘草冷水服。对本病神经精神症状明显，有狂躁表现者尤宜，本方还有促进排酮及抑制体内铜的吸收作用。

（3）金蝎 10g，蜈蚣 5 条。焙干研细面，每次 2g，每日服 2 次。

（4）玉米 30g，加水适量煮服。玉米汤代茶饮用。

（5）鳗鲡鱼 1 条，切段，加葱、盐炖服。

（6）鳝鱼 1 条，切段，加酱油及白糖适量，煮食。

第十三节　多发性硬化

多发性硬化（MS）是一种神经系统原发性脱髓鞘性疾病。以中枢神经系统的多发病灶和病程中的多次缓解、复发为特征。常于青年时期起病，女性多于男性。本病属于中医"内障""痿证""眩晕""中风"等范畴。

中医学认为，本病多因肾阴不足，气血虚衰，肝失所养，病久肾阳不足，肝脾两虚所致。

（一）辨证用药

1. 阴虚阳亢

症见头晕耳聋，视物昏花，急躁易怒，情绪易冲动而致哭或笑，可伴有前额隐痛，眼眶深部钝痛或转动眼球时牵引样疼痛，亦可出现手部动作笨拙、走路不稳、言语断续、发言不清、筋脉拘急等症状，可有呕吐。舌质红，苔薄黄，脉细数或弦细而数。治宜育阴潜阳，养血明目。方药：大补阴丸加味。黄柏、知母各 10g，熟地黄、醋龟甲、桑枝、灵磁石各 30g，当归、女贞子、枸杞子、沙苑子、秦艽、炒杜仲各 12g，怀牛膝 15g。恶心呕吐加竹茹、生姜各 6g；走路不稳加川续断、木瓜各 12g；筋脉拘紧加白芍 30g，僵蚕 15g，全蝎 6g。

2. 肝肾不足，气血虚弱

症见视力减退，眩晕耳鸣，下肢易绊跌，甚至下肢瘫痪，手部动作笨拙，肢体麻木不仁，下肢明显，筋脉拘紧，背部和肢体可有烧灼感或寒冷感，少数患者可出现欣快感，情绪不稳，口眼㖞斜，偏侧面肌抽搐，言语不清，尿频、尿急。后期可出现尿潴留或尿失禁。舌质红或淡，苔薄白或薄黄，脉细数或细弱。治宜滋肾养肝，益气养血。方药：滋肾养血健步汤。醋龟甲、酒熟地黄、钩藤、生黄芪各 30g，炒杜仲、枸杞子、沙苑子、当归、白芍、菟丝子各 12g，怀牛膝、僵蚕各 15g，肉桂 6g。水煎分 2 次温服。尿失禁加益智、覆盆子各 12g，人参 6g；尿潴留加泽泻 15g，车前子 10g。

3. 肾阳亏损

症见下肢无力，甚至瘫痪，手部动作笨拙，肢体麻木不仁，筋脉拘紧，畏寒肢冷，言语不清，视物昏花，尿频，尿急，尿失禁。舌质淡，苔薄白，脉细尺脉弱。治宜温补肾阳。方药：右归丸加减。制附子、牛膝、僵蚕各 15g，肉桂、鹿角胶各 10g，熟地黄、醋龟甲各 30g，炒杜仲、巴戟天、肉苁蓉、山药、当归、枸杞子各 12g，全蝎 6g。水煎分 2 次温服。尿失禁加益智、覆盆子各 12g，桑螵蛸 10g；气短乏力加党参 15g。

（二）中成药

（1）灵芝注射液：每次 100～200mg，每日 2 次肌内注射。

（2）雷公藤片：每片含雷公藤总苷 20mg，每次 1～2 片，每日 3 次，连服 3 周。

（3）胎盘片：每次 3 片，每日 3 次。

（4）金匮肾气丸：每次 1 丸，每日 2 次。

（5）杞菊地黄丸：每次 1 丸，每日 2 次。

（6）知柏地黄丸：每次 1 丸，每日 2 次。

（7）六味地黄丸：每次 1 丸，每日 2 次。

（8）河车大造丸：每次 1 丸，每日 2 次。

第十四节　周期性麻痹

周期性麻痹是以反复发作的骨骼肌松弛性瘫痪为特征的一组疾病，发作时大多伴有血清钾量的改变，以低血钾为多见，可见于各年龄组，但以青春期较多见。两性之间以男性为多。本病属中医"痿证"范畴。

中医学认为，本病为饮食不节，或过度劳累伤及脾胃。脾功能失调，津液及水谷精微来源不足，筋脉肌肉失养，而出现肢体瘫痪无力。素体肾之髓水不足，肾气亏损，因受凉、惊恐而伤其肾，使肾气更虚，因而成痿。肝血不足，血不养筋，也是造成肢体瘫痪、痿软无力原因之一。

（一）辨证用药

1. 脾虚胃热，气血两虚

肢体酸软，麻木无力，甚至瘫痪，口渴，腹部胀满，心悸多汗，大便溏稀。舌质淡，苔薄黄，脉弦细无力或细数。治宜健脾清胃，益气养血。方药：人参养荣丸加减。党参、当归、白芍、炒白术各 12g，熟地黄、茯苓、生石膏、丹参、生甘草各 30g，五味子 10g，黄连 6g，怀牛膝 15g。水煎分次温服。口渴较甚加天花粉 30g，麦冬 10g，生津止渴；恶心呕吐加竹茹 10g，姜半夏 12g，止呕；呼吸困难加人参 10g，或生脉饮注射液静脉滴入以补元气；尿少酌加车前子 10g，猪苓 10g，肉桂 5g 温阳利尿。

2. 肝肾两虚，筋脉失养

肢体酸痛，四肢瘫痪，下肢尤甚，腰膝酸软，头晕耳鸣，尿少或无尿。舌质红或淡，苔薄黄或薄白，脉细数或无力。治宜补肝益肾。方药：健步虎潜丸加减。醋龟甲、熟地黄各 30g，鹿角胶、制附子各 10g，川牛膝、党参各 15g，炒杜仲、锁阳、当归、炒白术、何首乌、木瓜各 12g。尿少加肉桂 5g，车前子 10g；四肢麻木加秦艽、羌活各 10g；出现尿急、尿频、尿痛者酌加苍术 12g，黄柏 10g，知母 10g 等燥湿清热。

（二）中成药

（1）人参养荣丸：每服 1 丸，日服 3 次。

（2）人参归脾丸：每服 1 丸，日服 3 次。

（3）十全大补丸：每服 1 丸，日服 3 次。

（三）单方验方

苍术 30g，黄柏、车前子各 9g，黄连 6g，薏苡仁、牛膝、白术各 12g，丹参 15g。水煎服。有清热利湿之功。

第十五节　震颤性麻痹

震颤性麻痹是一种常见的锥体外系疾病，主要见于中老年人，病程呈进行性发展。典型的临床表现可概括为四大基本特征：①静止性震颤；②肌强直；③运动减少；④姿势障碍。

中医文献中没有震颤性麻痹的病名，但就其临床表现，应属于中医"痉证"范畴。

中医认为肾主骨生髓，脑为髓之海，肾脏功能正常，则脑髓充满，神情饱满；肾亏则髓海空虚，虚风内动则手足震颤拘挛。说明肾藏精气的盛衰对人体生长发育及衰老起着决定性作用。脾为后天之本，气血生化之源，脾虚则肾无以养，所以本病的发生与脾及气血亏虚亦有关。

（一）辨证用药

震颤性麻痹的发生与肾、脾及气血精气有关，即由于脾肾功能减退，气血精气不足，不能濡养筋脉所致，所以在辨证治疗上应注意到脾肾功能的恢复在本病中的治疗作用。

1. 肝肾阴虚型

症见肢体强硬，筋脉拘紧，抖动不已，大便干结，腰膝酸软，头昏目眩，失眠多梦。舌暗红，少苔，脉沉弦或细弦。治宜滋补肝肾，养血息风。方药：大补阴丸加味。熟地黄 15g，龟甲 15g，钩藤 15g，鸡血藤 20g，知母 10g，黄柏 10g，山茱萸 10g，杜仲 12g，生牡蛎 15g，当归 12g，何首乌 15g。

2. 气血两虚型

症见病久而重，面白无华或萎黄，头晕目花，四肢乏力，精神倦怠，肢体抖动。舌质淡胖有齿印，脉细弱。治宜益气养血，息风通络。方药：八珍汤加减。党参 12g，黄芪 15g，白术 12g，当归 12g，川芎 10g，熟地黄 12g，白芍 10g，地龙 12g，天麻 10g，枸杞子 12g，炙甘草 10g。

3. 气滞痰阻型

症见四肢震颤笨拙，活动不便，两手强直，不能握拳，不能书写，头痛失眠，咽喉不利，胸胁苦满，舌质红，苔少，脉细弦。治宜行气导滞，化痰通络。方药：半夏厚朴汤加减。清半夏 12g，厚朴 10g，茯苓 10g，柴胡 9g，白芍 10g，枳壳 10g，川芎 10g，白术 15g，全蝎 10g，蜈蚣 2 条，地龙 15g，生牡蛎 15g。

4. 气滞血瘀型

症见手足震颤，躯干肢体疼痛，伴有胁痛，烦躁易怒，胸闷。舌质紫暗，或有瘀斑，脉细涩。治宜活血化瘀，补益肝肾。方药：身痛逐瘀汤加减。桃仁 10g，赤芍 10g，五灵脂 12g，秦艽 9g，红花 6g，当归 12g，熟地黄 15g，枸杞子 12g，川芎 10g，牛膝 10g，生牡蛎 15g。

（二）中成药

（1）清开灵注射液：取本品 40ml 加入 5％葡萄糖液 500ml 中静脉滴注，每日 1 次。

（2）杞菊地黄丸：每次 1 丸，每日服 2 次。

（3）天麻丸：每次 4 粒，每日服 3 次。

（三）单方验方

（1）当归、生地黄、龟甲、钩藤各 9g，白芍 15g，川芎 3g，阿胶 12g，牛膝 6g，甘草 6g，龙骨 24g，生牡蛎 24g，生石决明 24g。每日 1 剂，水煎服。治疗震颤性麻痹以强直为主者。

（2）柴胡 15g，黄芩 12g，清半夏 12g，炙甘草 10g，生姜 4 片，大枣 5 枚，防风 12g，钩藤 15g，每日 1 剂，水煎服。治疗震颤性麻痹头部摇摆不能自主者。

第十章

儿科疾病

第一节　维生素 D 缺乏性佝偻病

维生素 D 缺乏性佝偻病是小儿一种常见慢性营养缺乏症，多见于 3 岁以下婴幼儿，占总佝偻病 95％以上。本病系因体内维生素 D 缺乏致全身性钙、磷代谢失常，钙盐不能正常沉着于骨骼生长部位，最终致骨骼畸形。近年重度维生素 D 缺乏性佝偻病的发病率已显著降低，但轻、中度佝偻病的发病率仍较高，严重影响小儿正常生长发育，是我国儿科重点防治的四病之一。本病属中医五迟、五软、龟胸、龟背等范畴。

中医学认为，本病是由于先天禀赋不足，后天喂养失宜，脾肾虚亏所致。

（一）辨证用药

1. 脾虚气弱型（轻型）

初期精神烦躁，夜寐啼哭，精神呆滞，面色苍白，头部多汗，发稀少易脱落，肌肉松软，四肢无力。形体消瘦或虚胖，腹部膨大，大便溏薄，纳呆。舌质淡苔白，肢软无力。治宜健脾补气。方药：玉屏风散合人参健脾丸加减。党参、焦三仙各 6g，白术、黄芪、怀山药、牡蛎、龙骨各 9g，防风、甘草各 3g。多汗者加浮小麦；纳呆加炙鸡内金；腹泻者加炒扁豆。

2. 脾肾虚损型（重型）

症见面色苍白，多汗肢软，神情呆钝，语言迟缓，齿出过晚，立迟行迟，囟门晚闭，毛发枯焦，脱发，形体瘦削。方药：补肾地黄丸合补中益气丸加减。熟地黄、茯苓、怀山药、牛膝各 9g，泽泻、牡丹皮、山茱萸、党参各 6g，鹿茸 1.5g，甘草 3g。气虚血弱者，加当归、黄芪；夜啼、烦躁不安者，加钩藤、蝉蜕、珍珠母；肾阳虚明显者，加菟丝子、狗脊、巴戟天。

（二）中成药

（1）龙牡壮骨冲剂：每次 1 袋，每日 2 次。

（2）龟百壮骨冲剂：每次 1/2～1 袋，每日 2 次。

（3）补天大造丸：每次 3～5g，每日 2 次。

（4）维生素 A、D 丸：每次 2 粒，每日 2 次。

（三）单方验方

（1）龟甲、骨碎补、潞党参各 9g。水煎服。

（2）苍术、牡蛎各等份。研末，每次 1g，每日 3 次。

（3）海螵蛸（乌贼骨）粉 1.5g。开水调服，每日 3 次。

（4）紫河车、鸡蛋壳（炒黄）各等份。研末，每次 0.6g，每日 3 次。

（5）半夏 12g。研细末，调拌白术，外敷贴足心。

（6）生牛骨或猪骨，焙研细面，饭后服 10g。

（7）取红枣 10 枚，粳米 50g，加水适量煮粥。加红糖少量调味食用，每日 1～2 次。

（8）猪肝、黄芪各 30g，五味子 3g。先煎去渣，入猪肝煨烂，食肝喝汤，宜常服。

（9）猪骨头、糯米粉各 500g。将猪骨头烘干研末，和糯米粉混合均匀。用法：每次服 30g，温开水调和，加白糖适量调味饮食。

（10）鸡蛋壳洗净，炒干，研极细末，每次服 0.5～1g，日 2 次。可掺食物内，宜久服。适于脾肾虚弱患者。

（11）虾皮 10g，鸡蛋 1 个。将鸡蛋打花与虾皮搅拌均匀，蒸熟佐饭吃。适于脾肾虚弱患者。

（12）取山药、黑豆各 10g，大枣 6 枚，生姜 1 片。加水适量煎汤饮用，每日 2 次。

（13）取鸡肝 1 具，紫菜 10g，炙甘草 1.5g。加水适量煎汤，喝汤吃鸡肝，每日 1 次。

（14）取干香菇适量，研细末，每服 2g，每日 2 次，以温开水送服。

（15）取核桃仁适量，与粳米煮粥，至桃仁煮烂食用，每日1～2 次。

（16）取乌骨鸡 1 只，杀后去毛及内脏，洗净，与胡萝卜适量，加水炖汤食用。

第二节　厌食症

厌食症是小儿常见的脾胃病证，以长期食欲不振，厌恶进食为特点。由喂养不当，饮食失节而致脾胃运化不健所引起。本病各个年龄都可发生，以 1～6 岁为多见，城市儿童发病率较高。发病无明显季节性，但夏季暑湿当令，可使症状加重。

中医学认为，本病主要病因为喂养不当，多病久病及先天不足，其病机为脾胃运化失健。

(一) 辨证用药

1. 脾运失健

厌恶进食，食不知味，面色少华，常伴有嗳气泛恶，胸闷脘痞，大便不畅，若迫食或偶然多食则脘腹胀满，舌质淡红，苔白腻或微黄，指纹淡，脉濡缓或滑数。治宜调脾助运。方药：不换金正气散加减。若时在夏至以后，暑湿困阻者，加青蒿、大豆黄卷、荷叶；脘痞腹胀者，加莱菔子、广木香；苔厚腻者，加厚朴、草豆蔻；食滞中阻，用神曲、山楂、枳实、槟榔、苍术、香附、茯苓、谷芽、麦芽等；乳积者，加麦芽、砂仁；食积化热者，加连翘、胡黄连。

2. 脾胃气虚

以不思进食，形体偏瘦为主。常兼面色少华，精神不振，食少便多，大便入水易散，夹未消化物，容易出汗，易罹患外感，舌体胖嫩，舌质淡，苔薄白，指纹淡，脉缓无力。治宜补运兼施。方药：异功散加味。若苔腻、大便稀者，白术易苍术，加薏苡仁；大便稀溏者，加煨木香、干姜、益智；汗多易感者，加牡蛎、黄芪、防风、浮小麦；情志抑郁者，加柴胡、郁金、川芎。

3. 胃阴不足

以纳谷呆钝，食少饮多为主，常兼面色萎黄，皮肤失润，大便偏干，小便短黄，部分小儿烦躁少寐，手足心热，舌偏红少津，苔少或花剥，指纹紫，脉象沉细。治宜益胃养阴。方药：养胃增液汤加减。兼脾气不足者，加太子参、茯苓、扁豆；大便干结者，加火麻仁、郁李仁、蜂蜜（调冲）；口渴烦躁者，加天花粉、胡黄连、芦根；手足心热，夜寐不宁者，加牡丹皮、酸枣仁、地骨皮。

（二）中成药

（1）香砂六君子丸：用于脾胃气虚证。每次 6～9 克，每日 2 次。

（2）儿康宁：用于脾胃气虚证。口服，10ml/次，一日 3 次，20～30 天为 1 个疗程。

（三）单方验方

（1）全蝎 8g，鸡内金 10g，研极细末。2 岁以下 0.3g，3 岁以上 0.6g，服 4 天为 1 个疗程，每疗程间歇 3 天。用于脾运失健厌食。每日 2 次。

（2）皂角研末，过 100 目筛。1～2 岁 0.3g，3～4 岁 0.5g，5～6 岁 0.8g，1 日 2 次，糖水冲服。用于脾虚痰湿内阻厌食。

（3）山药 10g，焦山楂、鸡内金、扁豆各 6g，甘草 4g，乌梅、沙参、白芍各 5g。水煎服，每日 1 剂。用于胃阴虚厌食。

（4）高良姜、青皮、陈皮、荜茇、荜澄茄、苍术、薄荷、蜀椒各等量，研为细末，做成香袋。佩戴于胸前。

（5）丁香、吴茱萸各 30g，肉桂、细辛、木香各 10g，白术、五倍子各 20g，共研末。取药粉 5～10g，用酒或生姜汁调糊状，外敷神阙，用伤湿止痛膏固定。24 小时换药 1 次，7～10 日 1 个疗程。

（6）猪牙皂 30g，砂仁、茯苓、焦麦芽、神曲、焦山楂、肉豆蔻各 12g，人参、白术各 10g，川厚朴 9g，广木香 6g，冰片 2g，麝香 0.4g。粉碎，以凡士林调膏状。敷于中脘、气海穴上，每日 1 换，3 次为 1 个疗程。

（7）藿香、佩兰、槟榔、山药、扁豆、白芷、砂仁、黄芪、白术、党参各等份，用无纺棉制成 11cm×9cm 药棉，盖神阙穴。30 日为 1 个疗程，每 10 日换药 1 次。

(8) 炒鸡内金 30g，炒白术 60g，研细末过筛。与红糖、炒芝麻粉各 30g，精面粉 500g，加水适量和匀。制成 20 个小饼，上锅微火烙制成焦黄松脆香甜即成。每次 1 个，5 岁以下每日 2 次，5 岁以上每日 3 次，饭前食用。

(9) 紫河车、鸡内金、羊肝各等量，洗净去筋膜，焙或烘干，共研细末。1～2 岁每次服 3g，2 岁以上每次服 6g，每日 3 次，连服 7 日。

第三节　急性上呼吸道感染

急性上呼吸道感染（又称感冒）是小儿时期最常见的疾病，有一定的传染性。主要病变为鼻、咽、喉部黏膜的急性炎症及全身感染症状。婴幼儿患病后，往往全身症状重而局部症状不显著，炎症易向邻近器官蔓延而引起并发症。本病属中医"感冒"的范畴。

中医学认为，本病的主要病因为外感时邪病毒，多在气候突变、冷热失常之时，由口鼻入肺或由皮毛而入，肺卫受邪，则见发热、恶寒、鼻塞、流涕、咳嗽等症。

（一）辨证用药

1. 风寒上感

症见恶寒重，发热轻（体温多低于 38.5℃），头痛，身痛，无汗，鼻塞，流清涕，喷嚏，喉痒，咳嗽，痰稀白，口不渴，手足稍凉。舌苔薄白而润，脉浮缓，指纹浮红。治宜辛温解表。方药：荆防败毒散加减。（以下剂量均为 1～3 岁用量）：荆芥、防风、川芎、柴胡、前胡、桔梗各 3～5g，薄荷、甘草各 1～3g，板蓝根、金银花各 5～10g。

2. 风热上感

症见发热重（体温多高于 38.6℃），可有轻度恶寒，微汗，鼻塞，咽红，咽痛，咳嗽，痰黄，口渴，年长儿可自诉头痛。舌苔薄黄，脉浮数或滑数，指纹浮紫。治宜辛凉解表。方药：银翘散加减。金银花、连翘各 5～10g，薄荷、甘草各 2～4g，荆芥、桔梗、牛蒡子各 3～5g。高热不退，口渴明显，加生石膏 10～15g；目赤，加菊花 3～5g；考虑为腺病毒感染者，加射干 1～5g。

(二) 中成药

(1) 小儿感冒片：周岁以内每次 1～2 片，1～3 岁每次 2～3 片，3 岁以上每次 3～5 片，日 2 次。用治小儿外感风寒兼有脏腑积热之发热恶寒无汗、头痛鼻塞、咽痛口渴等证。

(2) 消风丸：每次 1 丸，日 1～2 次。周岁以下小儿酌减。用治小儿外感风寒发热头痛等。

(3) 荆防败毒丸：每次半袋，日 2 次。周岁以下小儿酌减。用治感冒风寒湿邪之发热恶寒、头项强痛、肢体酸重、无汗、鼻塞等。

(4) 感冒苏风丸：水丸每次 3～6g，蜜丸每次 0.5～1 丸，日 2 次，周岁以下小儿减半。用治风寒感冒之头痛咳嗽、恶寒发热无汗等证。

(5) 小儿感冒退热糖浆：2 个月至 1 岁婴儿每次 4ml，2～5 岁每次 6ml，6～8 岁每次 8ml，9～10 岁每次 10ml，日 3～4 次。

(6) 小儿感冒冲剂：周岁以内每次 6g，1～3 岁每次 8g，4～7 岁每次 12g，8～12 岁每次 24g，日 2 次。

(7) 感冒退热冲剂：每次 9～18g，日 3 次，周岁以内酌减。用于风热感冒、头痛发热、咽喉肿痛等。

(8) 羚翘解毒丸：每次 1～3 岁半丸，3～6 岁 0.5～1 丸，日 2 次。用治风热感冒之畏寒发热、咽喉肿痛、头痛鼻塞等。

(9) 银翘解毒丸（片）：丸剂，2 岁以上每次半丸，日 2～3 次，以芦根汤或温开水送服；片剂，每次 2～3 片，日 2 次；周岁以内小儿酌减。

(10) 上感冲剂：每次 10～15g，日 2 次，2 周岁以下酌减。用治风热外感之咽喉肿痛或痄腮等。

（11）香薷感冒冲剂：每次 5～10g，日 3 次，周岁以下小儿减半。用治暑日感寒之身热恶寒、头痛无汗、胸闷呕吐之证。

（12）金银花露：每次 10～20ml，日 2～3 次，周岁以下小儿减半。用治暑热证之口渴溲赤、热疖疮毒等。

（13）藿香正气丸（片、水、软胶囊）：水丸每次 3～6g，日 2 次；片剂每次 2 片，日 3 次；酊剂每次 5ml，日 2 次。同时摇匀。软胶囊每次 1～3 丸，日 3 次。周岁以内小儿酌减。用治夏日受暑着凉，内伤湿滞之寒热头痛、倦怠泛恶等。

（14）六一散：每次 3～6g，日 2 次。用治暑湿证之心烦口渴、小便短赤等。

（15）小儿至宝丸（小儿至宝锭）：每次 3～6 个月婴儿半丸，6 个月至 1 岁 1 丸，日 2 次。用治小儿感冒挟湿之咳嗽痰多、身热神昏等。

（16）小儿止嗽金丹：每次 0.6g，日 2 次；周岁以内小儿减半。用治于肺阴不足之咳嗽、口干舌燥等证。

（17）复方枇杷叶冲剂：每次 6～9g，日 3 次，温开水冲服；周岁以内小儿减半。用治风燥伤肺之干咳频作、咽干疼痛等。

（18）小儿清热解毒口服液：口服，1 岁以下每次 2～3ml，1～2 岁每次 4～5ml，3～6 岁每次 6～8ml，7～10 岁每次 10ml，日 3 次。用治流感、上呼吸道感染及风温犯肺卫之发热咽痛等。

（19）复方银黄注射液肌注，每次 2ml，日 2 次。用于流行性感冒及炎性发热等。

（20）板蓝根冲剂（糖浆、注射液）：冲剂，每次半袋至 1 袋，每 4 小时服 1 次，温开水冲服；糖浆剂，每次 10～15ml，日 4 次；注射剂，每次 2ml，日 1 次，肌内注射。周岁以内小儿减半。

（21）牛黄八宝丸：口服，1～2 岁小儿每次半丸，3～4 岁每次 1 丸，日 1～2 次。用治风温犯肺胃之咽喉肿痛、齿龈肿痛等。

（三）单方验方

（1）生贯众 9g。水煎服，每日 1 剂，分 3 次服，连服 3 日。

（2）紫苏叶 9g，蒲公英 15g，生姜 2 片。水煎服，每日 1 剂，分 3～4 次口服。

（3）羌活 6～9g，板蓝根 15～30g。水煎服，每日 1 剂，分 3～4 次口服。

（4）淡豆豉 25g，山川柳、荆芥、大青叶、葛根各 9g，板蓝根、金银花、连翘、象贝母、白茅根、玄参、天花粉、黄芩、陈皮、赤芍各 18g，桑叶、蝉蜕、水牛角粉各 12g，羚羊角粉 1.6g。上药共研细末，每包 1.8g 重。1 岁每日 1 包，3 岁每日 2 包，6 岁每日 4 包。分 2～4 次服。

（5）将紫雪丹半瓶填于患儿脐中，以胶布或伤湿止痛膏紧贴固定，只用药 1 次。用治小儿高热。

（6）葱白、鲜薄荷叶各 3g。上药共捣烂如泥状，外敷脐部（将药泥填入脐内，外盖一塑料薄膜和纱布，周边以胶布条固定），每日换药 1 次，连用 3 日。用治小儿感冒。

（7）绿豆 20g。研细末，调鸡蛋清，敷中脘穴、涌泉穴。

（8）生姜 10g。洗净，切丝，放入锅内，加红糖 15g，再加水 150ml，煮沸后，将汤倒入盖杯内，加盖待温，趁热一顿服完。此法适用于 3 岁以上的幼童和儿童风寒感冒者。

（9）白米 50g。如常法煮粥，临熟加紫苏叶 10g，煮沸 5 分钟，去紫苏叶，食粥。有疏散风寒作用。

（10）菊花 5g。开水冲泡，代茶饮。可疏散风热。可治风热感冒。

（11）山楂 10g，金银花 30g，蜂蜜 250g。将山楂、金银花放入砂锅内，加水适量，置大火上烧沸，3 分钟后将药液滤入碗内，将药渣加水再煎 1 次，滤出药液。两次药液合并后，放入蜂蜜，搅拌均匀即可。此法可随时饮用。对风热感冒有效。

第四节　急性感染性喉炎

急性感染性喉炎是喉黏膜的急性炎症，为常见的呼吸道急性感染性疾病之一。临床以不同程度发热、声音嘶哑、破竹样咳嗽声和吸气时呼吸困难为特征。本病多见于 5 岁以下小儿，且病情多较严重，若不及时诊治可危及生命。本病属中医"声嘶""喉暗"的范畴。

中医学认为，本病多因风寒束肺，肺气失宣，寒邪客结于喉窍，阻滞脉络，郁滞气血所致；或因风热犯肺，肺失清肃，热邪壅结于喉窍而发病，甚至热邪传里，灼津炼痰，壅滞喉窍，阻遏气道。

（一）辨证用药

1. 风寒证

症见咳嗽声哑，怕冷形寒，甚至吸气时喉中有喘鸣声，呼吸困难，头汗面白。舌苔薄白，脉浮紧。治宜疏风散寒，利喉开音。方药：防风、杏仁、苍术、射干、紫苏子、胖大海、生甘草各 6～9g，细辛、桔梗各 3g，炙麻黄、薄荷（后下）各 3～4.5g，蝉蜕 3～6g。每日 1 剂，煎后分 3 次口服。

2. 风热证

症见咳嗽声重，咳声嘶哑，痰少色黄，发热咽痛，大便干结，口渴饮冷，小便短赤，甚至呼吸困难。舌苔薄黄，脉浮数。治宜疏风清热，利喉开音。方药：金银花、连翘、牛蒡子、黄芩、射干、紫苏子、胖大海、生甘草各 6～9g，重楼 9～15g，炙麻黄、薄荷（后下）各 3～4.5g，蝉蜕 3～6g，桔梗 3g。每日 1 剂，煎后分 3 次口服。

（二）中成药

（1）清咽果：每隔 2～3 小时含服 1 粒，或用开水泡饮，可作为小儿急性喉炎辅助用药。

（2）珠黄散：少许吹入喉部，每日 5～6 次。

（3）喉症散：少许吹入喉部，每日 5～6 次。

（三）单方验方

（1）吴茱萸 10g。研细末，调醋，外敷双足底涌泉穴。

（2）开金锁 15g，山豆根 9g。煎汤服。

（3）炙麻黄、荆芥各 6g，杏仁、射干各 9g，生石膏 30g。水煎服。

（4）金银花 9g，薄荷 6g，板蓝根 15g。煎水后作蒸气吸入。也可用简便方法，将上药放小水壶内，加小半壶水，煮沸后喷出蒸气，在适当距离内吸入。每日 2 次，每次 10～15 分钟。

（5）金果榄 10g。水煎服，每日 1 剂。

（6）鲜鱼腥草 60g。洗净捣烂，用米泔水 1 碗煮沸冲调，加适量白糖，每日 2 次。

（7）鸡蛋清加少许白糖，沸水冲服，入睡前服用效果较好。

（8）鸡蛋内膜配玉蝴蝶 3g，胖大海 2 个，生甘草 6g。煎服。

第五节 支气管肺炎

肺炎是由各种感染或其他因素所引起的肺部炎症。小儿肺炎因其呼吸系统的解剖生理特点及机体免疫功能的不完善，主要为支气管肺炎。临床以发热、咳嗽、呼吸急促、呼吸困难和肺部啰音等为主要表现。肺炎是小儿时期的常见病，虽全年均可发病，但以冬春季节或气候骤变时发病多见。中医将肺炎归入"肺闭""肺风痰喘"等范畴。

中医学认为，小儿肌肤薄，藩篱疏，肺脏娇，易遭风邪，若冬应寒而反温，春应温而反寒，在寒温失调下，外邪入侵，上犯于肺，肺失清肃，导致肺气闭郁而成病，甚者由闭而脱，危及生命。

（一）辨证用药

1. 风寒证

疾病早期，症见发热无汗，咳呛气急，痰色白稀，口不渴。舌苔薄白，脉浮紧。方药：炙麻黄、陈皮、甘草、桂枝各 3～6g，杏仁、紫苏子（包煎）、半夏、石菖蒲、象贝母、芥子、广郁金各 6～9g，炙细辛 3g。每日 1 剂，煎后分 3 次口服。

2. 风热证

常先有感冒咽部肿痛，后症见发热怕风，汗出咳嗽，气急痰多，痰黏色黄，扁桃体红肿。舌苔薄黄，脉数。方药：炙麻黄、陈皮、甘草、桂枝各 3～6g，杏仁、紫苏子（包煎）、半夏、石菖蒲、象贝母、金银花、连翘、葶苈子各 6～9g，生石膏 30g，桔梗 3g，每日 1 剂，煎后分 3 次口服。

3. 痰热证

症见发热咳嗽，气急鼻煽，口唇青紫，面红口渴，痰多黄黏。舌苔黄，舌质红，脉弦滑。方药：炙麻黄、陈皮、甘草各 3～6g，杏仁、紫苏子（包煎）、半夏、石菖蒲、象贝母、黄芩、丹参、海蛤壳各 6～9g，生石膏 30g，鱼腥草 15g。痰多者口服鲜竹沥，每日 2 次，每次 1 支；或吞服猴枣散，每日 2 次，每次 0.3g。

（二）中成药

（1）解肌宁嗽丸：周岁小儿每次半丸，2～3 岁每次 1 丸，日 2 次。用治感冒风寒，咳嗽痰多之证。

(2) 小儿咳喘冲剂：1 岁以下每次 2～3g，1～5 岁每次 3～6g，6 岁以上每次 9～12g，日 3 次，开水冲服。用治风寒闭肺，发热无汗，咳痰稀白，呼吸急促之证。

(3) 麻杏止咳糖浆：每次 5～10ml，每日 2～3 次。周岁内小儿慎用。用治风寒咳喘，痰多气急之证。

(4) 川贝止咳糖浆：周岁以下每次 10ml，1～5 岁每次 15ml，6 岁以上每次 20ml，日 3 次。用治风寒感冒咳嗽。

(5) 杏苏止咳冲剂：周岁以内每次 3～6g，1～3 岁每次 6g，4 岁以上每次 9～12g，日 3 次。用治风寒感冒，咳嗽气逆。

(6) 小儿清热解毒口服液：每次 1 岁以内 2～3ml，1～2 岁每次 4～5ml，3～6 岁每次 6～8ml，7～10 岁每次 10ml，日 3 次。用治外感风热咽红口干、咳嗽气促等。

(7) 小儿感冒退热糖浆：2 个月至 1 岁婴儿每次 4ml，2～5 岁每次 6ml，6～8 岁每次 8ml，9～10 岁每次 10ml，日 3～4 次。用治外感风热之恶风发热、咳嗽咽痛等。

(8) 小儿感冒冲剂：1 岁以内每次 6g，1～3 岁每次 8g，4～7 岁每次 12g，8～12 岁每次 24g，日 2 次，温开水冲服。用治感受风热之咽痛、咳嗽等。

(9) 小儿麻甘冲剂：周岁以内每次 0.8g，1～3 岁每次 1.6g，4 岁以上每次 2.5g，日 4 次。用治肺炎喘嗽、痰多喉间有痰声、气急鼻煽、高热烦躁等。

(10) 小儿清肺散：1 岁小儿每次半包，2～4 岁每次 1 包，5～8 岁每次 2 包。日 2 次。用治肺热咳嗽、气息粗促或喉间有痰声、痰多色黄、面赤身热等。

(11) 小儿化痰丸：每次 1 丸或半丸，日 1～2 次。用治风热闭肺之咳嗽气急，痰壅喘促。

(12) 小儿牛黄清肺散：周岁以内每次 0.5g，1～3 岁每次 1g，日 2 次。用于肺热咳嗽，痰涎壅盛，喘促气急，身热面赤者。

(13) 小儿珍贝散：2 岁以内小儿每次 0.15～0.3g，3～5 岁每次 0.3～0.6g，6～12 岁每次 0.6～0.9g，日 3 次，大便溏薄者慎用。适用于肺热喘嗽、痰多色黄、胸闷喘促、气粗高热面赤等。

（14）婴儿保肺散：每次 0.6g，日 1 次，婴儿酌减。用治肺热咳嗽痰多色黄，泛恶呕吐者。

（15）二冬膏：每次 6～9g，日 2 次。用治干咳少痰、鼻咽干燥等。

（16）百合固金丸：每次 2～3g，日 2 次。用治肺阴不足之干咳少痰、潮热盗汗等。

（17）健儿片：1～2 岁每次 1～2 片，3～6 岁每次 3～4 片，7 岁以上每次 5～6 片，日 2 次，一个疗程一般 1～3 个月。用治脾肺气虚之多汗易感、食欲不振等。

（18）黄芪膏：每次 5～10g，日 2 次。用治脾肺气虚之久咳自汗等。

（19）人参口服液：每次 5～10ml，日数次。用治肺炎喘嗽之气机不利，心阳虚衰。

（20）生脉饮：每次 5～10ml，日 3 次。用治气阴两亏之证。

（21）安宫牛黄丸：3 岁以内每次 1/4 丸，4～6 岁每次 1/2 丸，日 1 次。散剂 3 岁以内小儿 1/4 瓶，4～6 岁 1/2 瓶，日 1 次。具有清热解毒，镇惊开窍功效。

（22）紫雪：周岁小儿每次 0.3g，5 岁以内小儿每增 1 岁递增 0.3g，每日 1 次。具有清热解毒，镇痉开窍之功效。

（三）单方验方

（1）鱼腥草、鸭跖草、半枝莲、夏枯草各 15g。水煎服，每日 1 剂，分 3 次口服。

（2）板蓝根、大青叶各 15g，百部、桑白皮、金银花、玄参各 6～9g，甘草 3～6g。水煎服，每日 1 剂，分 3 次服。

（3）芥子粉、面粉各 30g，加水调和，用纱布包好，敷贴背部，每日 1 次，每次 15 分钟，连敷 3 日。适用于两肺湿啰音不消失者。

（4）薄荷、紫苏子、杏仁各 4.6g，生甘草、黄芩、知母、瓜蒌、炒莱菔子各 3g，菊花、地骨皮各 9g，生石膏 18g，麻黄 0.6g，青蒿、钩藤、桑白皮各 6g。水煎服。救急散 0.6g，分两次冲服。适用于肺炎初期，既有表证，又有里热者。

（5）天花粉、黄柏、乳香、没药、樟脑、大黄、生天南星、白芷各等份。上药研为细末，以温醋调和成膏状，置于纱布上，贴于胸部左右中府、屋翳穴，1 日 1～2 次。主治支气管肺炎。

（6）桑叶、知母各 15g，杏仁、前胡、白前各 10g，桔梗 6g，甘草 3g，金银花、鱼腥草各 20g。煎煮，澄清。1 日分 3 次雾化吸入，用于支气管肺炎。

第六节　支气管哮喘

支气管哮喘（称哮喘），是由嗜酸粒细胞、肥大细胞和 T 淋巴细胞等多种炎症细胞参与的气道慢性炎症。这种炎症使易感者对各种激发因子具有气道高反应性，并引起气道缩窄。临床上表现反复发作性的喘息、呼气性呼吸困难、胸闷或咳嗽等症状，常在夜间和（或）清晨发作、加剧，常常出现广泛多变的可逆性气流受限，多数患儿可自行缓解或经治疗缓解。治疗不当，也可产生气道不可逆性缩窄。本病多见于 4～5 岁以上的小儿，但婴幼儿时期亦可开始发病。

中医学认为，小儿哮喘的发病原因既有内因，又有外因。内因责之于伏痰，与素体脾、肺、肾三脏功能失调有关；外因责之于感受外邪，接触异气以及嗜食酸、甜、腥、辣。

小儿肺脏娇嫩，脾常不足，肾常虚。肺虚则卫外失固，腠理不密，易为外邪所侵；脾虚不运，生湿酿痰，上贮于肺；肾气虚弱，不能蒸化水液而为清津，上泛为痰，聚液成饮。致痰饮留伏，成为宿根。

此外，嗜食酸甜咸腻，鱼腥发物，以及接触花粉、绒毛、油漆等异常气味，也能刺激气道，影响肺的通降功能而诱发哮喘。活动过度或情绪激动，痰气交结，壅阻气道，也是诱发因素。

哮喘发作，必有留痰伏饮，受外邪而引发。发作时，痰随气升，气因痰阻，相互搏激，阻塞气道，气机升降不利，以致呼多吸少，气息喘促，咽喉哮吼痰鸣。邪蕴肺络，肺气壅塞不畅，胸部窒闷。肺气不宣，致心血瘀阻，可致肢端、颜面出现发绀。邪盛正衰，阳气外脱，能见额汗、肢冷、面色㿠白、脉微等喘脱危候。

（一）辨证用药

1. 发作期

（1）热性哮喘：咳喘哮鸣，痰稠色黄，发热面红，胸闷膈满，烦躁渴甚，声高息涌，呼气延长，小便黄赤，大便干燥或秘结，舌苔薄黄或黄腻，脉象滑数。治宜清肺化痰定喘。方药：麻杏石甘汤和苏葶丸加减。若因风寒外束，痰热内蕴，出现头痛，发热，自汗出，咳痰稠黄的外寒内热之证者，可选用定喘汤加减；便秘者，可用礞石滚痰丸；如肺阴已伤，痰热未清，去麻黄，加入沙参、麦冬、玉竹、川贝母之类；痰多者可加瓜蒌、海浮石、半夏、生姜化痰降逆；哮甚者加芥子、赭石。

（2）寒性哮喘：咳嗽气促，喉间有哮鸣声，咳痰清稀色白，呈黏沫状，形寒无汗，面色晦滞带青，四肢不温，口中不渴，或渴喜热饮，舌苔薄白或白腻，脉象浮滑。治宜温肺化痰定喘。方药：小青龙汤加味。咳甚者加紫菀、款冬花；如胸闷烦满，或烦躁兼热者，可加生石膏、黄芩，寒温并用，或改大青龙汤；经过治疗后，表解而喘渐平，可用紫苏子降气汤加减，以化痰顺气；发作以后，咳嗽痰沫甚多，可用冷哮丸以温肺化痰，缓图根治。

2. 缓解期

（1）肺气虚弱：面色㿠白，气短懒言，语声低微，倦怠乏力，自汗怕冷，四肢不温，苔薄质淡，脉细无力。治宜补肺固卫。方药：玉屏风散。肺阴耗伤者，治宜养阴润肺，可用百合固金汤；汗多者加五味子、牡蛎，敛汗固涩。肢冷者加桂枝、附子，温阳益气。

（2）脾虚气弱：咳嗽痰多，食少脘痞，面色少华，大便不实，肌肉消瘦，倦怠乏力，苔少色淡，脉缓无力。治宜健脾化痰。方药：六君子汤。大便溏薄者可加煨木香、砂仁，宽中理气止泻；食欲不振者，加焦山楂、神曲、炒谷芽、炒麦芽，导滞助运。

（3）肾虚不纳：面色㿠白，形寒怯冷，下肢不温，脚软无力，动则心悸气促，大便澄清，或夜间遗尿，舌淡苔白，脉细无力。治宜补肾固本。方药：金匮肾气丸。痰涎壅盛，加陈皮、半夏；动则喘甚，加淫羊藿、锁阳；食少纳呆，加鸡内金、神曲；肾阳不足者，宜滋阴补肾，选六味地黄丸加减，阴阳两虚者，可选参蛤散加淫羊藿、紫石英、五味子、胡桃肉，或用河车大造丸等。

（二）中成药

（1）小青龙汤冲剂：用于寒邪内阻兼有表证之喘咳。

（2）小儿肺热咳喘冲剂：用于肺热实喘者。

（3）复方川贝精片：用于痰喘证。

（4）固肾定喘丸：用于肾阳虚，肾不纳气之证。

（5）小儿止咳金丹：用于肺热阴伤之喘证。

（三）单方验方

（1）红砒 3mg，明矾 11.5mg，五味子 11.5mg，紫河车 23mg，地龙 23mg，黄精 23mg，制成片剂（以上为每片含量）。3～6 岁每天 3～5 片，7～10 岁每天 6～7 片，分早、晚 2 次服，14 天为 1 个疗程。用于小儿哮喘急性发作期。

（2）麻黄粉 0.1g，枳壳粉 0.2g，大黄粉 0.3g。上药研细粉后装入胶囊备用，每丸 0.6g。每日 3 次，每次剂量视年龄、病情给予 1/2 丸～2 丸。用于痰热喘咳。

（3）麻黄 6g，杏仁、僵蚕、款冬花各 9g，炙紫苏子、广地龙各 12g，甘草 15g。上药浓煎取汁 60ml，澄清，放在超声雾化器中吸入。每次 10～15 分钟。用于哮喘发作期。

（4）炙芥子、延胡索各 7g，甘遂、细辛各 4g。上药各研细末，加生姜汁调成糊状，分别摊在 6 块直径约为 5cm 的油纸或塑料布上，贴敷双侧肺俞、心俞、膈俞。一般贴 4～6 小时，如贴后局部有烧灼感，可提前取下。夏季三伏时每伏贴 1 次，连贴 3 年。哮喘发作期、缓解期均可使用。

第七节　充血性心力衰竭

充血性心力衰竭是指心脏工作能力（心肌收缩或缩张功能）下降，即心排血量绝对不足，不能满足全身组织代谢需要的病理状态。心力衰竭是儿童时期危重症之一。中医称本病证为"心衰"，文献中有"心悸""怔忡""喘促"等记载，多为对心衰症状的描述。

中医学认为，"心藏血脉之气"。心脏之所以能推动血液在血脉中运行而主血脉，全赖心阳之气的作用，心阳之气旺盛，则血脉充盈，心血运行正常，五脏六腑得以濡养。若心脏先天缺损，或致病之邪侵犯心脏，损害心体，或他脏疾病影响了心血运行，均可导致心阳之气受损，心脏功用减弱，最终出现心阳虚衰。在心血的运行方面，心与肺的关系非常密切，肺气壅塞，可致心血瘀阻，发展为心阳虚衰；心阳虚衰，血瘀内阻，留滞于肺络，又可加重肺气壅滞，往往表现为心肺同病的局面。此外，心阳虚衰可致五脏俱衰，如脾主运化，若心阳虚衰，脾失温运，则纳运障碍；肝为藏血之脏，主调节血量，心阳虚衰，血运受阻，则血瘀于肝，使肝脏肿大，肝失疏泄；肾为主水之脏，心阳虚衰，水失温化，肾不能主水，则水饮内停，泛溢肌肤，而为水肿。

（一）辨证用药

1. 气阴两虚

心悸，气短，疲乏，头晕，盗汗，颧红，心烦失眠。舌质偏红，脉结代或细数。方药：生脉散加味。孩儿参 15g，麦冬 9g，五味子 6g，炙甘草 3g。

2. 心肾阳虚

心悸，气喘，畏寒，肢冷，腰酸，尿少，面色苍白或青紫，全身浮肿。舌质淡白，脉沉细或结代。方药：温阳利水汤加减。附子 3g（先煎），肉桂 1.5～3g，干姜 3～4.5g，茯苓 6～15g，泽泻 9～15g，车前子 15g，白术 6g，炙甘草 1.5～3g。

3. 阳气虚脱

气喘心悸极为严重，烦躁不安，大汗，四肢厥冷，尿少，浮肿。脉沉细欲绝。方药：参附龙牡汤合参蛤散加味。人参 9g，附子 3～6g（先煎），龙骨 9～15g，蛤蚧 1.5g（研冲），炙甘草 3g。

（二）中成药

（1）生脉饮：肌内注射，每次 2ml，每日 1 次。用于气阴虚脱。

（2）参附注射液：20～40ml 加入到葡萄糖溶液中静滴。用于阳气虚脱。

（3）麦冬注射液：肌内注射，每次 2ml，每日 1 次。用于气阴虚脱。

（三）单方验方

（1）野山参或高丽参，10～15g，水煎服。用于阳气虚脱。

（2）强心散，用蟾酥 1 份，茯苓 9 份，混匀，装胶囊。每日服 300mg，分 3 次服，用于心肾阳虚。

第八节　小儿腹泻

小儿腹泻病是由多病原多因素引起的一种疾病，临床以腹泻、呕吐及水、电解质平衡紊乱为主要表现。发病年龄多在 2 岁以下，1 岁以内者约占半数。本病一年四季均可发生，尤以夏秋两季多见。根据病因可分为感染性腹泻和非感染性腹泻两类。病程在 2 周内者称急性腹泻；2 周至 2 个月者为迁延性腹泻；病程在 2 个月以上者则为慢性腹泻。

中医学认为，发病原因为感受外邪，饮食内伤，脾胃虚弱。病机为脾胃运化失常，清浊相干，并走大肠。

（一）辨证用药

1. 伤食泻

症见脘腹胀满，腹痛肠鸣，食滞纳呆，嗳腐欲呕，排气恶臭，手足心热，颊红烦急，夜卧不安，粪便黏滞不化，味酸臭或如败卵。舌苔垢腻，脉滑略数。治宜消导食积，清热止泻。方药：保和丸。神曲 10g，山楂、莱菔子各 9g，半夏、茯苓、连翘各 6g，陈皮 3g。

2. 湿热泻

症见暴迫下注，便频水多，色黄味臭，时感腹痛，精神倦怠，食欲不振，恶心呕吐，烦躁身热，口渴欲饮，尿少而黄。舌苔黄腻，舌红脉数。治宜清热利湿。方药：葛根黄连汤。葛根、黄芩各 6g，黄连、甘草各 2g。

3. 脾湿泻

夏秋多发，症见粪稀如水，味不大，食欲减退，不欲饮，恶心呕吐，腹胀少尿。舌苔白腻，舌质淡红，脉滑缓。治宜健脾利湿，化气利水。方药：胃苓汤（平胃散与五苓散合方）。白术、茯苓、猪苓、泽泻、厚朴各 6g，苍术、陈皮各 3g，桂枝 1.5g，生姜 1g，大枣 3 枚。

4. 脾虚泻

症见形体瘦弱，神疲倦怠，面色萎黄，肌肤松软，畏寒懒动，大便稀溏，色淡无臭。舌淡苔白，脉细弱。治宜健脾益胃。方药：参苓白术散。党参、莲子肉各 9g，白术、茯苓各 6g，山药 12g，扁豆 5g，薏苡仁 10g，砂仁 3g，桂枝 1.5g。久泻不止无挟杂积滞者，加诃子 3g，赤石脂、伏龙肝各 10g。

5. 脾肾阳虚

多因久病，久泻所致。肢冷，精神萎靡，面色㿠白，久泻不止，食入即泻，粪质清稀，完谷不化。舌淡苔白，脉象细弱。治宜补脾温肾。方药：附子理中汤。熟附子 3g，干姜 1g，人参（党参）9g，白术 6g，炙甘草 2g。肾阳偏虚者加四神丸；久泻不止者，加诃子、赤石脂。

6. 伤阴症

症见便频量多，粪稀如水，尿少色黄，烦躁不安，皮肤干燥，眼窝、前囟凹陷，啼哭少泪，唇红齿干，口渴喜饮。舌红少津，脉细数。治宜酸甘敛阴。方药：连梅汤。黄连 2g，生地黄、麦冬各 6g，阿胶 9g，乌梅 5g。

7. 伤阳症

症见暴泻不止，便稀如水，面色㿠白，神疲气弱，四肢厥逆，自汗。舌淡苔白，脉细弱或沉微。治宜温阳救逆。方药：参附龙牡汤。人参 9g，熟附子 3g，龙骨、牡蛎各 10g。

（二）中成药

（1）保和丸：适用于伤食泄泻，症见腹痛泄泻、泻后痛减、嗳腐吞酸、大便酸臭等。每服 6g，周岁以内酌减，每日 2 次。

（2）藿香正气丸：适用于外感风寒，内伤饮食的泄泻，症见泄泻清稀多沫、臭味不大、恶寒发热等。每次 9g，周岁以内酌减，每日 2 次。

（3）苦参片：每次 2～4 片，日 3 次，3 岁以内小儿酌减。用治肠腑湿热所致泄泻。

（4）参苓白术丸：每次 6g，每日 2 次。适用于脾虚型泄泻。

（5）小儿香橘丹：每次 3g，每日 2 次。适用于脾虚食滞之泄泻。

（6）泻痢保童丸：每次 3g，每日 2 次。用治脾肾阳虚泄泻，症见久泻不止、粪质清稀、完谷不化、形寒肢冷、精神萎靡等。

（7）七厘散：每次 0.2g，每日 1 次，重症每日 2 次。

（8）伤湿止痛膏：贴于脐部，泻止后再贴 2 日。

（三）单方验方

（1）鸡内金 1～2 个，烤干研粉吞服。

（2）石榴皮 30g。水煎服。或研面，1 岁 1 次服 0.6g，每日 2 次。

（3）茵陈（全草）30g。水煎服。

（4）山楂与乌梅，共煎内服。有效率达 92.5％。治愈率 85％。

（5）肉桂、丁香各 6g。共研细末，放入膏药中贴患儿脐部。

（6）红高粱 30g，炒黄，大枣 10 个，去核炒焦。共研末，2 岁小儿服 6g，3～5 岁服 10g。每日早晚各服 1 次。

（7）山楂、神曲、制半夏、莱菔子、陈皮各 6g，麦芽、茯苓各 9g，连翘 5g。水煎服，每日 2 次。用于伤食泻。

（8）苍术、白术、泽泻、防风、甘草各 3g，陈皮、厚朴、茯苓、猪苓、升麻、肉豆蔻各 6g。水煎服，每日 2 次。用于虚寒泻。

（9）吴茱萸 10g。研末，醋调成厚糊状，敷脐部，外用纱布固定。

（10）丁香 30g，荜茇 10g，胡椒、肉桂、吴茱萸各 5g，炒车前子 20g。共研细末，储瓶备用。每取本散 2～3g，纳入脐中，外用纱布固定。每 2 日换药 1 次。对小儿寒泻疗效颇佳。

（11）明矾、黄丹各 15g，葱白 15g。上药共捣烂成泥状，敷脐，以常规法固定。治小儿水泻。

（12）苍术、吴茱萸各 15g，丁香 3g，胡椒 15 粒。上药焙干，共研细末，装瓶备用。取药粉 1～3g，以食用油调成糊状，敷于脐部，用长宽各 4cm 的胶布固定，24 小时换药 1 次。治小儿泄泻。

（13）白胡椒 1～2 粒，研粉。将胡椒粉放入脐内，外以胶布封贴，24 小时换药 1 次。

（14）干姜、黄连、五味子各 40g，肉桂、吴茱萸各 20g，冰片 10g。共研细粉。取药粉 1～2g 和 1 粒五味子放脐中，外以胶布封贴，2 日换药 1 次，每日揉脐 3 次。

（15）吴茱萸 6g，苍术 7g，白胡椒 2g，肉桂、枯矾各 3g。共研细末，储瓶备用。每取药粉 7～8g，用食醋适量调和成膏，敷于脐中，外用麝香止痛膏（药店有售）或上盖纱布，胶布固定，每日换药 1 次。效验佳。

（16）葛根 50g，白扁豆 100g，车前草 150g。共煎水泡足。用于湿热泻。

（17）党参、茯苓、白术、薏苡仁各 9g，甘草、陈皮、桔梗、砂仁各 3g，山药、莲子肉各 12g，扁豆 5g。水煎服，每日 2 次。用于脾虚泻。

（18）粳米 50g，山药 60g。共煮粥食之，每日 1～2 次。

（19）苹果 1～2 个，去心捣泥，分数次喂服。

（20）将大米在文火中炒焦，碾粉，再煮成米汤，每次 5～8g 粉加水 100ml，当水饮用。

（21）扁豆 60g。水煮取浓汁，分次服用。

第九节　急性肾小球肾炎

急性肾小球肾炎（急性肾炎），是一组不同病因所致的感染后免疫反应引起的急性弥漫性肾小球炎性病变，临床上以起病急、水肿、血尿、少尿及高血压为主要表现。急性肾炎由多种病因引起，绝大多数为链球菌感染后肾炎（APSGN）。本病多见于4～10岁的小儿，是儿童常见病。其发病率居小儿泌尿系统疾病首位。皮肤脓疱疮引起的多在夏秋季发病，呼吸道感染引起者多在冬春季发病。预后良好，多数在半年内恢复正常，少数病程迁延1年左右。发展为慢性肾炎者仅为极少数。本病属中医"水肿"之阳水范畴。

中医学认为，本病的发生，外因是感受风邪、水湿或疮毒入侵，内因主要是肺、脾、肾三脏功能失调。肺为水之上源，脾主运化水湿，肾主水、为水之下源，三脏功能失调，致使水湿停留体内，溢于肌肤，发为水肿。故水肿病机，可概括为"其标在肺，其制在脾，其本在肾"。肺主一身之气，外合皮毛。风邪外袭，首先犯肺。风寒外袭，肺气郁遏，风热入里，肺失清肃。肺失宣降，上不能宣发水津，发散水湿，下难以通调水道，输入膀胱，以致风遏水阻，风水相搏，水湿溢于肌肤，发为水肿。风性向上，故水肿初起，两目胞先肿。

（一）辨证用药

1. 风水相搏证

水肿大都先从眼睑开始，继而四肢，甚则全身浮肿，皮肤光亮，按之凹陷即起，小便少或有血尿；并有发热、恶风、咳嗽，肢体酸痛；苔薄白，脉浮。治宜疏风利水。方药：麻黄连翘赤小豆汤加减。表寒者，加羌活、防风；咳嗽者，加葶苈子；烦躁，口渴有里热者，加石膏、栀子；血尿，加小蓟、白茅根；腰以下肿明显者，加大腹皮。

2. 湿热内侵证

肢体面目浮肿，小便短赤，甚至血尿；伴发热，皮肤有脓疮，舌苔黄或黄腻，脉数。治宜清热利湿。方药：三妙丸合导赤散。皮肤有疮毒者，去苍术，加金银花、紫花地丁；肉眼血尿者，加小蓟、牡丹皮，或参三七粉、琥珀粉，另调服。

3. 脾虚湿困证

肢体浮肿，面色萎黄，疲乏无力，胸闷腹胀，纳少便溏，小便短少；舌淡胖有齿痕，苔白滑，脉濡或沉无力。治宜健脾利湿。方药：参苓白术散加减。易出汗感冒者，加黄芪、防风。

（二）中成药

（1）银黄口服液：每次 1 支，1 日 3 次。用于急性期风热及热毒证。

（2）肾炎清热片：每次 2～4 片，1 日 2～3 次。用于急性期风热、热毒、湿热等证。

（3）肾炎消肿片：每次 2～4 片，1 日 2 次。用于恢复期气虚邪恋证。

（4）六味地黄丸：每次 8 粒。1 日 2 次。用于恢复期肾阴不足者。

（5）知柏地黄丸：每次 8 粒，1 日 2 次。用于恢复期、阴虚血尿证。

（6）麦味地黄丸：每次 8 粒，1 日 2 次。用于恢复期肺肾阴虚证。

（7）清开灵注射液：每次 10～20ml，加入 10％葡萄糖 100ml，静脉滴注。用于急性期热毒证或邪陷心肝证。

（8）二至丸：每次 3～6g，1 日 2 次。用于恢复期血尿不愈者。

（三）单方验方

（1）玉米须 100g，水煎，每日 1 剂。用于急性期全身水肿。

（2）冬瓜皮、薏苡仁各 50g，赤小豆 100g，玉米须（布包）25g，加水适量，同煮至赤小豆熟透，食豆饮汤。用于急性期水肿明显，或伴有高血压者。

第十节　肾病综合征

肾病综合征是一组由多种原因引起的肾小球基底膜通透性增加，导致血浆内大量白蛋白自尿中丢失的疾病。其临床特征是：①大量蛋白尿；②低白蛋白血症；③高脂血症；④明显水肿。以上4项第1、2项为诊断的必备条件。原发性肾病综合征约占泌尿系统疾病的20%，仅次于急性肾小球肾炎而居第2位，易发生于HLA-B8、B12、B13、B18及DRW7者，男多于女。任何年龄均可发病，学龄前儿童以微小病变型多见，非微小病变型则多见于学龄儿童。本病属中医"水肿"之阴水范畴。

中医学认为，本病的发生主要为禀赋不足，久病体虚，外邪入里三种因素。

（一）辨证用药

1. 脾肾阳虚

症见浮肿腰以下为甚，纳减乏力，形寒肢冷，腰酸膝软，面色㿠白或萎黄。舌淡胖有齿痕、苔白，脉沉细。治宜温阳利水。方药：真武汤加减。淡附片5g（先入），白术、白芍各9g，茯苓皮、猪苓各15g，泽泻、陈葫芦、车前子各30g，仙茅、巴戟天各10g（包），牵牛子（黑白丑）6g。

2. 脾肾气虚

症见面色萎黄，尿量略增，浮肿减轻，神疲纳差。舌淡苔薄，脉软。治宜益气健脾。方药：防己黄芪汤合参苓白术散。黄芪30g，防己5g，党参、薏苡仁各15g，白术、山药、猪苓、白莲须各10g，芡实12g，姜半夏6g。

3. 瘀水交阻

症见面色黧黑，唇舌有瘀点，浮肿，血尿。舌质紫暗，脉弦或软。治宜先予活血化瘀利水，后以补益脾肾佐以活血。方药：四物汤合五苓汤，补阳还五汤及左归丸加减。方药：当归尾 10g，赤芍、川芎各 9g，丹参、猪苓、茯苓、泽泻各 15g，益母草、白茅根各 30g。亦可选用黄芪 30g，当归、山药、山茱萸、枸杞子、牛膝、龟甲胶、鹿角胶各 10g，川芎 9g，红花 6g，生地黄、菟丝子各 15g。

4. 阴虚湿热

症见面红赤，满月脸，心烦热，盗汗，面部赤疬丛生。舌苔黄腻，质红，脉细数。治宜滋阴清热利湿。方药：知柏地黄丸合龙胆泻肝汤加减。知柏、龙胆各 9g，生地黄、熟地黄、泽泻各 10g，牡丹皮、柴胡各 6g，龟甲 15g（先入），莲子心 3g，薏苡仁 12g，车前子 15g（包），甘草 4.5g。

（二）中成药

（1）雷公藤多苷片：每日 1～1.5mg/kg，分 3 次，食后服。疗程 3～6 个月，用于蛋白尿者。用药期间定期检查血象、肝功能、肾功能等，发现不良反应及时停药。

（2）肾康宁片：每次 2 片，1 日 2 次。用于肾阳虚弱，瘀水互结之肾病。

（3）肾炎消肿片：每次 2 片，1 日 2 次。用于脾虚湿困型肾病。

（4）济生肾气丸：每次 3～6g，1 日 2 次。用于肾阳、肾气虚弱之肾病。

（5）肾炎阳虚片：每次 2 片，1 日 2 次。用于脾肾阳虚型肾病。

（6）金匮肾气丸：每次 8 粒，1 日 2 次。用于脾肾阳虚型肾病。

（7）滋补肝肾丸：每次 3～6g，1 日 2 次。用于肝肾阴虚型肾病。

（8）六味地黄丸：每次 8 粒，1 日 2 次。用于肝肾阴虚型肾病。

（9）强肾片：每次 2 片，1 日 2 次。用于肾病之阴阳两虚兼血瘀者。

（三）单方验方

（1）雷公藤生药：每日 5～10g，最大量不超过 15g，水煎服。用于肾病之各种证型。

（2）干葫芦（不去子）3 个，水煎，加红糖适量，分 6 次量，每日 1 次量。用于肾病水肿期。

（3）黄芪 30～60g，益母草 15～30g，白茅根 30～60g，大枣 10 枚，水煎。每日 1 剂，分次服。用于肾病脾虚兼血瘀湿热者。

（4）蝼蛄 10 条，为末，温开水冲服。每日 1 次，连服 1 周。用于肾病各证型之水肿。

（5）玉米须 60g。水煎，分次服。用于肾病水肿、蛋白尿、高脂血症。

第十一节　营养性缺铁性贫血

营养性缺铁性贫血是体内铁缺乏所导致的血红蛋白合成减少的一种贫血。临床上以小细胞低色素性贫血、血清铁蛋白减少和铁剂治疗有效为特点。缺铁性贫血是小儿最常见的一种贫血，以 6～24 个月婴幼儿发病率最高，严重危害小儿健康，是我国重点防治的小儿常见病之一。本病证可归属于中医"血虚""萎黄""虚劳""疳证"等范畴。

中医学认为，血液的化生，主要与脾胃的运化、营气的参与、肾精的转化有关，血液的化生过程要通过脾、胃、肺、心、肝、肾等脏腑共同完成。若因喂养失宜、母乳不足、饮食偏嗜；或因脏腑虚损，如先天禀赋不足；或大病久病，精气耗夺；或诸虫寄生，如蛔虫、钩虫、绦虫寄生肠道，均可引起贫血。

（一）辨证用药

1. 脾胃虚弱

面色苍黄，口唇黏膜爪甲苍白，不思饮食，体倦乏力，大便溏泄，舌质淡，苔薄腻，脉细无力。治宜健脾和胃，益气养血。方药：参苓白术散加减。党参、茯苓、白术、扁豆、山药、黄芪、当归、陈皮、砂仁、鸡内金、谷芽。

大便稀溏加苍术、薏苡仁、焦山楂以助脾运；畏寒肢冷加干姜、附片以温脾阳。大便查有钩虫卵者可先服贯众汤（贯众、苦楝根皮、土荆芥、紫苏）以祛虫，虫去后再拟健脾和胃，益气养血。

2. 心脾两虚

面色萎黄或苍白，发枯易脱，倦怠无力，食少纳呆，心悸气短，头昏目眩，口唇、黏膜苍白，爪甲色淡，舌质虚胖，苔薄白，脉细弱。治宜补脾养心，益气生血。方药：归脾汤加减。党参、黄芪、白术、甘草、当归、白芍、熟地黄、龙眼肉、酸枣仁、木香。

纳差腹胀，大便溏薄者去当归、熟地黄，加苍术、陈皮、焦山楂以调脾助运；心慌明显加柏子仁、首乌藤（夜乌藤）以养心安神。

3. 肝肾阴虚

面色苍白，两颧嫩红，目涩耳鸣，腰膝酸软，头晕目眩，潮热盗汗，口舌干燥，指甲枯脆，肌肤不泽，舌红少苔，脉细数。治宜滋养肝肾，补阴养血。方药：左归丸加减。山茱萸、熟地黄、当归、枸杞子、菟丝子、何首乌、龟甲胶、鹿角胶、山药、焦山楂。

伴有低热加鳖甲、地骨皮、银柴胡；神疲乏力加太子参、黄芪；贫血明显加紫河车、阿胶。

4. 脾肾阳虚

面色苍白，口唇淡白，畏寒肢冷，食少便溏，或夹不消化食物，发育迟缓，精神萎靡，少气懒言，舌质淡，舌体胖，脉沉细无力。治宜温补脾肾，益气养血。方药：右归丸加减。山茱萸、熟地黄、当归、枸杞子、肉苁蓉、鹿角胶、肉桂、山药、焦山楂。畏寒肢冷加仙茅、附子以温补脾肾；腹胀、腹泻去熟地黄、当归、肉苁蓉，加煨木香、苍术、白术以行气助运；贫血重者加紫河车、阿胶以补精血。

（二）中成药

（1）六君子丸：每服 3g，1 日 3 次。用于脾胃虚弱证。

（2）归脾丸：每服 3g，1 日 3 次。用于心脾两虚证。

（3）复方阿胶浆：每服 10ml，1 日 2～3 次。用于气血不足、心悸失眠、食欲不振等。

（三）单方验方

（1）当归、川芎、党参、白术各 10g，熟地黄、何首乌、陈皮、甘草各 6g，枸杞子、女贞子、鸡血藤各 12g，黄芪、阿胶（烊化）各 15g。每日 1 剂，连服 21 剂，停 7 天再服。

（2）黄芪、党参、乌梅、白芍、制何首乌各 10g，五味子、甘草各 6g，桂枝 3g，醋煅赭石（先煎）20g。每日 1 剂。

（3）炙黄芪 15g，党参、山楂各 10g，白术、炙甘草各 6g。每日 1 剂。

（4）龙眼肉 500g，薏苡仁 300g，熬取浓汁，加入阿胶 150g，浓缩成膏。每次 15g，1 日 3 次。用于脾胃虚弱证。

第十一章

外科疾病

第一节　疖

疖是一种生于皮肤浅表的急性化脓性疾病，即是单个毛囊及其所属皮脂腺的急性化脓性感染。炎症常扩大到皮下组织，可以发生在任何有毛囊的皮肤区。临床特点是局部红肿热痛，肿势局限，根浅，脓出即愈。多个疖同时或反复发生在身体各部，称为疖病。常发生于颈、背、臀部。好发于青壮年，多见于皮脂腺代谢旺盛或糖尿病患者，亦可见于抵抗力差、营养不良的婴幼儿。中医学将疖分为暑疖、蝼蛄疖和多发性疖病。

中医学认为，夏秋气候炎热，汗泄不畅，暑湿阻于肌肤；恣食膏粱厚味，醇酒辛辣炙煿，以致脏腑蕴热；平素体衰或病后虚弱，脾肾亏损，新陈代谢障碍（如糖尿病）的患者。

（一）辨证用药

1. 暑疖

多在夏、秋季节发生，症见呈单个或多个散在小疖，好发于头皮和面部，多见于儿童及产后妇女，常兼见发热，口苦咽干，食纳减少，溲赤，便秘。舌苔黄，脉数。治宜清暑化湿解毒。方药：清暑汤加味。热毒盛者，加黄连、黄芩、生栀子；溲短赤者，加茯苓、生薏苡仁；便秘结者，加生大黄。

2. 蝼蛄疖

临证可分为两个类型。

坚硬型：症见疖形肿势虽小，而根脚坚硬；溃破虽出脓水，但坚硬不退；疮口愈合后，过一段时间还会复发，往往一处未愈，他处又生。

多发型：症见疮大如梅李，相连 3～5 枚，溃后脓出，其口不敛，日久头皮串空，治宜补益气血，托毒生肌。方药：托里消毒散加减。

（二）中成药

（1）清解片：成人每次 5 片，每日 2～3 次吞服；儿童减半；婴儿服 1/3。

（2）六应丸或六神丸：成人每次 10 丸，每日 3 次吞服；儿童减半；婴儿服 1/3。

（三）单方验方

（1）初期用千捶膏盖贴；或金黄散、玉露散，用金银花露或菊花露或丝瓜叶打汁调成糊状，敷于患处；或三黄洗剂外搽。珠疖或并发湿疮者宜青黛散麻油调敷；或新鲜的蒲公英、紫花地丁、芙蓉叶、马齿苋、丝瓜叶、乌蔹莓等选用 1～2 种捣烂外敷，每日 2～3 次。

（2）成脓切开排脓。

（3）溃后用九一丹掺太乙膏盖贴，每日换 2～3 次。

第二节　痈

痈是化脓性细菌侵入多数毛囊、皮脂腺和汗腺所引起的急性化脓性炎症，属中医"有头疽"范畴。并由于发生的部位不同而各异，如生于颈后部叫"对口疽"，生于背部叫"发背""搭手"等。

中医学认为，本病多因外感火毒之邪，或素有湿热内蕴，毒邪凝聚肌肤，致使经络阻塞，营卫不和，气血凝滞而发病；或久患有消渴之疾，也易发生此症。

（一）辨证用药

1. 风热湿毒型

症见颈后或背部肿块，上有粟样脓头，痒痛并作，皮色微红微热，恶寒发热，头痛，食欲不振。舌苔薄黄，脉滑数。治宜散风清热，利湿托毒。方药：仙方活命饮加减。当归、赤芍、丹参、金银花、象贝母、皂角刺、荆芥、防风各9g，连翘12g，紫花地丁30g，陈皮6g，生甘草3g。

2. 阴虚火毒型

症见局部疮形平塌，根盘散漫，疮面紫滞，腐肉难脱，脓水稀少带血，全身壮热，口干，唇燥，便秘，溲赤。苔黄舌质红，脉细数。治宜养阴生津，清热托毒。方药：竹叶黄芪汤加减。大生地黄15g，麦冬、金石斛、当归、皂角刺各9g，生黄芪、金银花各12g，竹叶6g，生石膏（打碎）、紫花地丁各30g，黄连、生甘草各3g。

3. 气虚毒滞型

症见疮形平塌，疮色紫滞，脓腐难脱，脓水稀薄，全身伴有面色少华，精神不振，大便溏薄。苔白薄，舌质淡，脉数无力。治宜益气扶正托毒。方药：托里消毒散。党参、生黄芪、焦白术、当归、白芍、皂角刺、茯苓各9g，桔梗、生甘草各3g，金银花12g。

（二）中成药

（1）梅花点舌丹：每次3小丸，每日2次。用于初期。孕妇禁服。

（2）清血内消丸：每次 6g，每日 2 次。用于成脓期。孕妇禁忌。

（3）痈疽消毒丸：每次 1 丸，每日 2 次。用于后期。

（4）补中益气丸：每次 6g，每日 2 次。用于后期。

（三）单方验方

（1）苦瓜适量，煅为末，开水冲服。

（2）鲜香椿嫩叶、大蒜各等份，加食盐少许共捣烂，敷患处。

（3）蚯蚓数条，红糖适量，捣烂后外敷患处，每日 2 次。

（4）蓖麻仁适量，捣烂后敷患处，每日 3 次。

（5）天仙子（即莨菪子，有毒，不宜入口）适量，研末，用清水调敷。治疗痈肿疖毒有效。

（6）取生附子适量，醋少许，碾磨稠汁，围四畔，每日涂药十多次。此方适用于痈初起者。

（7）取白蔹 0.6g，藜芦 0.3g。共研为末，和酒调如泥状，敷贴患处。每日 3 次。

（8）取地肤子 30g，莱菔子 30g。加水文火煎，去渣留药液，趁热洗患处，每日 2 次，每次 10～15 分钟。

（9）白降丹 10g，雄黄 5g，冰片 3g。共研细末，装瓶密封备用。据患部红肿硬块大小而摊膏药，所摊膏药大于患部 1～2cm，第一张摊成后，用针刺透膏药呈无数针孔，第二张均匀撒药 0.01g，药量不宜过多，2 张膏药摊成后加温重叠，刺有针孔的紧贴患处。每 3 天换 1 次膏药。一般贴 1～3 张膏药即愈。

（10）薏苡仁 60g，生甘草 9g，金银花、蒲公英、当归各 30g。水煎服，每日 1 剂。用于痈发于下肢者。

（11）黄豆适量，浸泡，捣烂涂患处，效佳。

第三节　丹毒

丹毒是 β-溶血性链球菌侵入皮内网状淋巴管所致急性炎症，很少扩展到真皮层下。常因皮肤、黏膜微小损伤或足癣感染引起。好发于面部及小腿。其特点为：发病急、蔓延快、不化脓、无组织坏死、易传染。

在中医古籍中根据发病部位不同，而有许多名称，如发于头面部的叫"抱头火丹"；发于胸腹腰胯的叫"内发丹毒"；发于下肢的叫"流火"；新生儿丹毒则名"赤游丹"。一般好发于小腿及头面部。

中医学认为，凡刺伤、抓伤、挖鼻、挖耳、虫咬、外伤等，致令皮肤破损，毒邪乘隙侵袭而成。

此外，素体血分有热，心火内炽，复感风热之邪，内外合邪，风火煽动，发为火毒搏结于皮肤而发。总之，本病的发生，均属血热火毒为患，由于可发于全身各处，其所属脏腑、经络各有不同。发于头面部位，责之于风热火毒；发于胸腹腰胯部位者，责之于肝经郁火发越于外，或脾胃湿热蒸腾于外而成；发于下肢者，多责之于湿热下注而发；发于小儿者，则属胎毒胎火所致。

（一）辨证用药

本病初起往往怕冷高热，头痛，骨节酸楚，胃纳不香，便秘溲赤。苔薄白或薄黄，舌质红，脉洪数或滑数。继则出现皮肤局部症状。若见壮热烦躁、神昏谵语、恶心呕吐者，是为毒邪内攻之险证。根据上述辨证治宜凉血清热解毒化瘀。方药：发于头面者，用普济消毒饮加减；发于胸腹、腰胯者，用龙胆泻肝汤或化斑解毒汤加减；发于下肢者，用萆薢渗湿汤合五神汤加减；新生儿丹毒或毒邪内攻者，用犀角地黄汤合黄连解毒汤加减。

（二）中成药

（1）梅花点舌丹：每次3小丸，每日2次。孕妇忌服。

（2）复方金银花冲剂：每次1～2袋，每日2～3次，开水冲服。

（3）五福化毒丸：每次1丸，每日2次。

（4）紫雪丹：每次 1.5～3g，每日 2 次。

（5）导赤丹：每次 6g，每日 2 次。

（三）单方验方

（1）大黄、黄柏、姜黄各 120g，白及 90g，甘草、赤芍、天花粉、青黛各 60g。共研细末，用蜂蜜或鲜草露汁调敷患处。此方还可用于疖、痈、脓肿等。

（2）芒硝适量，以水调涂患处。

（3）大黄、雄黄各等份，研末，鸡蛋清调敷患处。

（4）蚯蚓 1 条，加入白糖适量，半日后涂患处。

（5）仙人掌根 1 块，捣汁敷患处，每日 2 次。

（6）鲜跖草（又名竹节菜、兰花草）宽叶 50 片，食醋 300g，浸泡 1 小时后，用叶片外敷患处，干后即换，每日换 4～6 次。

（7）栀子适量，捣烂和水调均匀。敷患处。

（8）大青叶 60g，水煎代茶服，每日 1 剂。

（9）香菜 30g，捣烂绞汁，外涂患处。

第四节　急性蜂窝织炎

急性蜂窝织炎是皮下、筋膜下或深部疏松结缔组织的急性弥漫性化脓性炎症。临床以起病急，局部红、肿、热、痛，与正常组织无明显界限，伴畏寒、发热等全身症状为特点。常发生于四肢、指、趾、颜面等处。本病属于中医"有头疽"范畴。

中医学认为，本病多由于感受风湿热邪，热毒内蕴，滞而不散所致。

（一）辨证用药

中医对本病运用和营清火解毒之法。方药：当归、赤芍、连翘、皂角刺各 9g，金银花 10g，紫花地丁、蒲公英各 30g，生甘草

6g。发于上部加荆芥、菊花各 9g；发于下部加牛膝、苍术各 9g；发于中部加柴胡、陈皮各 6g；热毒盛加栀子、黄芩各 9g，鲜生地黄 30g。

（二）中成药

（1）玉露膏或金黄膏外敷。用于初起时。
（2）化腐生肌散外敷。用于成脓溃破后。
（3）生肌玉红膏外敷。用于脓净后。

（三）单方验方

（1）冰片 1 份，芒硝 10 份，混匀研末，按病变范围，将本药面适量撒于纱布中，使药粉厚约 0.5cm，纱布四边折起包好，贴敷患处后固定之，每 2～3 天换药 1 次，效验显著。

（2）白花草、老鼠拉冬瓜、水田七各等量，混合捣碎，敷贴肿胀部位，外用油纸包之；以薄敷料盖过整个患处为度，已溃破处，不得敷此药。每日换药 1 次。伴有发热者另取土黄连 18g，野菊花、水泽兰各 9g，土黄芩、金银花藤、穿破石各 12g，甘草 3g。水煎服，每日 1 剂。以清热解毒。

（3）大蒜头 125g，芒硝 63g，大黄末 31g，醋 63ml。将大蒜去皮与芒硝同捣成糊状，然后用凡士林涂擦患处，敷以蒜糊（范围要稍大于患处，约 3mm 厚），用纱布包扎固定。1 小时后去掉敷药，用温水洗净；再敷以醋调大黄粉，6～8 小时后去药。一般 1 次即可，必要时再敷 1 次。

（4）槐花（微炒）和核桃仁各 60g，酒 100g。煎服。用于疔疮肿毒，一切痈疽发背。

（5）鲜马兰头 100g，加食盐少许一同捣烂，用酒拌成糊状，涂敷于患处。

第五节　全身化脓性感染

病原菌入人体血液循环，并在其内生长繁殖和产生毒素，引起严重的全身感染症状或中毒症状，称为全身性感染。在众多的病原菌中，以化脓菌最常见。故又称为全身化脓性感染。真菌引起的全身性感染近年有增多的趋势，与临床长期用广谱抗生素治疗有关。中医学认为全身化脓性感染常见于疔疮走黄，属"热入营血""邪陷心包"的危候。相当于中医的"走黄""内陷"。

中医学认为，本病的病因病机是外感六淫，邪毒化火，或内有郁热，蓄而成毒，正气内虚，邪毒内陷，容于营血，入于经络，内陷脏腑，直犯神明，而成本证。如脾胃素虚、湿邪内困、外界湿热之邪趁虚而入，也可导致本证的发生。正虚可由饮食不节，起居失常，素体不足，或因病致虚，或药治欠当，峻泻伤正，或过衰耗气伤阴，或严重烧伤，皮焦肉灼，或疮毒脓血，气血津液损伤，或疮疖挤伤，局部气血功能障碍，或摔伤后，气血瘀滞，荣气不行，疮疖失治等，正不胜邪，导致邪毒内陷。

（一）辨证用药

1. 热毒炽盛

寒战高热，烦躁谵语，面红唇赤，头晕头痛，肢节肿痛，气促鼻煽，咳嗽咳痰，皮疹或皮肤脓点、疮疖及其他化脓性感染，小便短赤，大便干结。舌红或绛或有芒刺、瘀斑，苔黄或黄腻，脉洪数或弦数。治宜清热解毒凉血。方药：犀角地黄汤合黄连解毒汤或清瘟败毒饮加减。水牛角、鲜生地黄、赤芍、牡丹皮、紫花地丁、金银花、黄芩、栀子、黄连、黄柏、连翘、野菊花、重楼、半枝莲、生甘草等。

2. 湿热蕴结

恶寒发热，头身重痛，神疲倦怠，脘闷腹胀，纳呆呕吐，腹痛腹泻，或有黄疸，小便黄赤。舌红，苔黄腻或白腻，脉滑数或弦滑。治宜清热利湿解毒。方药：茵陈蒿汤合黄芩滑石汤加减。常用茵陈、栀子、黄芩、滑石、生薏苡仁、金钱草、车前草、泽泻、柴胡、郁金、枳壳等。

3. 热毒伤阴

发热不退，口干唇燥，渴喜冷饮，胃纳不振，大便燥结，小便短赤，或神志昏糊，疮色紫滞，肿平脓少或有血水。舌红绛，苔光剥或焦干，脉细数或虚数。治宜养阴生津，清热解毒。方药：增液汤或竹叶黄芪汤合黄连解毒汤加减。常用鲜生地黄、鲜沙参、麦冬、天冬、生石膏、金银花、连翘、栀子、黄芩、半枝莲、蒲公英、生黄芪、生甘草等。

4. 气阴两虚

起病较缓，发热或无热，面色苍白或晦暗，神疲乏力，嗜睡懒言，头晕头痛，口干欲饮，心烦不寐，盗汗或有抽搐、纳呆。舌淡红，苔薄白或少苔，脉弦细或弦细数。治宜益气养阴清热。方药：生脉散合六味地黄汤加减。常用人参、麦冬、五味子、怀山药、丹参、地骨皮、墨旱莲、女贞子、生地黄、黄芪、青蒿、白薇、山茱萸等。

5. 气虚阳虚

病程较长，身无热或体温反低，神萎气怯，自汗肢冷，口不渴或喜热饮，甚则呼吸浅促，手足震颤，疮色暗淡，肿势塌陷，脓水稀薄，不知疼痛。舌淡，苔薄白，脉沉细或细弱。治宜益气扶正托毒。方药：透脓散、托里消毒散加减。常用生黄芪、党参、山药、焦白术、金银花、黄芩、白花蛇舌草、皂角刺等，病势重者加人参、炮附片。

（二）中成药

（1）安宫牛黄丸、至宝丹、紫雪丹：口服或鼻饲给药。适用于热毒炽盛，甚或神昏谵语等。

（2）清开灵注射液：10ml 加入 25％～50％葡萄糖溶液 20ml，静脉注射，每隔 1～2 小时可重复 1 次。具有清热开窍醒神作用。

（3）双黄连注射液：3g 加入 5％葡萄糖氯化钠溶液或 5％葡萄糖溶液 500ml，静脉滴注，每日 1～2 次。具有清热开窍醒神作用。

（4）参麦注射液：40～60ml 加入 5％葡萄糖溶液或葡萄糖氯化钠溶液 500ml，静脉滴注。适用于气阴耗伤，神疲烦渴者。

（5）参附青注射液：40～60ml 或 100ml 加入 5％葡萄糖溶液 500ml，静脉滴注。适用于阳气欲脱，汗出肢冷者。

（三）单方验方

可用独参汤或参附汤之类另炖服，或水煎服。

第六节　急性乳腺炎

急性乳腺炎是由细菌感染引起的乳腺组织的急性化脓性感染，绝大多数发生于产后 1 个月内的哺乳妇女，尤以初产妇为多。临床以产后 3～4 周出现乳房肿块，乳汁排出不畅，伴有明显疼痛、压痛和发热等为特点，脓肿形成时可发现波动。本病中医称为"乳痈"，又名"石乳""吹乳"。

中医学认为，本病是由于产后体虚，毒邪外侵，与郁乳相凝而发病；情志不畅，肝气郁结，乳络阻滞，乳汁郁积，郁阻乳络，久郁化热成痈；饮食不节，脾胃失和，胃热壅滞，热郁乳络，乳腐成痈。

（一）辨证用药

1. 郁乳期

乳房肿胀触痛，皮色微红或不红，肿块或有或无，乳汁排泄不畅，恶寒发热，骨节酸痛，胸闷头痛，恶心呕吐，食欲不振。舌苔薄黄，脉浮近数。宜清热解毒，理气消肿。方药：蒲公英、板蓝根、白头翁、麦芽各30g，全瓜蒌、郁金各18g，青皮6g，路路通10g。水煎服。

2. 酿脓期

肿块逐渐增大、硬结明显，继而皮肤焮热，搏动性疼痛。发热疼痛连续10余天，结块渐软，按之有波动感时，是已到脓熟阶段。舌苔黄燥，脉数。宜清热解毒，理气透脓。方药：金银花20g，蒲公英、紫花地丁各30g，赤芍18g，皂角刺、白芷、露蜂房各10g，青皮6g。水煎服。

3. 溃脓期

溃破出脓后，肿消痛减，逐渐向愈。或脓肿溃后，肿痛不减，排脓不畅，为正虚邪盛不能托毒外出。舌质淡，舌苔黄，脉细滑数。宜补益气阴，清除余毒。方药：生黄芪、蒲公英各18g，太子参、金银花各15g，白术12g，当归10g，陈皮6g。水煎服。

（二）中成药

（1）乳癖消：每次6片，日3次。具有清热解毒，活血消痈，软坚散结之功效。用治乳痈初期。

（2）金黄散：用仙人掌、鲜菊花叶等捣汁调敷。用于皮肤微红者。

（3）生肌玉红膏：局部外用。

（4）乳核散结片：每次 4 片，日 3 次。具有舒肝解郁，软坚散结，调理冲任之功效。用治乳痈。

（5）犀黄丸：每次 1 管，每日 2 次。

（6）醒消丸：每次 9g，每日 2 次。

（7）冲和膏：黄酒调敷局部。用于局部皮色不红、胀而微痛者。

（8）三黄膏：局部外贴。用于乳腺脓肿。

（9）连翘解毒丸：每次 6～9g，每日 2 次。用于胃热盛型。

（10）乳疮丸：每次 9g，每日 2 次。用于胃热盛型。

（11）八珍丸：每次 1 丸，每日 2 次。用于气阴两伤型。

（12）四妙丸：每次 6 丸，每日 2 次。用于气阴两伤型。

（三）单方验方

（1）蒲公英 60～100g。水煎服，每日 1 次；再用蒲公英渣趁热敷患处，每日 1 次。

（2）金银花 90g，生甘草 15g，皂角刺 12g，鹿角片 10g，加白酒 50ml，水煎服。一般 3 剂肿块消失，乳汁通畅而愈。

（3）大黄 12～30g，生赤芍 60g，丹参、川芎各 10g，黄芪 10～15g，金银花、蒲公英、生甘草各 30g。加水煎服。每日 1 次，分 2 次服（早、晚），治疗期间，患侧乳房停哺乳，以吸乳器吸出乳汁。大多服 2～5 剂而愈，总有效率 98.7%。

（4）蒲公英、紫花地丁各 30g，黄芩、皂角刺、赤芍、王不留行、金银花、连翘各 10g，木通、白芷各 5g。水煎，每日 1 剂。纳差者加谷芽或神曲 10g，对乳痈初起，乳房胀满结块，发热疼痛者有效。

（5）取生半夏、葱白各等量，共捣如泥，做成枣核大的栓剂，塞入健侧鼻腔，多饮开水，30 分钟取出栓剂。用药后 1～2 日症状消失。对形成脓肿的疗效不佳。

（6）全瓜蒌、金银花各 30g，牛蒡子、天花粉、赤芍、柴胡、黄芩、栀子、连翘、青皮、陈皮、皂角刺各 9g，蒲公英 24g，生甘草 3g。水煎服，每日 1 剂。

（7）黄芪 30g，防风 10g。水煎服。适于溃脓期。

（8）炒麦芽 60g，水煎服。日 1 剂，连用 2～3 日，具有回乳功效。用于严重感染或脓肿引流后并发乳瘘时。

（9）取新鲜艾根 9 条（1 剂量），洗净切片或打碎用砂锅加清水 2 碗，放药煎至 1 碗，取出药渣，然后煎鸡蛋 1～2 个，与药液 1 次服完，每日 1 剂，如无鸡蛋，可单用野艾根。本方适用乳痈初期（未成脓疗效好）。

（10）土豆 1 个，洗净（要选用无斑点的），泥鳅 1 条（约有 10cm 长为佳），以上为 1 次用量。将泥鳅和土豆同时放入器皿中捣烂，捣至黏腻沾手时，取出做成小饼（大小视病灶）贴敷患处，每日 1 次，一般 2 次见效。本方适用于乳痈（红肿热痛）有硬结者。如遇有化脓开口者，可先用利凡诺纱条填补，外加敷料后，再敷此药饼。

（11）黄柏末 10g，调鸡蛋清，涂患处。

（12）猪蹄 1 个，黄花菜 25g，炖熟后不加佐料食之，每日 1 次。用于乳腺炎初期未成脓者。

（13）粳米 100g，蒲公英 50g。将蒲公英煎水取汁，加粳米煮粥，每日分服。用于乳腺炎溃破后脓尽余热未清者。

第七节　乳腺增生病

乳腺增生病也称慢性囊性乳腺病，或称纤维囊性乳腺病，是乳腺间质的良性增生，增生可发生于腺管周围并伴有大小不等的囊肿形成；也可发生在腺管内而表现为上皮的乳头样增生，伴乳管囊性扩张；另一类型是小叶实质增生。本病是妇女的常见病之一，多发生于 30～50 岁的妇女。临床特点是乳房胀痛、乳房肿块及乳头溢液。

本病属于中医学的"乳癖"范畴。中医学认为，本病多因情志不遂，肝郁痰凝，痰瘀互结乳房所致。或因冲任失调，气滞痰凝所致。

（一）辨证用药

1. 肝郁痰凝型

症见心烦易怒，失眠多梦，情绪急躁，乳房胀痛。舌苔薄白，脉象弦滑。治宜疏肝解郁，散结止痛。方药：柴胡、川芎、香附各9g，当归、白芍各 12g，陈皮、青皮、橘叶、橘络各 6g，益母草15g，生甘草 3g。

2. 冲任失调型

症见月经不调，腰酸乏力，经水少而色淡或闭经。舌苔白质淡红，脉弦细或沉细等。治宜补益肝肾，调摄冲任。方药：柴胡、仙茅、淫羊藿、鹿角、香附、巴戟天各 9g，当归、白芍、熟地黄、锁阳各 12g，青皮 6g。

3. 痰瘀凝结型

症见一侧或两侧乳房出现边界不清坚实肿块，轻度触痛或不痛，肿块与月经周期无变化，月经愆期。苔薄质紫，脉细涩。治宜活血化瘀，软坚散结。方药：柴胡、桃仁、三棱各 9g，当归 15g，丹参、白芍、莪术、白术、茯苓各 12g，益母草、牡蛎、土贝母各30g，生甘草 3g。

（二）中成药

（1）乳癖消：每次 6 片，日 3 次。具有清热解毒，活血止痛，软坚散结之功效。用于乳腺囊性增生。孕妇慎服。

（2）乳结平胶囊：每次 4～6 粒，日 3～4 次。具有祛瘀散结，消炎镇痛之功效。用治乳腺小叶增生。

（3）乳康片：每次 5～10 片，日 2 次，饭后服，20 日为 1 个疗程，间隔 5～7 日，继续第 2 个疗程，亦可连服。具有疏肝解郁，软坚散结，活血化瘀，理气止痛之功效。用治乳腺增生。

（4）乳核散结片：每次 4 片，日 3 次，连续服用 30～40 日为 1 个疗程。具有疏肝解郁，软坚散结，调理冲任之功效。用治乳腺囊性增生，乳腺纤维腺瘤。

（5）乳块消片：每次 4～6 片，日 3 次。3 个月为 1 个疗程，服 1 个疗程后效果不佳时，每日剂量可增至 24 片，经期不必停药，个别患者服药后经期提前。服药 2 个疗程以后若疗效不佳，可改用其他药物。具有疏肝理气，活血化瘀之功效。用治乳腺增生。孕妇慎用。

（6）小金丹：每次 1 丸，每日 2 次；或小金片 4 片，每日 2 次。

（三）单方验方

（1）柴胡 3g，郁金、皂角刺、山慈菇各 10g，鹿角霜 5g，漏芦 15g。为 3 包量，每次冲服 1 包，每日 3 次。有一定疗效。

（2）山楂、五味子各 15g，麦芽 50g。水煎服，每日 1 剂，10 天为 1 个疗程。

（3）全蝎 160g 纳入 25 个瓜蒌中，焙存性，研细末。每日 3 次，每次 3g，连服一个月。

（4）天冬、生牡蛎（先煎）、生麦芽各 30g，芥子、僵蚕、露蜂房、三棱、莪术各 10g，昆布、海藻各 15g，橘核、鹿角片（先煎）、大贝母各 12g。每日 1 剂，2 个月为 1 个疗程，月经期停服。

（5）瓜蒌子、全当归各 300g，薏苡仁 500g，漏芦、王不留行各 200g，木通 150g，制香附 250g，乳香、没药、甘草各 100g。每次 10g，日服 2 次。

（6）蒲公英、木香、当归、白芷、薄荷、栀子各 30g，紫花地丁、瓜蒌、黄芪、郁金各 18g，麝香 4g，共研末。酒精拭净脐部，待干后将药末 0.4g 倾于脐，干棉球轻压片刻，胶布贴敷，3 日换药 1 次。

（7）艾叶150g，鸡蛋2枚，共煮，食蛋弃汤。

第八节 烧伤

烧伤是指热力、电能、化学物质、激光、放射线等理化因素对皮肤、黏膜，甚至皮下组织、肌肉、骨骼、内脏器官等的直接损伤。临床上通常所指的是狭义的烧伤，即热力烧伤（包括火焰、热液、蒸气、高温物质等所致的烧伤），其他原因的烧伤通常冠以烧伤原因，如电烧伤、激光烧伤等。中医学称为"烫火伤""火伤疮"。

中医学认为，火热外伤，惊恐剧痛，伤及心神，致使心气骤虚，气虚则血滞，营卫不和，又因皮毛不存，经脉灼伤，渗液流津，以致气阴两伤，甚则气脱阴竭。火热蕴毒，可溃蚀肌肤或毒热弥漫，内陷入里，损伤脏腑，耗损日重，以致气血两亏。

（一）辨证用药

1. 火热伤阴

壮热烦躁，口渴喜饮，唇燥咽干，大便秘结，小便短赤。舌质红绛而干，舌苔黄腻或黄干，或舌光无苔，脉弦数或细数。治宜清热解毒，养阴生津。方药：白虎汤加金银花、生地黄。口渴咽干重者，加天花粉、玄参、麦冬；有壮热烦躁、大便秘结重者，加黄连解毒汤。

2. 阴伤阳脱

体温不升，呼吸气微，表情淡漠，神志恍惚，或嗜睡，四肢厥冷，汗出淋漓。舌面光剥无苔或舌苔灰黑，舌质红绛或紫暗，脉虚无力或微细。治宜扶阳救逆，固护阴液。方药：参附汤合生脉散、四逆汤。冷汗淋漓者，加煅龙骨、煅牡蛎。

3. 热入营血

高热不退，气粗口渴，烦躁不安，或神昏谵语，甚则抽搐项强。舌质红绛，苔少或无苔，脉细数。治宜清营凉血，清热解毒。方药：清营汤、黄连解毒汤合犀角地黄汤、清瘟败毒饮加减。热毒传心者，加安宫牛黄丸或紫雪丹；热毒传肺者，加生石膏、知母、贝母、桔梗、鱼腥草、桑白皮、海浮石等；热毒传肾、尿少、尿闭、尿血者，加白茅根、淡竹叶、蝼蛄、木通、黄柏、知母；热毒传脾、腹胀便结、恶心呕吐者，加大黄、枳实、竹茹；热毒传肝、痉挛抽搐者，加羚羊角、钩藤等。

4. 气血两虚

低热或不发热，形体消瘦，面色无华，神疲乏力，食欲不振，夜卧不宁，自汗、盗汗，创面皮肉难生。苔薄白或薄黄、舌淡红或胖嫩、舌边齿印、脉细数或濡缓等。治宜调补气血为主。方药：八珍汤加黄芪，托里消毒散加减。

5. 脾胃虚弱

口舌生糜，口干津少，嗳气呃逆，纳呆食少，腹胀便溏。舌光剥无苔或舌质淡胖、苔白、舌质暗红、脉细数或细弱等。治宜调理脾胃为主。方药：益胃汤、参苓白术散，加西洋参、石斛、怀山药、扁豆、野蔷薇；呃逆嗳气者，加淡竹茹、制半夏、柿蒂。总之，烧伤病证来势凶猛，复杂多变，需灵活辨证。

（二）中成药

（1）獾油：调匀，涂沫患处。用于水火烫伤。

（2）京万红：涂于创面，每日 1 次。

（3）中药烧伤膜：贴敷于经清创切痂后创面上，1～3 天换药1 次。

（4）湿润烧伤膏：该药止痛效果好，用药后 20 分钟内疼痛明显减轻。烧伤创面无明显感染者，直接使用本膏，明显污染者则先清创面，无需待干即外用本膏。

（5）安宫牛黄丸或紫雪丹：用于热毒传心，烦躁不宁，神昏谵语时。

（6）复方西瓜霜：外用，每日数次喷雾。

（7）烫伤膏：外用，擦患处。

（8）烧烫伤膏：外用，涂敷患处。

（9）犀角地黄丸：每次 2 丸，每日 2 次。用于火热伤阴之患者。

（10）八珍丸：每日 1 丸，每日 2～3 次。用于气血两虚者。

（三）单方验方

（1）鲜虎杖根、香油各适量。先将鲜虎杖根切成薄片加水煎煮 3 次，每次煮沸 15 分钟左右，取出药液，将 3 次药液合并在一起，用慢火浓缩成稀糊状趁热加入相当于药液 1/3 的香油，待凉后，用药棉蘸取药液，反复涂患处。治烧烫伤效佳。

（2）酸枣（五眼果）树皮鲜品适量，将粗皮刮掉，取树皮 1000g，加水 5000ml，共煎 4～5 小时，去渣；然后药液浓缩至 500ml 左右，即取煎液少许涂于手指上，顷刻药液黏住手指不易除去即可。用时应注意：先清洗创面，然后将药液均匀涂于创面上，每日 4 次以上。用药过程如创面有渗出液，则每隔 1～2 日以 1∶1000 的高锰酸钾溶液或生理盐水洗后涂药。创面痂皮，清洗后再涂药，每日 1 次。在治疗过程中，对创面不需包扎，本法治疗火焰、浓硫酸、开水、汽油、石灰、高温煤灰等烧烫伤效果良好。

（3）黄连 250g，食油（以菜籽油为佳）500g。先将黄连切成片状，放入容器内，再将食油放入洗净的铁锅中，加温至冒青烟，立即将油倒入盛黄连的容器内，待油散热后，用双层灭菌纱布过滤、沉淀，取上清液，装入灭菌瓶内备用。用 1‰新洁尔灭冲洗清洁创面，采用暴露疗法，涂以黄连油，每日 5～6 次。

（4）姜黄炭、大黄炭、黄柏炭各6g，地榆炭9g，冰片500mg。上述药共为粉末，加入无菌香油适量为糊状。将创面用生理盐水洗净，再用双氧水清洗擦净，剪除浮皮或腐皮，如有水疱剪破放水暴露出伤面，将药糊敷置伤面上，不必包扎，每次换药时也不必将原敷的药去除，如有敷药脱落加敷即可。一般3~4日创面即可愈合。

（5）虎杖30kg，黄连、黄柏、冰片各1.5kg组成方剂，冰片另研，其余药物加清水连续煎煮3次，每次煎2~3小时，过滤去渣，合并一起浓煎至30000ml左右，加入冰片细粉，搅匀，玻璃瓶灌装消毒。用时直接涂于创面，半小时1次。本品对Ⅰ度、Ⅱ度烧伤效果显著，对深Ⅱ度、Ⅲ度烧伤可起良好的保护创面作用。

（6）鲜侧柏叶300~500g（视烧伤面积大小而定）洗净，放入臼中捣烂如泥，加75%酒精少许调成糊状备用。使用时创面彻底清创，将调好的鲜侧柏叶敷于烧伤部位，外盖无菌纱布，胶布固定，每日换药3次。如无感染不需使用其他药物，一般5日左右即可痊愈。

（7）干紫草800g砸碎，放麻油5000g中，熬后去渣备用。创面彻底清创后用紫草油浸透的纱布敷盖创面，或直接将紫草油涂于创面上。

（8）大黄2份，蜂蜡1份，香油4份。香油熬开后，放入大黄，炸枯取出，再放蜂蜡搅匀待冷。涂患处，纱布敷盖。

（9）生石膏、大黄（川军）、儿茶、寒水石各等份，共为细面，香油调涂。立即止痛。

（10）地榆焙黄研末，黄连或大黄末，用量相等，香油调上，止痛无瘢。单用地榆亦可。

（11）紫草、地榆各500g，虎杖25g，穿心莲、白芷各250g。洗净后放入食用香油2.5kg内浸泡一个月，入铁锅内文火熬至黑红色，过滤去渣，加麝香、冰片少许调剂，高温灭菌待用。将药液用排笔刷或棉球均匀地涂在创面上，每日1~2次；半暴露部位或不宜暴露部位，用纱布浸药敷于创面包扎，每日或隔日1次。

（12）桑叶、地榆各等量，将上药晒干或焙干，共研为细末，装瓶备用，用时与香油调匀涂伤处，每日数次，至愈为止，治疗烧烫伤效好。

（13）连翘 30g，地榆、苦参、黄连各 90g。研成极细粉，装入瓶备用，用时以香油 300ml，将药粉浸入油中调匀。使用时可将上药直接涂于创面，起疱者可用无菌针头穿破。浅Ⅰ度烫伤未感染者，可很快止痛，一般在 7 日左右痊愈。轻度感染者，深Ⅱ度烫伤者均可 9～11 日创面结痂脱落。

（14）黄柏、黄芩、大黄、虎杖各 150g，地榆 200g，黄连、紫草各 60g，甘草 45g，冰片 30g。将上述各药研细末，用适量的麻油调成黏糊状装入瓶内备用。使用时用生理盐水冲洗清创后，再用 1‰新洁尔灭清洗消毒。起疱者可用无菌针头穿破抽液，但尽量保护皮肤完整，不要撕脱，将药物涂于创面，每日 1 次。最好暴露创面，如有擦掉处随时补涂，不宜过厚，以不见创面为度。本方对小中面积的烧烫伤效果较好，特别是对浅Ⅱ和深Ⅱ度烧烫伤可获一期痂下愈合，不留瘢痕。

（15）取生大黄 100g 加水 1000ml，煎至水沸后 30 分钟，过滤去渣灭菌，另加庆大霉素针剂 40 万 U，灭滴灵粉按 1% 的比例加入上液备用。用 1‰新洁尔灭局部消毒后，用空针抽完水疱内液体，再用 75% 酒精消毒伤面周围，然后用灭庆大黄液浸泡的无菌纱布块湿敷，每日 1 次，换药至痊愈为止。

（16）生姜适量洗净，捣烂敷伤处，治疗烧伤烫伤效好。

（17）熟鸡蛋黄炒出油 1 盏，调生大黄末 3g，敷之立愈。

第九节　血栓闭塞性脉管炎

血栓闭塞性脉管炎是我国慢性周围血管疾病中最常见的病种。这是一种周围血管的慢性闭塞性炎症疾病，伴有继发性神经改变，主要发生于四肢的中、小动脉和静脉，以下肢尤为多见。其临床特点为患肢缺血、疼痛、间歇性跛行、受累动脉搏动减弱或消失，伴有游走性血栓性浅表静脉炎，严重者有肢端溃疡或坏死。中医称为

"脱疽"。

中医学认为,本病系因脾肾两虚,寒湿侵袭,凝滞脉络所致,脾肾阳气不足,不能温养四肢,复感寒湿之邪,则气血凝滞,经络阻遏,不通则痛,四肢气血不充,失于濡养,则皮肉枯槁不荣;肾阴不足,或寒邪郁久化热蕴毒,湿毒浸淫,脉络闭阻,肢末无血供养,而致焦黑坏死,甚则脱落。

(一)辨证用药

1. 寒湿凝滞

患肢沉重、酸痛、麻木,小腿有麻木感,常伴有间歇性跛行,趺阳脉搏动减弱或消失。局部皮肤苍白、冰凉、干燥,面色暗淡无华,喜暖畏寒。治宜温阳通脉,祛寒化湿。方药:独活寄生汤合桂枝加当归汤加减。独活、川牛膝、制川乌、赤芍、党参各 9g,桑寄生、川续断、熟地黄各 12g,当归 15g,桂枝、红花各 6g。

2. 热毒炽盛

患肢皮肤暗红而肿,趺阳脉搏动消失,患趾如煮熟之红枣,皮肤上起黄疱,渐变为紫黑色,呈浸润性蔓延,甚则五趾相传,波及足背,肉枯筋萎、色黑而干枯;溃破腐烂,疮面肉色不鲜,疼痛异常,如汤泼火烧样,彻夜不得安眠,常须弯膝抱足按摩而坐,并伴有发热、口干、食欲减退、便秘、尿黄赤。苔黄腻,舌质红,脉洪数或细数。治宜清热解毒止痛。方药:顾步汤加减。当归、生地黄、金银花、紫花地丁、半枝莲各 30g,玄参 15g,金石斛 12g,川牛膝、黄柏、知母各 9g,生甘草 3g。

3. 气血虚弱

见久病体衰,元气虚弱,患肢肌肉萎缩,皮肤干燥脱屑,趾甲干燥肥厚,趾(指)坏死脱落,疮面经久不愈,肉芽暗红或淡而不鲜,脓液清稀,伴面色萎黄、憔悴、倦怠乏力、心悸自汗。舌质淡，苔少，脉沉细而弱。治宜补养气血，托毒消肿。方药：托里消毒散加减。党参、生黄芪各 12g，当归、赤芍、白芍、茯苓、川牛膝、红花各 9g，大生地黄、金银花各 15g，生甘草 3g。

（二）中成药

（1）脉络宁注射液：每次 10～20ml 加入 5％或 10％葡萄糖 250～500ml 中静脉滴注，每日 1 次，10～14 日为 1 个疗程。

（2）丹参片：每次 4 片，日 3 次。用于瘀血阻络，筋脉失养，症见患肢酸痛，行走无力，皮肤干燥脱屑，爪甲增厚者。

（3）复方丹参片：每次 4 片，日 3 次。适用于气滞血瘀，症见患肢疼痛，酸胀麻木，皮肤营养差者。

（4）毛冬青片：每次 4～5 片，每日 3 次。用治脉络瘀热之红肿疼痛等症。

（5）毛冬青注射液：肌内注射，1 次 2ml，每日 1～2 次。

（6）丹参注射液：每支 2ml（相当于丹参 1.5g）。肌内注射，每次 2～4ml，每日 1～2 次。静脉滴注，每次 10～20ml，加入生理盐水 500ml 中，每日 1 次。对本病各证均可用作辅助性治疗。

（7）通塞脉片：每次 6 片，每日 3 次。用治脉络毒热之症见患肢红肿、溃破流脓及坏疽痛剧者。

（8）西黄丸：口服，每次 3～6g，每日 1 次。用治红肿疼痛，发热口渴。

（三）单方验方

（1）鸡血藤 30g，土鳖虫（䗪虫）、水蛭、乳香、没药各 6g，地龙、牛膝、威灵仙各 10g，苍术、黄柏各 9g，金银花藤 60g，当归 15g，桑寄生 30g。水煎服，每日 1 剂。适用于脱疽之偏湿重者。

（2）金银花 30g，玄参、当归、丹参各 20g，红花、蒲公英、紫花地丁各 10g，制乳香、制没药各 7.5g，生甘草 5g。热盛伤阴、口干欲饮者加麦冬、石斛；偏于血瘀者加赤芍、牡丹皮、桃仁；创面愈合阶段正气虚者加黄芪、党参。水煎，每日 1 剂，分 2 次服，2 个月为 1 个疗程。另创面用氯霉素软膏外敷，每日换药。待坏死组织与健康组织分界线明显后，再用蚕食法消除坏死组织。

（3）蒲公英、凤尾竹、马鞭草、四季青各 30g。水煎服，每日 1 剂。

（4）炮附子（先煎 60 分钟）、茯苓、白芍、白术、生姜、干姜、甘草、桂枝、党参各 20g，黄芪 60g。水煎服，每日 1 剂。

（5）鸡蛋 1 枚，黑木耳 15g，紫菜 10g。煮汤服。

（6）生石膏 250g，研末，加桐油 100ml，调糊状匀敷患处，外裹消毒纱布。每日换药 1 次。血栓闭塞性脉管炎如有溃破者，需将溃破口敷平；换药时，用温盐开水（约 15%）将患处洗净擦干，再上糊剂；冬季桐油质地较黏稠，但只需与生石膏粉多拌和数次，即可调匀。切勿将桐油加热熔化，以免桐油变质，影响疗效和引起急性皮炎。本法适于各种原因引起的血栓闭塞性脉管炎，疗效较好。

（7）紫丹参 9g，白酒 500g，浸 7 日后备用。每次 30～60ml 饮服，每日 2 次，不会饮酒者可少吃些，如有感染和静脉炎时不宜服。

（8）丹参、当归、金银花各 60g，益母草、玄参各 30g，红花、石斛各 20g，桃仁、牛膝各 15g，甘草 10g。水煎，日 1 剂或隔日 1 剂。

（9）生黄芪、山药、当归、生地黄、丹参各 600g，川牛膝、石斛、萆薢、白蒺藜、甘草各 500g，肉苁蓉（大云）、黄柏、乳香、没药各 300g，牡丹皮 400g，山茱萸 700g，金银花 900g。研末，炼蜜丸，每丸重 9g，日服 2 丸。

（10）苏木、红花、乳香、没药、干姜、花椒、透骨草、千年健、鸡血藤、金银花、樟脑各 15g，桂枝 10g。装入布袋内，倒入少量白酒，将布袋扎紧，用水煮沸熏洗足部，每日 1～2 次，4 日 1 剂。适用于Ⅱ期患者。

（11）黄芪、鸡血藤、金银花各 30g，当归、玄参各 20g，川芎、党参、乳香、没药、甘草、丹参、肉桂各 10g。水煎服，每日 1 剂。

（12）生地黄、金银花、黄柏、连翘、苍术、败酱草、丹参、赤芍、白茅根各 10g。水煎取液熏洗患处。

（13）赤小豆 60g，红枣 5 枚，红糖适量，煮熟代茶代点。不论未溃、已溃，每日可用。

（14）粳米 250g，红枣 10 枚，山药 100g。共同煮粥，早晚服用。

（15）猪蹄 1 个，毛冬青根 90g。先将猪蹄洗净与毛冬青根共煮 3～4 小时，弃药渣，吃猪蹄喝汤，分 3 次服完，每日 1 剂。

第十节　深静脉血栓形成

深静脉血栓形成多发生于下肢深静脉。上肢可累及腋静脉-锁骨下静脉，下腔静脉血栓常为一侧髂股静脉血栓形成上行结果，上腔静脉血栓多继发于纵隔病变，临床上都较少见。本节着重介绍下肢深静脉血栓形成。它属于中医学的"脉痹""肿胀""瘀血流注"和"血瘀"范畴。

中医学认为，本病除有术后、产后、外伤等外因外，病者长期卧床，久卧伤气，气伤气行不畅，以致气滞血凝，瘀血阻于络道，脉络滞塞不通，不通则痛；络道阻塞，营血回流受阻，水津外溢，聚而为湿，流注下肢则肿，血瘀阻络，久则瘀而化热，寒从热化，瘀滞湿热互结为患。

（一）辨证用药

1. 湿热证

症见肢体肿胀明显，疼痛较剧，恶寒发热。舌质红，苔黄腻，脉滑数。见于静脉血栓形成急性期。治宜清热利湿，解毒通络。方药：茵陈赤小豆汤。茵陈 24g，赤小豆 18g，薏苡仁 30g，苦参 12g，苍术、黄柏、防己、泽泻、佩兰、白豆蔻各 9g，甘草 3g。水煎服。

2. 血瘀证

症见患肢疼痛，皮色暗红，肿胀，浅静脉扩张。舌质暗紫或有瘀血斑点，脉沉细。见于血栓形成炎症消退期。治宜活血化瘀，利湿通络。方药：活血化瘀汤。忍冬藤、牛膝、当归各 30g，桃仁、红花、地龙各 10g，王不留行、赤小豆各 15g。水煎服。

3. 寒湿证

症见肢体肿胀，按之凹陷，朝轻暮重，沉重乏力。舌苔白厚或白腻，脉沉濡。见于本病慢性期。治宜活血化瘀，温阳利水。方药：当归四逆汤。当归、赤芍、牛膝各 30g，桂枝 15g，细辛、木通、甘草各 5g，泽泻、猪苓各 10g。水煎服。

4. 脾虚证

症见肢体肿胀伴面色萎黄，神疲肢冷。舌质淡胖，苔白厚，脉沉缓。治宜补益脾气，活血通络。方药：防己黄芪汤。黄芪、党参、鸡血藤各 30g，茯苓、当归各 15g，牛膝、防己、白术、地龙各 10g，甘草 5g。水煎服。

（二）中成药

（1）三妙丸：参见血栓性浅静脉炎。

（2）参苓白术散（丸）：每次 6～7.5g，每日 2 次。用治脾虚湿阻之患肢水肿患者。

（3）五苓丸（散）：每次 6g，每日 2 次。用治脾阳虚水肿较甚者。

（4）血府逐瘀丸：每次 1 丸，每日 3 次。

（5）活血止痛散：参见血栓性浅静脉炎。

（6）丹参片：每次 4 片，每日 3 次。

（三）单方验方

（1）透骨草、延胡索、当归尾、片姜黄、川椒、海桐皮、威灵仙、川牛膝、乳香、没药、羌活、白芷、苏木、五加皮、红花、土茯苓各 9g。煎汤趁热熏洗患肢，每日 1～2 次，每次 30～60 分钟。

（2）苏木 30g，制草乌、川乌、川椒、秦艽、芒硝、威灵仙各15g，荆芥、防风、红花、松节各 9g。先熏后洗，每日 2 次，每次30～60 分钟。

（3）黄芪、当归、薏苡仁、水蛭各 30g，金银花、玄参各 45g，甘草 5g，苍术、黄柏各 15g，蜈蚣 3 条，全蝎 10g。上药加水1000ml 煎 10 分钟取滤液，原药再加水 500ml 煎 15 分钟取滤液，3煎加水 300ml 煎 20 分钟取滤液，3 煎滤出液混合约 1000ml，分 3次口服，每日 1 剂，15 日为 1 个疗程。

（4）当归、川芎、乳香、没药、桃仁、红花、苏木、紫草、牡丹皮、石斛各 10g，秦艽 3g，蒲公英、忍冬藤各 30g，泽兰 15g，生姜 6g。患肢肿胀明显加薏苡仁、连翘；红肿明显者加天花粉、金银花；病在下肢者加牛膝、防己；病在上肢者加桑枝、姜黄。水煎服，每日 1 剂，对血栓性静脉炎疗效好。

（5）茵陈 30g，赤小豆、苦参各 12g，炒薏苡仁 24g，泽泻、炒苍术、炒黄柏、防己、佩兰、木通、白豆蔻各 9g，生甘草 3g。水煎服，每日 1 剂。本方经观察对血栓性静脉炎疗效颇著，对浅静脉炎疗效也佳。

（6）取大黄粉 500g，紫金锭 10g，面粉等量，用温水、稀醋调成糊状敷于患处，包扎，隔日换药 1 次。有较好的活血化瘀和消炎止痛作用。

第十一节 内痔

系发生于肛齿线以上的静脉曲张团块，现多描述为增生肥大的肛垫组织。表覆黏膜。又称里痔。按病理可分为：静脉曲张、血管肿和纤维化3种类型；按病程分为3期，见临床分期部分。

中医学认为，外感风湿，内蕴热毒，湿热下注肛门，或因脏腑本虚，静脉壁薄弱，兼因久坐久立，负重远行，或长期便秘，或泻痢日久，或临厕久蹲，或饮食不节，过食辛辣酒醴之品，都可导致脏腑功能失调，风燥伤络，或湿热下迫，瘀阻魄门，瘀血浊气结滞不散，筋脉横解而生痔。日久气虚，下陷不能摄纳则痔核脱出。

（一）辨证用药

无症状的内痔（肛垫）不需要治疗，只有并发出血、脱垂、血栓形成及嵌顿等症状时才需治疗；治疗的目的在于减轻症状或消除其主要症状，而非根治。

（1）风伤血络：治宜清热凉血，祛风止血。方药：凉血地黄汤或槐角丸加减。

（2）湿热下注：治宜清热利湿，凉血止血。方药：黄连解毒汤、脏连丸加减，或龙胆泻肝丸等。

（3）气滞血瘀：治宜行气消肿，活血化瘀。方药：止痛如神汤、桃红四物汤加减。

（4）脾虚气陷、治宜健脾益气，升阳举陷。方药：补中益气汤加减或参芪冲剂等。

（二）其他用药

（1）熏洗、坐浴法：苦参五倍子汤、葱硝汤、1：5000高锰酸钾溶液等外用洗剂熏洗坐浴；每日1～2次，每次10～20分钟。

（2）外敷法：五倍子散、黄连膏外敷，每日1～2次。

（3）塞药法：痔疮栓、痔疮膏等专科外用药剂，塞入或挤入肛门。

（4）涂敷药物枯痔法：如枯痔散、灰皂散、枯痔钉等外涂、外敷、外插药物的治疗方法。药物腐蚀强度较大，涂敷药物范围不易控制为其缺点，近年应用较少。

第十二节　外痔

外痔系发生于齿线以下的静脉曲张团块或赘皮。表覆皮肤。据病理性质可分为：结缔组织性外痔、静脉曲张性外痔、血栓性外痔、炎性外痔 4 种类型。

中医学认为，肛门裂伤、内痔反复脱垂或产育努力，导致邪毒外侵，湿热下注，使局部气血运行不畅，筋脉阻滞，瘀结不散，日久结缔组织增生肥大，结为皮赘。

由于内热血燥，或便时怒张，或用力负重等，致肛门痔外静脉血管破裂，离经之血栓塞，凝滞而成血栓性外痔。

因Ⅱ、Ⅲ期内痔反复脱出，或经产，负重努力，腹压增加，致经脉横解，瘀结不散而成静脉曲张性外痔。

（一）辨证用药

1. 气滞血瘀

肛缘肿块突起，排便时增大，坠胀疼痛，局部可触及硬结，或肿块隐现蓝、紫色斑，舌质紫暗，苔薄黄，脉弦涩。治宜行气活血化瘀。方药：红花桃仁汤或血府逐瘀汤加减。

2. 湿热下注

肛缘肿块隆起，疼痛，灼热感，或有滋水黏腻，纳差脘痞，舌质红，苔黄腻，脉滑数。治宜清热利湿，消肿止痛。方药：龙胆泻肝汤合止痛如神汤加减。

3. 血热瘀阻

肛缘肿物突起，肿痛剧烈难忍，肛门坠胀疼痛，局部可触及硬性结节，其色暗紫。伴便秘、口渴、烦热，舌紫，苔淡黄，脉弦涩。治宜清热凉血，消肿止痛。方药：凉血地黄汤加减。

4. 脾虚气陷

肛缘肿物隆起，肛门坠胀，似有便意，神疲乏力，纳少便溏，舌淡胖，苔薄白，脉细无力，多见经产妇及老年体弱者。治宜补中益气，升阳举陷。方药：补中益气汤合四君子、归脾汤加减。

（二）中成药

（1）马应龙麝香痔疮膏：用药前清洗患处，取适量注入肛门，或涂患处。具有清热解毒，活血消肿，去腐生肌之功效。用于痔肿瘤（内痔、外痔、混合痔）。

（2）九华膏：取适量外敷患处。具有清热利湿，消肿止痛之功效。用于痔水肿疼痛患者。

（3）化痔栓：每次 1 枚纳入肛门，每日 2 次。具有清热解毒，消肿止痛及止血收敛之功效。

（4）消痔丸：每次 1 丸，每日 3 次。具有凉血止血之功效。

（5）化痔丸：每次 3g，每日 2～3 次。具有凉血止血、消肿止痛之功效。

（6）地榆槐角丸：每次 1 丸，每日 2 次。具有凉血祛风，润肠通便之功效。

（7）痔漏丸：每次 1 丸，每日 2 次。具有清热除湿，活血祛风之功效。

（三）单方验方

（1）金银花（双花）30g，红花 15g，黄连 10g。水煎，先熏后洗。对血栓性及炎性外痔、肛窦炎效好。

（2）大黄、桃仁、黄连、夏枯草各 30g，红花、芒硝各 20g，将前 5 味药煎水去渣，芒硝入煎液中搅匀，先熏后洗。可治血栓性外痔。

（3）大黄 60g，芒硝 30g。先将大黄加水 2400ml，煎至约 2000ml，入芒硝溶化，熏洗 20 分钟，可治血栓性外痔、混合痔及早期肛周脓肿等。

（4）芒硝、明矾各 15g。打碎置盆内，以开水 2000ml 冲化后，熏洗患部，每日坐浴 2～3 次。对外痔效好。

（5）白矾、硼砂各 15g，芒硝 20g。共为细粉，开水冲洗，先熏后洗。可治各种痔。

（6）鲜马齿苋 120～180g，洗净捣碎，加水 1000～1500ml 煮沸（不宜久煎），待水温后溻洗患处。可治肛门肿痛。

第十三节　肛裂

肛裂系指肛管皮肤与皮下组织裂开，并形成溃疡的炎性疾病。排便时剧烈疼痛，出血，便秘为其临床特点。国际上将肛裂分为急性肛裂和慢性肛裂。慢性肛裂反复发作，上端有肛乳头肥大症，下端有哨兵痔，称为肛裂"三联征"，若并有皮下瘘者，称肛裂"四联征"。

其特点是肛门周期性疼痛，出血，便秘。在肛门部疾病中，发病率仅次于痔。

中医学认为，本病由于阴虚津液不足或脏腑热结肠燥，大便秘结、粪便粗硬、排便努责，燥屎裂伤肛门皮肤，湿热蕴阻，染毒而成。

（一）辨证用药

1. 血热肠燥

便质干硬，便时肛门疼痛，滴血或手纸染血，裂口色红，腹胀胸满，尿黄，舌质红，苔黄燥，脉弦数。治宜清热凉血，润肠通便。方药：凉血地黄汤合脾约麻仁丸加减。

2. 阴虚津亏

大便干燥，数日一行，便时疼痛，滴血，口干咽燥，五心烦热，裂口深红，舌红，少苔或无苔，脉细数。治宜养阴清热，润肠通便。方药：润肠汤加减。

3. 气滞血瘀

肛门刺痛，便时和便后尤甚，肛门紧缩，裂口色紫暗，舌质紫暗，脉弦或涩。治宜理气活血，润肠通便。方药：六磨汤加桃仁、赤芍等。

（二）中成药

（1）麻仁润脾丸：每次 1 丸，每日 2 次。

（2）九华膏或生肌玉红膏：外敷，用于急性肛裂。

（3）锡类散：每日大便后，将少许（约 1/5 支）锡类散倒在手纸上，敷于裂口处，稍加压即可。患处有凉爽感，大便干燥者加服麻仁丸。

（4）红升丹：外敷，用于慢性肛裂（化腐后继用九华膏或生肌凤雏膏外敷）。

（5）复方丹参注射液：用注射器抽取 1：1 丹参祖师麻混合液 4～8ml（新鲜肛裂可注 4ml，陈旧肛裂可注 8ml）。在肛裂基底部距肛缘 0.5～1.0cm 处刺入，深 3～5cm，边注药边退针，退至皮下时再向两侧作扇形注射，使药液注入肛裂基底和两侧括约肌内，每隔 1～2 天 1 次。注意保持肛门清洁，局部可坐浴涂药，矫正便秘，总有效率 94.96%，一般注射 1～3 次可愈。

（三）单方验方

（1）芒硝 30g，花椒 15g。加水 2000ml，煎至 1500ml，坐浴

烫洗，每日 1 次，连用 10 次，一般肛裂即愈。

（2）白及粉用麻油调涂患处。

（3）用 10％黄连（或黄柏）煎剂浸泡棉签于肛裂面做雀啄治疗，每次连续使用 10 余根，手法由轻至重，一般 2～5 次即愈。

（4）紫草、地榆、白及、大黄各 25g，冰片 2g。共研细末，麻油调敷患处。

（5）生何首乌 60g，枳壳 30g。水煎沸后熬 15～20 分钟，待温时饭前半小时服，2 天 1 剂，连服 4 剂。在服药期间及治愈后禁食辣椒，以防影响药效及复发。一般 5～8 天可愈。

（6）白芍 40～60g，甘草 12g，火麻仁 24g。水煎服。一般 2～3 剂即便软痛止。裂口亦渐愈合。

（7）当归、生地黄各 15g，火麻仁、桃仁各 12g，甘草 3g。水煎服。

（8）白及 200g，蜂蜜 50g。将白及放入 3 倍清水中煮沸，待药汁呈黏稠状时，将白及滤出，用文火将药汁浓缩至糊状，离火再用煮沸去沫的蜂蜜 50g 兑在一起搅拌均匀成膏。便后用温水坐浴，用小棉签将药膏涂在患处，每日换药 1 次，一般用药 5～10 天可愈。

（9）将柿饼蒸熟，饭前空腹吃 1 个。

（10）鲜苦瓜根 100g，水煎服。

第十四节　直肠、肛管周围脓肿

直肠或肛管下段周围软组织的急性化脓性感染，称为直肠、肛管周围脓肿。本病任何年龄均可发病，以 20～50 岁青壮年发病最多，男性多于女性。中医称本病为"肛痈"。

中医学认为，肛门为足太阳膀胱经所主，湿热易聚膀胱，故此处生痈，多由湿热下注，经络阻隔，瘀血凝滞，热盛肉腐成脓而发为痈疽。但其中有虚实之别，实证多因过食醇酒厚味，湿浊不化而生，或由内痔、肛裂感染诱发；虚证多由肺、脾、肾亏损，湿热趁虚下注而成，或因麻疹、伤寒等病后体虚并发。

（一）辨证用药

1. 火毒蕴结

肛门周围突然红肿，逐渐加剧，质硬，表面热伴有恶寒，发热，便秘，溲赤。舌红，苔薄黄，脉数。治宜清热解毒，方用仙方活命饮、黄连解毒汤。

2. 热毒炽盛

肛门肿痛剧烈，持续数日，痛如鸡啄，难以入寐，伴有恶寒发热，口干便秘，小便困难。肛周红肿，按之有波动感或穿刺有脓。舌红，苔黄，脉弦滑。治宜清热解毒透脓，方用透脓散加减。

3. 阴虚毒恋

肛门肿痛，皮色暗红，成脓时间较长，溃后脓出稀薄不臭。疮口难敛，伴有午后潮热，心烦口干，夜间盗汗。舌红，苔少，脉细数。治宜养阴清热解毒，方用青蒿鳖甲汤合三妙丸加减。肺虚者，加麦冬、沙参；脾虚者，加白术、山药、扁豆；肾虚者，加龟甲、玄参，生地黄改熟地黄。

（二）其他用药

（1）初起实证用金黄膏、黄连膏外敷，位置深隐者，可用金黄散调糊灌肠；虚证用冲和膏外敷或用阳和解凝膏。

（2）脓成，宜早期切开引流，并根据脓肿部位深浅和病情的缓急选择手术方法。

（3）溃后用红油膏纱条引流，脓尽改用生肌散纱条，日久成瘘者，按肛漏处理。

第十五节　肛瘘

　　肛瘘是指肛门周围的肉芽肿性管道，由内口、瘘管、外口三部分组成。内口常位于直肠下部或肛管，多为一个；外口在肛周皮肤上，可为一个或多个，经久不愈或间歇性反复发作，是常见的直肠肛管疾病之一，任何年龄都可发病，多见于青壮年男性。

　　中医学认为，肛痈溃后，脓出不畅，余毒未尽，蕴结内阻，血行不畅，疮口不合，日久成漏；亦有虚劳久嗽，肺、脾两虚，邪乘下位，郁久肉腐成脓，溃后成漏。漏管久不收口，邪气留连，耗伤气血。

（一）辨证用药

1. 湿热下注

　　肛周时常流脓，色黄质稠，肛门胀痛，局部灼热。肛周有溃口，按之有索状物通向肛内。舌红，苔黄，脉弦或滑。治宜清热利湿，方用二妙丸合萆薢渗湿汤加减。

2. 正虚邪恋

　　肛周流脓，质地稀薄，肛门隐隐作痛，外口皮色暗淡，瘘口时溃时愈，肛周有溃口，按之质较硬，或有脓液从溃口流出，且多有索状物通向肛内，伴有神疲乏力，心烦不寐。舌淡，苔薄，脉濡。治宜托里透毒，方用托里消毒饮加减。

3. 阴液亏虚

　　肛周溃口，外口凹陷，瘘道潜行，局部常无硬索状物扪及，脓水清稀，可伴有潮热盗汗，心烦口干，食欲不振。舌红，少苔，脉细数。常见于结核性肛瘘。治宜养阴清热；方用青蒿鳖甲汤加减。

肺虚者，加沙参、麦冬；脾虚者，加白术、山药。

（二）中成药

（1）痔瘘丸：口服，开始每日晨服 9g，7 天后改为 7.5g，14 天后改为 6g，21 天后改为 4.5g。具有清热利湿，活血消肿止痛之功效。

（2）二妙丸：口服，每次 6g，每日 2 次。具有清热燥湿，消肿止痛之功效。用于肛瘘流脓水较多者。

（3）痔疮外洗药：装布袋内，煎水熏洗。具有祛毒止痒，消肿止痛之功效。

（4）知柏地黄丸：口服，每次 1 丸，1 日 2 次。具有滋阴降火之功效。用于肛瘘伴虚热，盗汗者。

（5）八珍丸：口服，每次 1 丸，1 日 2～3 次。具有补气养血之功效。用于肛瘘日久，气血不足，脓水稀薄者。

（6）湿润烧伤膏：将肛瘘术后创面用生理盐水棉球拭净，取烧伤膏适量，用压舌板均匀地涂在创面，12 小时换药 1 次，可不包扎。本法止痛见效快，愈合时间比传统换药缩短 1/3 疗程。

（7）连翘败毒丸：每次 6g，每日 2 次。有清热利湿，解毒消肿之功效。用于肛瘘肿痛者。

（三）单方验方

（1）黄柏 20g，艾叶、白矾各 10g，金银花、生甘草各 30g。水煎熏洗。

（2）马齿苋 50g，蜂蜡 10g，猪油炼过 40g。将油蜡共融，兑入马齿苋粉，和匀敷疮上。可治疗一切瘘（脓肠溃后形成之瘘管等症）。

（3）守宫（壁虎）尾置瓦片上烤干，研为粉末备用。清洁创面后，将药粉撒在瘘管基底部，将瘘管填满，稍加压力，创面用纱布包扎，一般 2 天换药 1 次。

（4）地龙 20g，大黄炭、大贝母各 15g，滑石 10g，干姜 6g，全蝎 3 条，蜈蚣 2 个，梅片 3g。共为细末，入瓶密封备用。大蒜适量（去皮）捣烂如泥与上药调和成膏，即可应用。

（5）当归、苏木、红花各 15g，荆芥、防风各 12g，马齿苋、黄柏、苦参、芒硝各 30g，甘草 10g。水煎坐浴，每日 1～2 次，每次 20～30 分钟。具有清热解毒、活血消肿、排脓止痛之功。

（6）青盐、白矾各 120g。研末。装猪膀胱内，阴干，共研末。每服 15g，空腹用温开水送服。

（7）鳝鱼肉 120～240g。炖汤服，1 天量。

（8）清洁患部后，涂以鸡蛋黄油，可促使愈合。鸡蛋黄油制法：熟蛋黄锅中炒焦成炭时，有油渗出，用铲挤压，可出油。

（9）猪胆 7 个，甘草粉 120g，红糖、白糖、蜂蜜各 120g，将蜜糖用砂锅熬开，将甘草粉放入搅匀，后放猪胆汁，熬成硬糊状为度，冷后为丸，重 10g。早晚各服 1 丸，白开水送，7 天为 1 个疗程，重者不超过 3 个疗程。

第十六节　脱肛

脱肛是直肠黏膜、肛管、直肠全层和部分乙状结肠向下移位、脱出肛门外的一种疾病。相当于西医的肛管直肠脱垂。

中医学认为，小儿气血未旺，发育未全，或因老年人气血衰退，中气不足，或妇女分娩用力耗气，气血双亏，以及慢性泻痢、习惯性便秘、长期咳嗽等均易致气虚下陷，固摄失司，以致肛管直肠向外脱出。

（一）辨证用药

1. 脾虚气陷

大便或咳嗽、远行时肛内肿物脱出，轻重不一，色淡红，伴有肛门坠胀，大便带血，神疲乏力，食欲不振，甚则头昏耳鸣，腰膝痿软。舌淡，苔薄白，脉弱。治宜补气升提，收敛固涩，方用补中益气汤加减。腰酸耳鸣者，加山茱萸、覆盆子、诃子。

2. 湿热下注

直肠脱出难纳，色紫暗或深红，甚则表面部分溃破、糜烂，肛门坠痛，肛内指检有灼热感。舌红，苔黄腻，脉弦数。治宜清热利湿，方用萆薢渗湿汤加减。

（二）中成药

（1）6％～8％明矾注射液可对组织产生无菌性炎症，使蛋白质、胶体变性凝固，形成较强的瘢痕组织，以起到粘连固定直肠作用。

（2）消痔灵机制与明矾注射液基本相同，但比其更稳定、安全。

上述药物注射方法可分为黏膜下注射法和直肠周围注射法，前者又分为脱位黏膜下点状注射、脱位黏膜下条状注射、经肛镜黏膜下条状注射、肛外穿刺黏膜下条状注射等几种方法。临床可根据具体情况选用。要注意掌握好适应证及禁忌证。

（三）单方验方

（1）党参 50g，升麻 15g，甘草 10g。加水 400ml，煎至200ml，过滤取汁再加水 300ml，煎至 150ml，两次药液汁混合，早晚 2 次分服，以上为成人 1 天量，小儿酌减，可治严重脱肛。

（2）红参、升麻各 10g，炙黄芪 80g，乌梅 3 个。加水 600ml，煎至 250ml，取汁，再加水 300ml 煎至 100ml。两次药液混合，早晚分服。脱肛严重加重升麻至 15g，每日 1 剂。

（3）乌梅、五倍子各 20g，金银花、黄柏各 30g。加水3000ml，煎至 2500ml，待温坐浴洗肛部，早晚各 1 次。

（4）五倍子末掺之，或以五倍子、白矾煎汤熏洗。可治产后脱肛。

（5）五倍子 50g，煎液 500ml，用毛巾蘸药液热敷，日 3 次，连用 10 天为 1 个疗程。可治小儿脱肛。

（6）臭牡丹叶适量，煎汤熏洗。治脱肛。

（7）蓖麻子 50g，吴茱萸、生附子各 20g，生姜 100g，冰片 10g。上药碾细和匀，加黄酒适量调如膏状外敷头顶部（百会、囟门为主）。包扎固定，连用 5～7 天，3～4 周为 1 个疗程。

（8）明矾 30g，石榴皮 25g，五倍子、诃子、生百部、土大黄、赤石脂各 15g。加水煎汁 1000ml，将药汁倒入 1 大盆，趁药热，先熏后洗。

（9）韭菜根煎水，放入竹筒内，趁热坐熏，每日 2 次，逐渐收缩至愈而止。

（10）芫荽煮汤，熏洗患处。

（11）丝瓜烧炭，石灰、雄黄各 15g 为末，用猪胆汁、鸡蛋清及香油调和，贴于患处，上收为止。

第十七节　前列腺炎

前列腺炎是青壮年男性的常见疾病，约占泌尿外科门诊及男科门诊患者的 1/4。有研究认为，前列腺炎是因感染、充血以及不明原因引起的包括局部症状、全身症状、精神神经症状的一种疾病。临床上通常将其分为急性细菌性前列腺炎、慢性细菌性前列腺炎、非细菌性前列腺炎和前列腺痛四类。其中以非细菌性前列腺炎最为多见。

中医无前列腺炎的病名。但医籍中“淋证”“白淫”“精浊”“悬痈”“少腹痛”“腰痛”等记载与不同类型的前列腺炎以及某类前列腺炎的不同症状特点相类似。因此，在临床治疗中可以资鉴。

一、急性前列腺炎

急性前列腺炎多见于青壮年，常由细菌、病毒及其他病原体使腺体及腺管发生急性炎症，治疗不及时或不彻底，常发展成前列腺脓肿或慢性炎症。

中医学认为，急性前列腺炎的病位在膀胱与精室。病因为外感湿热，内伤酒食，蕴湿生热，扰于膀胱、精室所致。

（一）辨证用药

1. 湿热下注型

前列腺增大，有明显触痛，前列腺液中充满脓细胞；尿频、尿急、尿痛、尿道灼热刺痛，小便频急不爽，尿黄，尿血；发热恶寒，大便秘结，口苦干。舌质红，苔黄腻，脉滑数。治宜清热利湿。方药：八正散。

2. 热毒壅盛型

会阴部红肿热痛，肛检发现前列腺脓肿有波动感，脓血尿，尿道灼痛；高热不退，口渴喜饮，大便秘结。舌质红，苔黄，脉弦而数。治宜泻火解毒。方药：龙胆泻肝汤。

（二）中成药

（1）四妙丸：口服，每次9丸，每日3次。

（2）复方穿心莲片：口服，每次5片，每日3次。

（3）龙胆泻肝丸：口服，每次9g，每日3次。

（4）当归龙荟丸：口服，每次9g，每日3次。

（5）分清五淋丸：每次口服9g，每日1～2次。温开水送服。

（6）荡涤灵：每次 1 包（20g），每日 3 次。温开水送服。

（三）单方验方

（1）清热利湿化瘀汤：蒲公英 30g，金银花 20g，连翘 15g，滑石 15g，茯苓 15g，车前子 15g，莲须 15g，当归 12g，赤芍 12g，败酱草 15g，丹参 20g，王不留行 15g，甘草 6g。每日 1 剂，水煎，分 2 次服。

（2）五神汤：金银花 90g，紫花地丁 30g，车前子 30g，牛膝 15g，茯苓 30g。水煎服，每日 1 剂，分两次服。

（3）铁军汤：滑石 12g，栀子 12g，玄参 12g，生大黄 12g，紫苏叶 12g，神曲 12g，马鞭草 12g，川牛膝 12g，生地黄 15g，萹蓄 10g，山楂 15g，青皮 6g。水煎服，每日 1 剂。

（4）灌肠疗法：金黄散 15～30g，山芋粉或藕粉适量，加水调成稀糊状；或三黄散（黄连、黄芩、黄柏各 20g，研末）15～30g，以蒲公英浓煎液调成稀糊状，作保留灌肠，每日 1 次。适用于急性细菌性前列腺炎早期。

（5）药物栓剂治疗：野菊花栓，每次 1 枚，塞入肛内，每日 1～2 次。

（6）坐浴疗法：可用热水坐浴；亦可用芒硝 30g，野菊花 15g，蒲公英 30g，虎杖 15g，大黄 15g，煎液，待温坐浴，每日 1 次，每次 15 分钟。

（7）敷贴疗法：可选金黄膏或玉露膏、青敷膏外敷外阴部，每日换药一次。适用于急性前列腺炎脓肿形成未溃者。

二、慢性前列腺炎

慢性前列腺炎临床常见，除与精囊炎、后尿道炎并存外，还可伴发膀胱炎、附睾睾丸炎，也可作为慢性病灶，通过细菌、毒素或变态反应（过敏反应）引起心内膜炎、虹膜炎、结膜炎和关节炎。

本病属中医学"精浊"范畴。

中医学认为，慢性前列腺炎的病位在精室、膀胱。常见病因有湿热内蕴、相火内扰、气血瘀滞、中气不足、肾气虚弱等。病机特点表现为虚实夹杂。

（一）辨证用药

1. 湿热下注

症见小便热赤或有尿急、尿频、尿痛，甚至尿血，口苦口渴，外阴湿热或肿胀，遗精。舌质红，舌苔黄腻，脉滑数。治宜清利湿热。方药：八正散加减。

2. 阴虚火动

症见腰膝酸软，头晕眼花，失眠多梦，遗精，阳事易兴，不仅尿末、大便时有白浊滴出，欲念萌动时亦常自行溢出。治宜补肾滋阴，清泄相火。方药：知柏地黄汤合萆薢分清饮。

3. 肾阳不足

症见头晕，精神不振，腰酸膝冷，阳痿，早泄，甚至稍劳后即有白浊溢出。治宜温肾固精。方药：金锁固精丸合右归丸加减。

4. 气血瘀滞

症见小腹、会阴、睾丸坠胀隐痛不适，或有血尿、血精。舌质可有紫点或瘀斑，脉多沉涩。多见于久病患者。治宜活血散瘀。方药：前列腺汤加减。

（二）中成药

（1）前列腺丸：6g，每日 2 次，口服。

（2）男康片：7 片，每日 4 次。本品除抗炎作用外，还可增加血管的通透性，有较高的治愈率。

（3）五淋丸：每次 9g，每日 1～2 次。

（4）六味地黄丸：每次 1 丸，每日 2 次。

（5）萆薢分清丸：每次 1 丸，每日 2 次。

（6）知柏地黄丸：每次 1 丸，每日 2 次。

（7）大补阴丸：每次 1 丸，每日 2 次。

（8）金匮肾气丸：每次 1 丸，每日 2 次。

（9）橘核丸：每次 6～9g，每日 2 次。

（10）济生肾气丸：每次 1 丸，每日 2 次。

（11）少腹逐瘀丸：每次 1 丸，每日 2 次。

（12）龙牡固精丸：每次 9g，每日 2 次。

（三）单方验方

（1）柴胡、桔梗各 9g，升麻 6g，茯苓、猪苓、车前子、木通各 10g。水煎服，每日 1 剂，分 2 次服。

（2）土茯苓、败酱草、马齿苋、露蜂房各 30g，赤芍、泽兰、桃仁、路路通各 10g，连翘、川牛膝各 12g，甘草 6g。水煎服，每日 1 剂，早晚分服。适于湿热下注型。

（3）大黄、半夏各 15g，琥珀粉 10g。前两味水煎，取汁 200ml，早晚各用 100ml 冲服琥珀粉各 5g。

（4）小槐花 10g，水煎，睡前服，每日 1 剂。

（5）防风、荆芥、小茴香各 50g。煎水坐浴，每日 1 次。或热水坐浴（水温在 42℃左右），每日 1～2 次，每次 20 分钟。

（6）瘦猪肉 150g，白花石榴根 30g。瘦猪肉洗净切片，与白花石榴根共煮烂熟后加佐料，吃肉喝汤，每日 1 剂。

（7）瘦猪肉 150g，鲜白兰花 30g。瘦猪肉洗净切片，与鲜白兰花共煮烂熟后加佐料，吃肉喝汤，每日 1 剂。

（8）生南瓜子 30g，去壳服之，每日 1 次。

第十二章

皮肤科疾病

第一节　带状疱疹

带状疱疹是由带状疱疹病毒引起的，沿周围神经分布群集疱疹及神经痛为特征的病毒性皮肤病。中医称为"缠腰火丹"。俗称"蜘蛛疮"。

中医学认为，本病多为情志内伤，肝气郁结，久而化火，肝经火毒，外溢皮肤而发；或脾失健运，湿邪内生，蕴湿化热，湿热内蕴，外溢皮肤而生；或感染毒邪，湿热火毒蕴积肌肤而成。年老体弱者，常因血虚肝旺，湿热毒盛，气血凝滞，以致疼痛剧烈，病程迁延。

（一）辨证用药

1. 热毒型

症见斑疹色红，渐成脓疱，周围皮肤肿胀灼热，针刺样疼痛，痛势剧烈，可伴口苦咽干，大便干结，小便短黄，心烦口渴。舌质红，苔黄微腻，脉滑数。治宜清火利湿。方药：龙胆泻肝汤加减。龙胆、连翘、生地黄、泽泻、车前子、黄芩、木通、牡丹皮各10g，栀子、甘草各6g。

2. 湿毒型

症见水疱成簇密集，大小不等，基底为紫红斑，水疱破溃糜烂渗液，可伴有倦怠乏力，纳差，便溏，口腻。舌质略偏红，脉弦滑。治宜健脾利湿，理气和中。方药：除湿胃苓汤加减。苍术、猪苓、泽泻、黄柏各10g，白术、板蓝根各12g，陈皮、枳壳、甘草各6g。皮疹消退后局部疼痛不止者，宜疏肝理气，活血止痛。方药：柴胡疏肝饮或川楝子散（川楝子、延胡索）加减。

（二）中成药

（1）冰硼散：取冰硼散适量，凡士林调成糊状，敷于患处，每日1次。

（2）龙胆泻肝丸：每次6～9g。每日2次，温开水送服。用于热盛型。

（3）三黄丸：每次6～9g，每日2次，温开水送服。孕妇忌服。用于热盛型。

（4）四妙丸：每次6g，每日2次，温开水送服。用于湿盛型。

（5）血府逐瘀丸：每次1丸，每日2次。用于气血瘀滞型。

（6）复方延胡止痛片：每次2～4片，每日2次。用于气血瘀滞型。

（7）导赤散：每次3g，每日3次。

（8）季德胜蛇药：每次5～10片，每日3次。

（9）六神丸：每次服10粒，每日3次，同时取40～60度白酒适量搅拌成稀糊状，搽疱疹，每日搽4～8次不等，同时口服蛇药片，日3次，直至痊愈。一般自用药起到结痂脱落时间为3～4天。

（10）七厘散：内服，每日3次，每日1.2g。治愈时，另外带状疱疹疼痛较剧，可用七厘散0.64g冲服，日2～3次。

（三）单方验方

（1）鲜马齿苋 60g 捣烂外敷或捣汁搽患处。

（2）雄黄粉 50g 与 75％酒精 100ml 混合，每日于患处擦敷 2 次。疼痛剧烈，疱疹很多者，则在上方加配 2％普鲁卡因 20ml，多数患者 1 周内治愈。

（3）鲜韭菜根 30g，鲜蚯蚓 20g 捣烂，加少量香油拌匀，每日外搽患处 2 次，并用消毒敷料包扎，一般 2～5 天治愈。也可用蚯蚓泥（蚯蚓之排泄物）15g 代替上方中蚯蚓，效亦佳。

（4）地龙 5 条烤干研粉，加适量麻油调匀，搽于局部。一般用药 5 分钟就能止痛，3～4 天痊愈。

（5）生马钱子去皮加普通食醋磨成糊状，涂擦患部。每日 2～5 次，一般于用药后半小时左右疼痛减轻或消失。多在 7～10 天脱痂痊愈。

（6）白露前后 7 天内青柿果，榨烂浸泡于等量的清水中，3 天后滤出棕色带黏性液体即柿果液。用此液涂于带状疱疹之皮疹及周围疼痛处，每日 3 次，平均 3～5 天皮疹消退，平均 3～4 天神经痛消失。

第二节　接触性皮炎

本病是因皮肤或黏膜接触某些外界致病物质所引起的皮炎。中医文献中，由于接触物的不同而有不同名称，如因漆刺激而引起者，称"漆疮"。若因贴膏药引起者，称"膏药风"；接触马桶引起者，称"马桶癣"。发病前均有明显的接触某种物质的病史。

中医学认为，由于禀赋不耐，接触某些物质，如漆、药物、染料、塑料制品，植物的茎、叶、花粉等，使毒邪侵入皮肤，郁而化热，邪热与气血相搏而发病。

（一）中成药

（1）玉露膏：外涂，每日 1～2 次。用于急性期糜烂干结，停止渗液之皮损。

（2）生肤散或生肌玉红膏：外涂，每日 1～2 次。用于局部表浅溃疡面。

（3）四黄膏或金黄膏：外涂，每日 2 次。用于继发化脓感染者。

（二）单方验方

（1）三黄洗剂：外搽，每日 4～5 次。

（2）蒲公英 30g，或野菊花 30g，煎水冷湿敷；或用内服中药第三煎，待稍冷湿敷。

（3）滑石、石膏各 60g，青黛、黄柏各 30g。共研末，麻油调，涂患处，每日 1 次。

（4）黄柏、羊蹄草、绿茶、石韦各 30g，马齿苋 60g。水煎，外洗患处，每日 2 次。

（5）桑叶 10g，生甘草 15g。煎汤待冷后湿敷。

（6）取橘皮、侧柏叶各适量，加水适量煎，弃渣取汁，外洗患处。

（7）生绿豆 60g，生薏苡仁 30g。洗净加水适量，煨烂加白糖适量，连汤 1 次顿服，每日 1 剂。适用于漆接触性皮炎。

（8）生绿豆 60g。洗净浸泡在开水内 12 小时，取出捣烂成糊状，外敷患处，每日数次。

（9）白菜适量，洗净捣烂，敷患处。

第三节　急性湿疹

湿疹是由各种复杂因素引起的一种变态反应性炎性皮肤病。皮疹呈多形性，有明显渗出、剧烈瘙痒和反复发作等特点。急性期以丘疱疹为主，慢性期以表皮肥厚和苔藓样变为主。本病属中医"湿疮"范畴。

中医学认为，总因禀赋不耐，风、湿、热阻于肌肤所致。急性者以湿热为主；亚急性者多与脾虚不运，湿邪留恋有关；慢性者因病久伤血，血虚生风生燥，肌肤失去濡养而成；发于小腿伴有青筋暴露者，常由于气血运行失常，湿热蕴阻所致。

（一）辨证用药

1. 湿热浸淫

发病急，皮损潮红灼热，瘙痒无休，渗液流滋。可伴有身热，心烦，口渴，大便干，尿短赤。舌红，苔薄白或黄，脉滑或数。治宜清热利湿。方药：龙胆泻肝汤合萆薢渗湿汤加减。

2. 脾虚湿蕴

发病较缓，皮损潮红，瘙痒，抓后糜烂渗出，可见鳞屑。伴有纳少，神疲，腹胀便溏。舌淡胖，苔白或腻，脉弦缓。治宜健脾利湿，方药除湿胃苓汤或参苓白术散加减。

3. 血虚风燥

病久，皮损色素沉着，剧痒，或皮损粗糙增厚。伴口干不欲饮，纳差腹胀，腰酸肢软。舌淡，苔白，脉细弦。治宜养血润肤，祛风止痒。方药：当归饮子或四物消风饮加丹参、鸡血藤、乌梢蛇；瘙痒不能入眠者，加珍珠母（先煎）、生牡蛎（先煎）、首乌藤、酸枣仁。

（二）中成药

（1）乌蛇止痒丸：用治皮肤瘙痒。每服 10 粒，每日 3 次。

（2）黄连解毒丸：用治湿毒型湿疹兼见口舌生疮、目赤头痛、便秘溲赤等。每服 3g，每日 1～3 次。

（3）清热解毒丸：用治红肿热痛、疮疡肿毒等。每服 6～8 丸，儿童每次 3～4 丸，婴儿每次 1 丸，均每日 3 次。

（4）二妙丸：用治湿热型湿疹，症见湿热下注，足膝红肿热痛，阴囊湿痒。每服 6～9g，每日 2 次。

（5）龙胆泻肝丸：用于肝胆湿热，头晕目赤，耳鸣耳聋，牙肿疼痛，胁痛口苦，尿赤涩痛，湿热带下，湿疹滋淫。脉弦或洪数，舌红苔黄。每服 6g，每日 2～3 次。

（6）三妙丸：用治湿热型湿疹兼见足膝红肿热痛，下肢沉重，小便黄少。每服 6～9g，每日 2 次。

（7）当归龙荟丸：用治湿热型湿疹兼见心烦不宁，头晕目眩，耳聋耳鸣，脘腹胀痛，大便秘结。每服水丸 1 次 6g；蜜丸一次 1 丸，均每日 2 次。

（8）参苓白术散：用治脾胃虚弱，湿邪内阻型湿疹兼见食少便溏、肢倦乏力等。每服 6～9g，日 2～3 次。

（9）四物丸：用治血燥型湿疹兼见面色无华、头晕心悸、月经不调、肌肤干燥等。每服 1 丸，每日 2 次。

（三）单方验方

（1）苦参 30g，苍术、黄柏、白鲜皮各 15g。煎水洗患处，效果满意。

（2）吴茱萸 30g，海螵蛸 24g，硫黄 9g，冰片 3g。上药共研为细末。湿重流水者用药面儿撒患处；湿轻流水不重者，用麻油和药抹患处，每日 2 次，疗效显著。

（3）苦参、芒硝各 60g，明矾 50g，川椒、艾叶、荆芥各 15g。痒剧者，加蛇床子、地肤子各 30g。该药水煎先熏后洗患处，每日 2 次，每次 15～20 分钟，每日用药 1 剂，对肛周湿疹有较好疗效，也适合其他部位湿疹。

（4）土茯苓 60g，莪术、川芎各 10g，甘草 6g。水煎服，每日

1 剂。有渗液者加黄连 4g，金银花 12g；干性者加地骨皮 10g，紫草 15g。对慢性湿疹有较好疗效。

（5）荆芥、防风、苦参、蝉蜕、蛇床子、白鲜皮、苍术、金银花、当归、川椒、黄芩、黄芪各 30g（皲裂疮加杏仁、火麻仁）。小儿用量酌减，每日 1 剂，水煎外洗 3 次以上，每次洗 10 分钟，也可患处直接用药液浸泡，每次 30～40 分钟，每日 2～3 次，10 天为 1 个疗程。对婴儿湿疹、阴囊湿疹、慢性湿疹均有较好疗效。

（6）根据皮损范围大小，取芒硝 150～300g，加适量冷开水溶化后，用消毒纱布或干净毛巾湿敷患处，每日 3～4 次，每次敷 30～60 分钟，效好。

（7）炉甘石粉 90g，朱砂、冰片各 30g，滑石粉 500g，蓖麻油 750g。先将冰片和朱砂研细，再混入他药，用蓖麻油调匀即可。取药涂抹患处，用纱布包扎，每日 1 次。

（8）艾叶 3g，明矾、紫苏叶各 10g。煲水洗患处。对阴囊湿疹有良效。

第四节 荨麻疹

本病是因皮肤出现鲜红色或苍白色风团，时隐时现，故名瘾疹。其特征是瘙痒性风团，突然发生，迅速消退，不留任何痕迹。如发生在眼睑、口唇等组织疏松部位，水肿特别明显，则称"游风"，性质与"瘾疹"相同。本病可发生于任何年龄，男女皆可患病。

中医学认为，总由禀性不耐，人体对某些物质敏感所致。可因食物、药物、生物制品、病灶感染、肠寄生虫病而发作，或因精神因素、外界寒冷刺激等因素诱发。

（一）辨证用药

1. 风寒型

风团色白，遇寒冷或风吹则剧，得暖则瘥，冬重夏轻。苔薄白或薄白而腻，脉浮紧或迟缓。多见于寒冷刺激性荨麻疹。治宜疏风散寒，调和营卫。方药：桂枝汤加减。桂枝、麻黄、羌活、独活各4.5g，赤芍 9g，生姜皮、制川乌（先煎）、炙甘草各 3g，大枣15g，青葱管 5 根。伴有关节疼痛者，加秦艽 9g，威灵仙 12g，虎杖 15g。

2. 风热型

发病急骤，风团色红剧痒，遇热加重，得冷则轻，恶风微热，口渴心烦。苔薄黄，舌红，脉浮数。治宜祛风清热利湿。方药：消风散加减。桑叶、苍术皮各 6g，蝉蜕、生甘草各 3g，防风、牛蒡子、金银花、黄芩、栀子各 9g，苦参片 12g。咽喉肿痛者，加板蓝根 30g，山豆根 9g；情绪烦躁者，加地骨皮、牡蛎（先煎）各30g，珍珠母 90g（先煎）。

3. 肠胃湿热型

发疹时脘腹疼痛难忍，拒按，或坐卧不安，进食不能，倦怠无力，大便溏泄为多，间或秘结。苔黄腻，脉濡数。治宜祛风解表，通腑泄热。方药：防风通圣散合茵陈蒿汤加减。防风、苍术、荆芥各 6g，茵陈 15g，生栀子、制大黄各 9g，茯苓皮、苦参片各 12g，制半夏 4.5g，生甘草 3g。便秘者，制大黄改生大黄 9g（后下），加枳实 9g；腹泻者，加金银花炭、黄芩炭各 9g，或生山楂 15g（拌白糖吞服）；有肠寄生虫者，加乌梅肉 4.5g，使君子 15g（炒香，分 2 次嚼碎吞服），槟榔 30g（先浸 1 夜，另煎汁冲服）。

4. 气血双虚型

久病后耗气伤血所致。每日发疹不息，致食纳锐减，夜寐欠安，神情疲怠，面色苍白，肢软无力，动辄气喘，唇甲色淡。舌体胖嫩，质淡，脉细弱。治宜调补气血。方药：八珍汤加减。黄芪、生地黄、制何首乌、茯苓皮各 12g，党参、白术、当归、白芍各9g，川芎 4.5g，炙甘草 3g。神志不宁夜不安者，加首乌藤 30g，炙远志、酸枣仁各 9g；面色灰暗，舌有瘀斑者，加桃仁泥 9g，红花 6g。

5. 冲任不调型

常在月经前 2～3 天发疹，往往随月经的结束而消失，但在下次月经时又复发作，亦称"月经疹"。治宜调摄冲任。方药：二仙汤合四物汤加减。大生地黄 12g，川芎 4.5g，当归、赤芍、丹参、仙茅、淫羊藿、肉苁蓉、黄柏各 9g，炙甘草 3g，大枣 15g。

（二）中成药

（1）银翘解毒片：每服 4 片，每日 2 次。用于风热侵袭型。

（2）桑菊感冒片：用治外感风热之证。成人每次 4～8 片，每日 2～3 次；1～3 岁小儿每次 1 片；3～7 岁每次 1.5 片，7～14 岁每次 2 片，每日 2 次。

（3）风热感冒冲剂：用治外感风热之证，症见风疹色红，发热重，恶寒轻，舌苔薄黄，脉微数。每服 10g，每日 3 次。

（4）犀角地黄丸：具有清热凉血、止血的功效。用治血热之荨麻疹。每次 1～2 丸，日 2 次。

（5）追风止痒丸：用治荨麻疹，皮肤刺痒，见风尤甚者。每服 10g，日 2 次。

（6）防风通圣丸：用治外感风热，表里俱实之证，可见发热、头痛头昏、目赤、肌肤瘾疹、大便秘结、小便黄赤等症状。每服 6g，每日 2～3 次。

（7）胡麻散：用治风湿热毒引起的荨麻疹，每服 6g，每日 1～2 次。

（8）乌蛇止痒丸：用治荨麻疹瘙痒无度，皮肤干燥、夜间尤甚者。每服 10 粒，每日 3 次。

（9）妇科调经片：用治气血运行不畅所致的皮肤瘾疹、月经不调、痛经等症。每服 4 片，每日 3 次。

（三）单方验方

（1）苦参 60g。水煎洗患处，每日 1 次。

（2）苍耳草 120g。煎水洗澡，连洗 3 次。

（3）防风、荆芥各 9g。水煎服，每日 1 次。

（4）山楂、竹叶、麦芽、甘草，水煎服。适用于食物过敏性荨麻疹。

（5）百部 15g，用白酒 100ml 煮，纱布浸药酒擦患处。

（6）苍术 5g，白术 30g，茯苓、荆芥、牡丹皮、丹参、龙骨各 15g，防风、川芎各 9g，白蒺藜 12g，僵虫、黄芩各 10g。水煎服，每日 1 剂。舌苔黄腻，偏干湿热者可去茯苓，加入土茯苓 30g，地肤子 15g，白鲜皮 12g。

（7）将野兔肉切成块，加茶油炒熟加调味品后食用。每次 250g，半月 1 次，共食 3 次。治疗 32 例均愈。

（8）醋 2 份与白酒 1 份混合，擦患处。一般几分钟后即可见效。

（9）醋 100ml，木瓜 60g，生姜 9g。共入砂锅煎煮，醋干时，取出木瓜、生姜，分早晚 2 次食完。每日 1 剂，至愈为止。适于风寒外袭型。

（10）鲜丝瓜叶捣汁搽患处。

（11）生姜 50g，红糖、醋各 100g。生姜切细，与醋、红糖水煎去渣，每次 1 小杯温服。每日 3 次。适于食物过敏引起的荨麻疹。

（12）韭菜 150g，大葱 50g。前两味切段后加白酒 30ml，水煎口服，每日 2 次。

第五节　药物性皮炎

凡口服、注射或皮肤黏膜直接用药后，而引起机体的反应叫药物反应。以皮肤黏膜急性炎症为主者，叫药物性皮炎，简称药疹。中医文献把药物引起的内脏或皮肤反应，统称为"中药毒"。《诸病源候论》《备急千金要方》等书有"解诸药毒篇"。该病的发生与药物的剂量及其药理作用无关，某些处于敏感状态的患者，即使使用致敏药物的极小剂量，也可发生药疹。

中医学认为，总因禀赋不耐，邪毒内侵所致。或因风热之邪侵袭腠理；或湿热蕴蒸，郁于肌肤；或外邪郁久化火，血热妄行，溢于肌肤；或火毒炽盛，燔灼营血，外发于皮肤，内攻于脏腑。久而导致阴液耗竭，阳无所附，浮越于外，病重而危殆。

（一）辨证用药

1. 热毒夹风型

恶寒发热，头痛，周身不适，口渴，疹见猩红热样、麻疹样红斑。苔薄或黄，脉数。治宜清热解毒，佐以疏风。方药：桑叶、连翘、知母、黄芩、大黄、生甘草各9g，生石膏30g，萆薢、徐长卿各15g。水煎服，每日1剂。

2. 火毒夹湿型

高热口渴，烦躁不安，小便短赤，大便秘结或有黄疸，水肿尿少，全身皮肤红热、肿胀、起疱、糜烂或结痂，常见于剥脱性皮炎或重症多形红斑。苔黄腻，舌红，脉滑或濡数。治宜凉血解毒，清利湿热。方药：剥脱性皮炎型：黄芩、大黄、栀子、知母、茵陈、金银花各15g，生石膏、鲜生地黄各30g，赤芍12g，猪苓、生甘草各9g，水煎服，每日1剂。重症多形红斑型：鲜生地黄、生石膏各30g，麦冬、茵陈、徐长卿各15g，知母、淡竹叶、大黄、生甘草各9g，木通4.5g，水煎服，每日1剂。

3. 热毒伤阴型

发热或轻或重，烦渴，面红、身红，甚或鼻衄，皮肤红肿渐退，渗出减少或脱屑较多。舌绛无苔，脉细数。治宜养阴清热兼解余毒。方药：鲜生地黄 30～60g，鲜石斛、生石膏各 30g，玄参、天花粉各 15g，麦冬、知母、连翘、生甘草各 9g。水煎服，每日 1 剂。

（二）中成药

（1）五石膏：外涂，每日 2 次。用于皮肤肿胀，无渗出者。

（2）九华粉：外涂，每日 2～6 次。用于皮损红、瘙痒者。

（3）青黛散：适于皮损广泛者。干扑。

（4）青黛膏：适于皮损结痂、干燥者，外涂。

（三）单方验方

（1）大黄、黄柏、黄芩、苦参各等份，共研细末。上药 10～15g，加入蒸馏水 100ml，医用石炭酸 1ml，即三黄洗剂。用时摇匀，以棉球蘸药汁搽患处，每日 3～5 次。适用于小范围皮损。

（2）紫草油外涂，每日 1～2 次。

（3）马齿苋、生地榆各适量，煎水待凉湿敷，青白散麻油调敷。适于渗液明显者。

（4）蜈蚣 10 条，全蝎、土鳖虫各 30g，露蜂房 60g，守宫 10 条。上药共研末，每次 3g 冲服，日 2 次。此方适于剥脱性皮炎型。

（5）绿豆、甘草、金银花各适量，水煎服。

（6）鸡蛋壳 50g，研细末。每日 3 次，每次 2g，温开水送服。

（7）老茶树叶或老茶叶，煎浓茶汁外敷。

第六节　神经性皮炎

神经性皮炎是临床比较常见的一种慢性皮肤炎症。又称慢性单纯性苔藓。以局部瘙痒、皮肤增厚、苔藓样变、范围不定为特征。本病与中医的"牛皮癣""摄领疮"等相类似。

中医学认为，本病与风热外侵及血燥生风有关。

老年体衰，或久病体虚，或肺虚等致使人之腠理空虚，卫表不固，风热外邪入侵，留于肌肤而不去形成本病。

素有内热，或大病之后津血暗耗，使血燥生风而致本病。

（一）辨证用药

1. 风湿热型

症见局部除有成片丘疹肥厚外，并伴有部分皮损潮红、糜烂、湿润和血痂。苔薄黄或黄腻，脉濡数。治宜散风清热利湿。方药：桑菊银翘饮加减。桑叶、黄菊花、金银花、黄芩、生栀子、连翘、赤芍、苍耳草各 9g，苦参片 12g，生甘草 3g。每日 1 剂，水煎服。

2. 血虚风燥型

症见病程较长，局部干燥、肥厚、脱屑，状如牛领之皮。苔薄，脉濡细。治宜养血祛风润燥。方药：当归胡麻饮加减。当归、白芍、玉竹、小胡麻、秦艽各 9g，生地黄、制何首乌、苦参片各 12g，徐长卿 30g，炙甘草 3g。每日 1 剂。水煎服。凡情绪波动，病情加剧者，以上二方中均可加入珍珠母（先煎）、赭石（先煎）、生牡蛎（先煎）、首乌藤（夜交藤）各 30g，五味子 4.5g。

（二）中成药

（1）肤疾宁或皮炎硬膏：外贴患处。

（2）10％黑豆馏油软膏：外涂患处。

（3）皮炎平：外涂患处。

（4）丹栀逍遥丸：具有舒肝解郁、清热调经之功效。用于肝郁不舒而致的神经性皮炎，可兼见五心烦热、目赤口干、便秘溲赤等。每服 1 丸，日 2 次。

（5）左金丸：由黄连、吴茱萸组成。具有疏肝解郁、降逆止呕之功效。用于肝失调达，郁而化火而致的神经性皮炎，可兼见胃脘不适、泄泻等。每次 3～6g，每日 2～3 次。

（6）防风通圣丸：具有解表通里、清热除湿解毒之功。用于表里俱实之神经性皮炎，兼见头痛咽干、便秘等症。每次 9g，每日 2 次。

（7）五虎追风散：具有搜风、镇痉解毒之功效。主治久治不愈的神经性皮炎、结节性痒疹等。每次 9g，每日 2 次。

（8）复方斑蝥酊：由斑蝥、全蝎、乌梅肉、芒硝、75%酒精配制而成。具有杀虫止痒，剥脱上皮的功效。适用于神经性皮炎、皮肤瘙痒症等。直接外搽。

（9）狗皮膏：将膏摊狗皮、布或纸背上，加温软化，贴患处。具有解毒软坚，祛瘀止痛之功效。

（10）黑豆馏油：由黑豆馏油、羊毛脂、凡士林组成。具有软坚散结之功效。主治慢性湿疹、神经性皮炎等。

（三）单方验方

（1）硫黄、明矾、冰片依次按 3∶2∶1 的剂量研成粉末，加适量凡士林混匀成软膏，早晚涂患处并包扎，10 天为 1 个疗程，两个疗程间休息 3 天，多有效验。

（2）苍术、黄柏、苦参、防风各 9g，大枫子、白鲜皮各 30g，松香、鹤虱各 12g，五倍子 15g，研粗末，黄草纸卷，点燃以烟熏患处，距离以感温热不痛为度，每日 1 次。对局部神经性皮炎有较好效果。

（3）陈醋 500ml，苦参 200g，将上两味浸 5 天。先将患处用温水洗净，然后搽药，早晚各 1 次。

（4）取大蒜适量，捣烂，以纱布包裹，外敷患处。另用艾条隔蒜灸患处感到疼痛为止。隔日 1 次。

（5）用新鲜丝瓜叶适量，洗净，搓碎后在患处摩擦皮肤使发红为止。每 7 天为 1 次，2 次为 1 个疗程，1～2 个疗程可获近期疗效。

（6）将芹菜 20g 洗净，切碎与豆腐 30g 炖熟，加盐适量调味食用。每日 1 次，直至痊愈。

第七节　皮肤瘙痒症

皮肤瘙痒症是指无原发性皮肤损害，而以瘙痒为主要症状的皮肤感觉异常的皮肤病。亦称风瘙痒、痒风。

中医学认为，禀性不耐，血热内蕴，外感之邪侵袭，则易血热生风而致痒；或因病久年老体弱，气血亏虚，风邪乘虚外袭，血虚则易生风，体肤失养，而致本病；或饮食不节，过食辛辣炙煿、油腻、酒类，损伤脾胃，湿热内生，化热生风，内不得疏泄，外不得透达，郁于皮肤腠理，而发本病。

（一）辨证用药

1. 血热

症见初起皮肤起粟，瘙痒无度，抓破后渗溢津血，日轻夜重，夜不能寐，心烦口干。舌质红，苔薄，脉细弦数。治宜凉血清热，消风止痒。方药：消风散。生石膏、生地黄各 30g，防风、当归、知母、苦参、胡麻、荆芥、苍术、牛蒡子、生甘草、木通各 10g，蝉蜕 6g。

2. 湿热

症见皮肤亦起红粟，但搔后破津溢水，瘙痒无度。舌质红，苔薄黄，脉弦滑。治宜凉血祛风除湿。方药：凉血除湿汤。生地黄 30g，牡丹皮、赤芍、忍冬藤、豨莶草、海桐皮、地肤子、白鲜皮、六一散（布包）、二妙散（布包）各 10g。

3. 血虚

症见瘙痒日久不止，皮肤干燥，搔破渗溢津血或色见紫暗。舌淡苔净或舌紫而有瘀斑，脉细。治宜养血驱风润燥。方药：当归饮子加减。生地黄 30g，川芎 6g，白蒺藜、荆芥、防风、何首乌、当归、白芍、生黄芪各 10g。

（二）中成药

（1）二妙丸：由苍术、黄柏组成，具有燥湿清热的功效。用治湿热下注所致的皮肤瘙痒症，兼见胸脘闷，纳呆，脘腹胀满，肢体重滞或痿软无力，小便黄赤，舌苔黄腻，脉濡数。成人每服 6～9g，日 3 次。

（2）龙胆泻肝丸：用治肝胆湿热所致之皮肤瘙痒症，兼见头晕目赤，耳鸣耳聋，牙肿疼痛，胁痛口苦，尿赤涩痛，脉弦或洪数，舌质红苔黄。每服 6～9g，每日服 3 次。

（3）归脾丸：具有益气健脾，养血安神的功效。用治心脾两虚之皮肤瘙痒症，兼见气短心悸、失眠多梦、头晕头昏、肢倦乏力、食欲不振等症。每服水蜜丸 6g，小蜜丸 9g，大蜜丸 1 丸，均每日 3 次。

（4）导赤丸：具有清热泻火，利尿通便的作用。用治心火亢盛型皮肤瘙痒症，兼见口舌生疮、心胸烦热、小便短赤、大便秘结等。每次服 1 丸，日 2 次。

（5）防风通圣丸：具有解表通里，清热解毒之功效。用治外寒内热，表里俱实之皮肤瘙痒症，兼见头痛咽干，小便短赤，大便干结。每服 6g，日 2 次。

（6）乌蛇止痒丸：由乌梢蛇、蛇床子、牛黄、当归、牡丹皮、参须、防风、苍术等组成。具有养血祛风，化湿止痒的功效。用治皮肤瘙痒症，日久皮损肥厚，剧痒难忍。每服 10 粒，每日 3 次。

（7）胡麻散：具有驱风，解毒，止痒的功效。用治皮肤作痒，日轻夜重，见风尤甚者，每服 6g，每日 1～2 次。

（三）单方验方

（1）荆芥、防风、苦参、蝉蜕、蛇床子、白鲜皮、苍术、金银花、当归、川椒、黄芩、黄芪各 30g。皲裂疮加杏仁、火麻仁。用法：每日 1 剂，水煎，外洗 3 次以上，每次洗 10 分钟，10 日为 1 个疗程。

（2）生地黄、当归、赤芍、白芍、金银花、大青叶、白鲜皮、地肤子各 12g，白术、野菊花、防风、甘草各 10g，黄芪、白蒺藜、丹参各 20g。每日 1 剂，水煎 2 次分服，连服 3～6 剂，水煎 3 剂外洗局部，治老年瘙痒症。

（3）苍耳草、艾叶各 50g，露蜂房、白鲜皮、苦参、地肤子、川槿皮各 30g，川椒、白矾各 20g。每日 1 剂，水煎滤渣，集药液，趁热洗浴，日 1～2 次，每日搓擦 15～20 分钟，7 日一疗程。2～3 周即效。

（4）硫黄 40g，轻粉、雄黄、大枫子仁各 25g，黄连、苦参各 15g，冰片 5g，凡士林 250g。先将硫黄、雄黄、轻粉、苦参、黄连各研成细末，大枫子蒸后捣如泥，再把凡士林隔水加热溶化，加入上药粉搅拌均匀，待凡士林稍凉后再加入冰片拌匀备用。先将患处清洁，涂药于患处，用手揉搓 5～10 分钟。一般用药后 1 日即可止痒，3～7 日见效，最多 15 日即可痊愈。

（5）生地黄、晚蚕沙、何首乌、白鲜皮各 15g，乌梢蛇、僵蚕、徐长卿、地肤子各 12g，乌梅、白芍、当归、甘草各 10g。煎水内服，日 3 次。

（6）生地黄 25g，白芍、制何首乌各 20g，当归、金银花、连翘、火麻仁各 15g，黄柏、牡丹皮各 18g，荆芥、蝉蜕各 10g，地肤子 12g，砂仁、陈皮各 3g。水煎服，每日 3 次，10 剂为 1 个疗程，效好。

（7）苦参 60g，地肤子、鹤虱各 30g，白鲜皮、蛇床子各 40g，大枫子、大黄各 20g，生杏仁、枯矾、黄柏、露蜂房各 15g。上药水煎 1000～2000ml，外洗患部。每日 1 次，每次 1 小时，每剂用

3～4次。洗后避风，必要时可续用 1 剂。

第八节　银屑病

银屑病是一种与遗传因素有关的原因不明的红斑、丘疹、鳞屑性皮肤病，多在壮年期发病而迁延至老年而不愈。中医称为"白疕""牛皮癣"。

中医学认为，银屑病的病因与风、热、湿、燥有关，一般为脏腑功能失调所致，非外来之邪；与肺、脾、肝之关系较密切。

肺主皮毛，对周身之皮毛有濡润营养作用，若肺之主皮毛功能失常，就会使营卫不和，腠理功能失常，内生之邪发于皮肤，不能驱散而留滞可导致同病。

脾主生血，若各种原因致使脾胃功能不健，血之来源不足，风、燥、热、湿从内而生，发于肌表而为本病。

肝藏血，由于肝郁气滞，郁久化火，伤津耗液，使血燥而风盛亦可发为本病。

肾藏精为先天之本，若先天禀赋不足，或后天使肾精补充不足，使阴阳失去平衡，亦可发生本病。

（一）辨证用药

1. 血热风盛型

症见皮疹发展比较迅速，疹色鲜红，鳞屑厚积，表层易于剥离，剥离后有筛状出血点，自觉瘙痒难忍；伴心烦口干、小便短赤，大便秘结。舌质红，苔黄，脉滑数。治宜清热祛风，凉血解毒。方药：赤芍、苍耳子各 15g，山慈菇、半枝莲、了哥王、红条紫草、苦参各 18g，蜈蚣 3 条。表面起脓疱者加金银花 15g，白花蛇舌草 18g；瘙痒剧者，加白花蛇 9g，露蜂房 12g；大便干结者，加大黄 15g，白头翁 18g。水煎服，每日 1 剂。

2. 瘀血蕴结型

症见病程日久，皮疹暗红，片状融合，表面鳞屑较少。舌质淡红，舌边有瘀点，脉沉涩。治宜活血祛瘀，祛风解毒。方药：土茯苓 30g，全蝎 3g，紫草根、丹参各 18g，三棱、露蜂房、莪术各 15g，蝉蜕 6g。水煎服，每日 1 剂。也可随证加减。

（二）中成药

（1）小活络丹：具有祛风活络，除湿止痛的功效。用治寒湿型银屑病，以肢体关节疼痛、麻木拘挛等症为表现者，每服 3g，日 2 次。

（2）木瓜丸：具有散风祛寒、活络止痛的作用。用治寒湿型银屑病，症见四肢麻木、遍身疼痛、腰膝无力等。每服 30 丸，日 2 次。

（3）木瓜片：具有舒经活络，散风止痛的功效。用治银屑病关节型的关节疼痛。每服 3～4 片，日 2 次。

（4）克银丸：由土茯苓、白鲜皮等组成。具有清热解毒，祛风止痒之效。用治银屑病皮损色鲜红，脱屑发痒，便秘溲黄，属血热风热者，每服浓缩大蜜丸 2 丸，小蜜丸 1 袋，日 2 次。

（5）防风通圣丸：具有解表通里，疏风清热凉血解毒，利湿止痒之效。用治风热、湿热、血热兼见表里俱实之银屑病，症见头痛咽干、小便短赤、大便秘结、瘙痒剧烈等。每服 6g，日 2 次。

（6）龙胆泻肝丸：具有清肝胆、利湿热的功效。用治牛皮癣因湿热下注者。每服水丸 3～6g，蜜丸 1 丸，片剂 4～6 片，均每日 2～3 次。

（7）当归丸：具有活血调经，养血和血的功效。用治血虚风燥型银屑病，每服蜜丸 1 丸，浓缩丸 15～20 粒，小丸 15～20 粒，日 2 次。

（8）复方当归注射液：具有温通血脉，养血和血的功效。用治瘀血型银屑病。成人每次肌注 1～2 支，每日 1 次。

（9）丹参注射液：用治瘀血型银屑病。肌内注射，每次 2～

4ml，每日 1～2 次；静脉注射，每次 4ml，用 5％葡萄糖注射液
100～500ml，稀释后应用，每日 1 次。

（10）大黄䗪虫丸：具有活血破瘀，通经消痞，滋阴清热，祛瘀生新的功效。用治瘀血蕴结型银屑病。每服蜜丸 1～2 丸；小蜜丸 3～6g；水蜜丸 3g，均一日 1～2 次。

（11）银屑丸：由乳香、没药、红花、大黄、莪术、秦艽、雄黄、土鳖虫、石菖蒲、桃仁霜组成。具有活血祛瘀，祛风通络的作用。用治寻常型银屑病的进行期及静止期，症见皮损鳞屑较厚，肌肤甲错，病久不退，反复发作，舌紫暗，有瘀斑，脉细涩。成人每服 3～6g，每日 3 次；7 岁以上小儿服成人量的 1/2；3～7 岁服成人量的 1/3。

（12）六味地黄丸：具有滋阴补肾的功效。用治肝肾阴虚型银屑病。每服 9g，每日 2 次。

（13）三黄丸：用治火毒炽盛型银屑病。成人每服 6～9g，7 岁以上小孩服成人 1/2 量，3～7 岁服成人的 1/3 量。

（14）黄连解毒丸：具有清热泻火，解毒通便的作用。用于三焦积热所致之银屑病兼见口舌生疮、目赤头痛、便秘溲赤、衄血、痈疮、舌红、脉数等症。每服 3g，一日 1～3 次。

（三）单方验方

（1）细辛、马钱子（生用不去毛）、生草乌、硫黄、冰片各 3g，雄黄、生白矾各 6g。上药共研细末，用酒精 100ml 浸泡 1 周。用棉签蘸药汁外搽患处，每日 1～2 次，以愈为度。

（2）土茯苓、补骨脂、莪术、牛蒡子、山楂、丹参各 25g，乌梢蛇 15g。水煎服，每日 1 剂。

（3）土茯苓 60g。上药研粗末包煎，日 1 剂，分 2 次服，15 剂为 1 个疗程。

（4）山豆根、地骨皮各 150g，青黛、甘草各 30g，苍术 100g，冰片 10g。将上药分别研粉过 80～100 目筛，然后混合均匀即得。每次 10g，每日 3 次，连服 1 个月为 1 个疗程。

（5）苦参、白鲜皮各 25g，百部、防风、鹤虱、地肤子、黄精、明矾各 15g。第一遍不加明矾，水煎后内服；第二遍加入明矾和 500g 食用醋，煎至约剩 200g 时去渣取汁，擦洗患处，效果显著。

（6）生甘草 6g，乌梅 30g。水煎服，每日 1 剂。胃溃疡患者禁用。

（7）苦参 20g，花椒、桂枝、当归、何首乌各 10g。将药粉用纱布包缝好，在砂锅内加水浸泡约半小时，煮沸后泡洗，洗前先用温水洗净患处，药液温度以能够耐受为宜，但不低于体温，然后用药巾热敷，摩擦泡洗，每日 2 次（1 次在睡前），每次 30～60 分钟。

（8）生地黄、牡丹皮、紫草、金银花、知母各 15g，土茯苓、石膏、生薏苡仁各 30g，蛇蜕 12g，黄连、荆芥炭、生甘草各 6g。水煎服，每日 1 剂。

第九节　痤疮

痤疮是青春期常见的一种慢性毛囊皮脂腺炎症性疾病。好发于颜面、胸背，常伴有皮脂溢出。青春期后大都自然痊愈或减轻。中医称为粉刺。

中医学认为，素体阳热偏盛，加上青春期生机旺盛，营血日渐偏热，血热外壅，熏蒸于肌肤，搏结不散而成；或因过食辛辣肥甘之品，肺胃积热，循经上熏，血随热行，上壅于胸面。若病情日久不愈，气血郁滞，经脉失畅；或肺胃积热，久蕴不解，化湿生痰，痰瘀互结，致使粟疹日渐扩大，或局部出现结节，累累相连。

（一）辨证用药

1. 肺胃蕴热

多为初发，见于颜面双颊、前额，重则胸背部可见红色丘疹或丘脓疱疹或黑头粉刺。颜面油滑光亮、大便秘结、小便黄赤。舌质红，苔黄或厚腻，脉滑数。治宜清肺胃之蕴热。方药：枇杷清肺饮加减。枇杷叶、甘草、桑白皮、淡竹叶、沙参、赤芍各10g，生石膏30g，生姜2片，大枣7枚。又方：大青叶15g，淡竹叶、枇杷叶、桑叶、人参叶、生侧柏叶、荷叶、赤芍各10g，生石膏30g。

2. 气血郁滞

症见多经年不愈，丘疹呈暗红色，鼻部可为紫红色，经血来潮时皮疹加重，行经时腹痛、有紫血块；男性患者面色晦暗或紫红。舌质暗紫、有瘀斑，脉沉细涩。治宜活血化瘀，清热解毒。方药：桃红四物汤加减。桃仁、红花、当归、生地黄、赤芍、川芎、金银花、连翘、马尾连各10g。

3. 痰湿结聚

多见于囊肿性痤疮，好发于双颊、胸背部，囊肿破后溢脓渗血水，或消退后留有增殖性瘢痕。舌质淡，苔滑腻，脉濡或滑。治宜化痰、软坚、散结。方药：海藻玉壶汤加减。陈皮、法半夏、海藻、浮海石、昆布、夏枯草、天花粉、土贝母各10g，栀子、胆南星、莪术各6g。

（二）中成药

（1）牛黄解毒片：用治肺胃热盛型痤疮兼见湿毒内热，头目眩晕，咽喉肿痛，牙龈肿痛，口舌生疮，大便秘结。每次5～6片，每日2～3次。

（2）清热暗疮丸：具有清热解毒，凉血散瘀之功效。主治痤疮、疖、痈等。水泛丸每次2～4丸，每日3次；片剂每次2～4片，每日3次。

（3）参苓白术丸：具有补气健脾，渗湿和胃之功效。用治脾肺气虚而致的痤疮、湿疹、手足汗疱疹等皮肤病。每次6～9g，每日2次。

（4）小败毒膏：功效清热解毒，消肿止痛。凡湿热郁结，热毒壅盛所致之痤疮、疖肿等病皆可用之。每次 15g，每日 2 次。

（5）防风通圣丸：具解表，清热，攻下之功。用治痤疮。每次 6g，每日 2 次。

（6）牛黄上清丸：具有清热散风，泻火通便之功效。用于肺胃热盛痤疮，兼见头痛眩晕，目赤耳鸣，咽喉肿痛，口舌生疮，大便燥结。每次 1 丸，每日 2 次。

（7）大黄䗪虫丸：每日 3g，每日 1～2 次。

（三）单方验方

（1）研密陀僧为粉，用人乳和，每夜就寝时涂面，次晨洗去。忌喝酒，忌用肥皂洗脸，可用牙膏洗脸。

（2）用牙膏加强的松药片擦脸，7 天后可除净。忌酒、忌用肥皂。

（3）白花蛇舌草 30g，水煎服，每日 1 次。

（4）大黄、硫黄各等份，研细末，用茶水调搽面部。

（5）枯矾 30g，生硫黄、白附子各 6g。共研细末，津液调搽，临睡上药，次日晨洗去。

（6）炒苍耳子和片姜黄各 10g。水煎服，每日 1 剂，2 周为 1 个疗程。

（7）白及、白芷、辛夷各 6g，黄芩 3g。共研细末，放瓶中密封备用。每晚睡前，洗脸后将药末倒入掌心，放适量的水调成糊状，擦于面部痤疮处，有良效。

（8）金银花、菊花各 15g，玫瑰花 10g，加水如常法煎饮。

（9）芝麻壳 60g，加水煎汁，饮汁及吃金橘饼。适用于治疗肝郁气滞型。

（10）食盐 1 汤匙，鸡蛋清 1 个，冰片 50g。研细末涂于面部，5 分钟后洗去，每日 1 次，效好。

（11）冬瓜洗净切片，与红小豆按 10∶3 的量煮汤喝，勿加盐。有治疗痤疮的作用。

第十节　黄褐斑

黄褐斑是发生于面部的一种色素沉着性皮肤病。多见于妇女妊娠期，亦可见于男性及未婚女性。属于中医学黧黑皯黯范畴。俗称"肝斑"。

中医学认为，本病多因肾气不足，肝气郁滞，血瘀颜面；或因脾气不足，气血不能润泽颜面而致。

（一）辨证用药

1. 肝气郁结

症见斑片多在面颊部和上唇上部，性情急躁，心烦易怒，月经不调，胸胁胀满。舌质红，苔薄黄，脉弦。治宜疏肝理气，活血化瘀。方药：丹栀逍遥散加减。

2. 脾虚血瘀

症见面色不润，有淡褐色斑片，色泽灰暗，伴食少纳差，乏力，便溏。舌质淡，苔薄白，脉沉细。治宜健脾益气，活血化瘀。方药：补中益气汤或桃红四物汤加减。

3. 肝肾不足

症见面色灰暗，斑片灰黑，病程日久，腰膝酸软乏力，头晕目眩。舌红少苔，脉细数。治宜滋补肝肾。方药：六味地黄丸加减。

（二）中成药

（1）逍遥丸：由当归、柴胡、白芍、甘草、白术、生姜、茯苓、薄荷组成。具有疏肝解郁、健脾养血之功。适用于肝郁血虚所致黄褐斑，兼可见两胁作痛、头痛目眩、月经不调、乳房作胀等。

每次 10g，每日 1～2 次。

（2）舒肝丸：由川楝子、延胡索、白芍、片姜黄、木香、沉香、白豆蔻、砂仁、厚朴、陈皮、枳壳、茯苓、朱砂组成。具有疏肝、理气、止痛之功效。用于肝郁气滞所致黄褐斑，可伴胸胁胀痛、胃脘疼痛等。每次 1 丸，每日 2 次。

（3）延胡索止痛片：由延胡索、白芷组成。具有行气活血止痛之功效。适用于气滞及气滞血瘀之黄褐斑兼见多种疼痛。每次 4～6 片，每日 3 次。

（4）大黄䗪虫丸：具有破血化瘀，通络散结之功效。用治气血凝滞、血瘀不通引起的黄褐斑，可兼见肌肤甲错，目眶发黑、潮热消瘦。每次 1 丸，每日 2 次。

（5）三黄丸：由大黄、黄芩、黄连组成。具有清热泻火通便之功效。适用于三焦热盛所致的黄褐斑，可兼见口鼻生疮、咽痛齿痛、头晕眼红等。每服 6～9g，每日 2 次。

（6）枳实导滞丸：由枳实、大黄、黄连、黄芩、六曲、白术、茯苓、泽泻组成。具有消积导滞，清利湿热之功。用于湿热积滞而致的黄褐斑。可兼见脘腹胀痛、不思饮食等。每次 6～9g，每日 2 次。

（7）知柏地黄丸：具有滋阴降火之功效。用于阴虚火旺，虚火上炎而致的黄褐斑，可兼见潮热盗汗、耳鸣遗精、小便短赤等。每服 1 丸，每日 2 次。

（8）杞菊地黄丸：具有滋养肝肾精血之功效。用治肝肾阴虚而致的黄褐斑，可兼见头目眩晕、耳鸣耳聋、潮热盗汗等。每服 1 丸，每日 2 次。

（9）滋补肝肾丸：具有滋补肝肾之功效。用于肝肾阴虚之黄褐斑。每服 1 丸，每日 2 次。

（10）金匮肾气丸：用于肾精亏损，脾胃虚寒引起的黄褐斑。可兼见腰酸足软、遗精盗汗、大便溏泄、小便频数、消渴、脚气等。每次 1 丸，每日 2 次。

（11）乌鸡白凤丸：由人参、鹿角胶、白芍、牡蛎、当归、甘

草、香附、鳖甲、丹参、天冬、桑螵蛸、熟地黄、乌鸡、川芎、生
地黄、炙黄芪、炒芡实、银柴胡、山药组成。具有补气养血，调经
止带之功效。用治气血双亏的各种虚劳之证。每次 1 丸，每日
2 次。

（三）单方验方

（1）生地黄、熟地黄、当归各 12g，柴胡、香附、茯苓、川
芎、僵蚕、白术、白芷各 9g，白鲜皮 15g，白附子、甘草各 6g。
水煎服，日 1 剂，月经不调者加益母草 15g 或为水丸，每次 6g，
每日 3 次，12 剂为 1 个疗程，据报道有较好疗效。

（2）白及、苦参、零陵香等份，共研细末，凡士林调和外搽，
有一定效验。

（3）白附子、白及、白蔹、白茯苓、密陀僧等份，共研细末，
睡时用乳汁调和搽之。

（4）珍珠研细末以人乳调和搽面部，效好。

（5）炙黄芪 24g，党参 18g，炒白术、朱茯神、炒酸枣仁、炙
远志、龙眼肉、当归各 15g，木香 5g，蝉蜕、炙甘草、大枣各 6g。
水煎服，每日 1 剂。

（6）僵蚕和白牵牛等份。共研粉，用蜂蜜调之，搽患处，对本
病有一定疗效。

（7）白附子、白芷、滑石各 100g。研极细末和匀，每次用 1
匙，早晚洗脸后涂于患处，较好。

（8）炙黄芪 15～18g，当归、赤芍各 9～15g，炒白术、茯苓、
党参、川芎、生地黄各 9～12g，桃仁、红花各 10g，大枣 10 枚，
甘草 6g。胸胁胀闷者加郁金、延胡索各 9～12g，柴胡 9g，陈皮
6g；形寒怕冷者，加附子、桂枝各 6g。上方煎汤内服，每日 1 剂，
10 剂为 1 个疗程，连续服药 2 个疗程后进行观察，有较好疗效。

（9）取鸡蛋数个，放入容器内，用烧酒浸泡（以淹没为度）密
封存放 28 天后，倒去烧酒取蛋清，每晚临睡前涂患处，有较好
疗效。

（10）白扁豆、莲子、白茯苓各 50g，白菊花 15g，山药 50g，面粉 200g。将白扁豆、莲子、白茯苓、山药、白菊花磨成细面，与面粉调匀，加水和面。久食有效。有健脾利湿效果。

（11）胡桃仁 30g，牛乳、豆浆各 200g，黑芝麻 20g。将胡桃仁、黑芝麻放入小石磨中，牛乳与豆浆混匀，慢慢倒入小石磨中，边倒边磨。磨好后，均匀倒入锅中煎煮。煮沸后加入少量的白糖，每日早晚各 1 碗。适用于黄褐斑因血燥引起者。

第十一节　白癜风

白癜风是一种常见的后天局限性色素脱失性皮肤病。中医称为"白驳风"。

中医学认为，本病由风湿侵入毛孔，郁于皮肤腠理，以致气血瘀滞，血不荣肤而致。

（一）辨证用药

白癜风临床辨证属风血相搏，气血不和，血不养肤。治宜活血祛风，疏肝理气。方药一：蒲黄、五灵脂、丹参、红花、桃仁、赤芍、白芍、香附、炒荆芥、防风、枳壳各 10g，蝉蜕、柴胡各 5g。方药二：白花蛇、当归、赤芍各 15g，蝉蜕 6g，露蜂房、川芎各 12g，白花蛇舌草、三棱、僵蚕各 18g。水煎服，每日 1 剂。

（二）中成药

（1）逍遥丸：具有疏肝解郁，健脾和营之功效。用治肝郁脾虚之白癜风，可兼见头痛目眩、胁痛乳胀、月经不调等。每次 9g，每日 3 次。

（2）柴胡疏肝丸：具有疏肝行气，活血止痛之功效。用治肝郁气滞血瘀所引起的白癜风，可兼见胁痛、乳癖、痛经等。每次 9g，每日 3 次。

（3）白癜风丸：由当归、桃红、红花、丹参、紫草、川芎、香附、补骨脂、干姜、山药、黄芪、白蒺藜、白鲜皮、乌梢蛇、龙胆组成。具有活血，养血，祛风之功效。用治气虚血瘀兼感风邪之白癜风。每服 2 丸，每日 2 次。

（4）首乌片：具有养血活血补肝，益肾之功效。用于肝肾阴虚，血瘀血虚之白癜风。每服 5～8 片，日 2 次。

（5）豨莶丸：由豨莶草组成。功效驱风除湿。治疗白癜风兼有关节痛者。每次 9g，每日 2 次。

（6）白驳片：由紫草、降香、重楼、白药子、白附子、苍术、海螵蛸、生何首乌、龙胆、红花、桃仁、刺蒺藜、甘草组成。具有清热散风活血之功效。专治白癜风。每次 10 片，每日 2 次。

（三）单方验方

（1）蟾酥 9g，蜈蚣 8 条，轻粉 6g，枯矾 18g。用 75% 酒精 500ml 浸上药一个月，滤渣即成。使用时外搽患处，每日 2 次。

（2）白毛藤 60g。水煎洗患处。

（3）菟丝子、桑椹、淫羊藿、何首乌、鬼羽箭、红花各 12g，淡苁蓉 15g，丹参、牡丹皮各 10g，赤芍 6g。每日 1 剂，水煎服。本方对局限性白癜风疗效较好，病程短者较病程长者为好。

（4）白蒺藜、生地黄、丹参、钩藤各 15g，牡丹皮、当归、鸡血藤、首乌藤各 10g。浓煎取汁，加糖适量，每日 2 次，一次 15ml。

（5）紫草、牡丹皮、刘寄奴、威灵仙各 25g，重楼、丹参、浮萍各 50g，川芎 15g，琥珀、地龙、土鳖虫各 10g。水煎服。

（6）沙苑子、女贞子、全当归、何首乌、白蒺藜各 15g，覆盆子、枸杞子、生地黄、熟地黄、川芎、赤芍、白芍各 10g，黑芝麻 10～12g。水煎服，每日 1 剂。

（7）梅片 3g，硫黄、密陀僧、枯矾、雄黄、蛇床子各 6g。上药共为末，用凡士林调搽患处，每日 1 次。

（8）生姜 1 块，切取 1 片，在患处擦，姜汁擦干，再切取 1

片，连续擦至局部皮肤知热为度，每日 3～4 次，至皮色正常。须坚持 2～3 个月，中途勿断。

（9）热鳗鱼油搽患处，每日 1 次，每次 3 分钟。

（10）鲜黄瓜、硼砂各适量。将鲜黄瓜捣碎取汁，再将硼砂研细末调和一起，每日 3 次擦患处。

（11）独头蒜 1 个，蜂蜜 9g，捣匀敷患处。

（12）鲇鱼、食盐、醋各适量。鲇鱼勿洗，连滑涎皮肉切剁细，加食盐和醋拌匀，用时先以布擦患部至发赤，即以此鱼肉炙热，用布包之熨患处，每日 1 次，以愈为度。

第十三章

妇产科疾病

第一节　妊娠剧吐

　　孕妇在早孕时出现挑食、食欲不振、轻度恶心呕吐、头晕、倦怠等症状，称为早孕反应，一般不需要特殊治疗，在妊娠 12 周前后自行消失，偶然有少数孕妇反应严重，恶心呕吐频繁，不能进食，以致影响其身体健康，甚至威胁其生命者，称为妊娠剧吐，多见于第 1 胎孕妇，临床上一般早孕反应，逐日加重，反复呕吐，失眠，全身乏力，随即滴水不进，呕吐频繁、呕出胆汁或咖啡渣样物，以致引起水、电解质紊乱，代谢性酸中毒为特征，按病情可分为轻、中、重度妊娠呕吐，本病属中医学的"子病""病光""阻病"等范畴。

　　中医学认为，本病的病因主要来自两个方面：一是因妊娠冲脉之气亢盛，盛则气上逆，逆犯于胃，胃失和降；二是精神状态平衡失调，肝气偏旺、克伐脾胃所致。

（一）辨证用药

1. 脾胃虚弱

症见妊娠早期恶心呕吐，厌食，神疲思睡，时觉头晕，面色不华，大便溏薄。舌质淡，苔白，脉细滑无力。治宜益气健脾，和胃止呕。方药：砂仁、陈皮各 6g，白豆蔻 10g，法半夏、党参各 12g，白术、大枣各 15g，姜汁数滴。水煎服，每日 1 剂。

2. 肝胃不和

症见妊娠早期呕吐酸水或苦水，头胀而晕，胸满胁痛，嗳气叹息，烦渴口苦，心烦易怒，睡眠不熟，多梦。舌质淡红，苔薄白或微黄，脉弦滑。治宜疏肝理胃，降逆止呕。方药：黄芩 10g，白术 15g，紫苏叶、枳壳、白芍、赭石、香附各 12g。水煎服，每日 1 剂。

（二）中成药

（1）香砂六君子丸：每次 3～9g，每日 2～3 次。本品具有健脾和胃，降逆止呕之功。用治脾胃虚弱所致的妊娠期恶心呕吐。

（2）四君子丸：每次 1 丸，每日 2～3 次。用治脾虚所致的恶心呕吐、乏力倦怠思睡等。

（3）二陈丸：每次 1 丸，每日 2 次。用治妊娠期恶心呕吐。

（4）逍遥丸：每次 6～9g，每日 2 次。用治肝胃不和妊娠呕吐。

（5）生脉饮：每次 10ml，每日 3 次。用治气阴两伤型妊娠剧吐。

（三）单方验方

（1）糯米 60g。水煎饮服，每日 2 次。

（2）取生姜汁 3～5 滴于米汤内饮服。

（3）橙子用水泡酸味，加蜜煎汤频饮。

（4）陈皮 10g，红枣 5 枚，煎水饮。

（5）柿蒂 30g，冰糖 60g。加水适量煎汤饮用，每日 1 剂。用治胃气上逆，恶心呕吐者。

（6）鸡蛋 1 枚，白糖 30g，米醋 60g。加水适量煮熟后食用。

（7）优质黄连 6g 切碎，紫苏叶 6g。置于茶壶中用沸水冲开，15 分钟以后饮用。可治疗顽固性呕吐。

（8）砂仁研末，每次服 9g，加生姜汁少许，温开水吞服。

（9）紫苏叶 3g，黄连 1.5g。研细末，分 2 次用开水冲服。

（10）竹茹、紫苏梗、砂仁、白术各 10g。水煎服，每日 1 剂。

（11）生扁豆 30g 晒干，碾成细末备用。每次 5g，日 1 次。晨起用米汤送服，连服 3～5 天为 1 个疗程。

（12）新鲜苹果皮 60g，粳米 30g，炒黄，与水同煎代茶饮。每日 1 剂。

（13）鸡内金适量，炒焦，研粉，每次 5g，以米汤送服，每日 2 次。

（14）牛奶 1 杯煮开，调入韭菜末 1 汤匙，温服，每日 1 剂。

第二节　妊娠高血压综合征

妊娠高血压综合征（简称妊高征）是指妊娠 20 周以后出现高血压、水肿、蛋白尿，严重时可出现抽搐、昏迷、心肾功能衰竭，甚至发生母婴死亡。妊高征是妊娠期特有的疾病，也是孕产妇及围生儿死亡的重要原因之一。

本病属中医"子气""子烦""子肿""子晕""子痫"等范畴。

中医学认为，妊娠后需要肾阴滋养胎元，如胎火耗阴、肾阴不足，则肝阳上亢，故导致舌降红，口渴，头目眩晕称子晕；如肝风内动发生抽搐则为子痫；如脾阳虚不能运化水谷，水湿泛滥则成水肿；如肾阳虚则命门之火不足，不能生土，不能上湿脾阳，下达膀胱，因而尿少、浮肿更加严重称之为子肿。

（一）辨证用药

1. 子肿

（1）脾虚型：症见妊娠数月，面目、四肢浮肿，或遍及全身，按之凹陷，面黄，纳呆，便溏，神疲，乏力，少气懒言。舌淡，苔白腻，脉缓滑无力。治宜健脾益气，行水。方药：人参 10g，白术、茯苓、陈皮各 9g，炙甘草 6g，半夏 12g。肿甚尿少加车前子 12g，通草 10g；腹胀者加紫苏梗 10g，厚朴 8g；头晕者加钩藤 12g，菊花 10g；畏寒、肢冷加肉桂 5g；神疲乏力加党参、黄芪各 12g。

（2）肾虚型：症见妊娠数月后，面部及四肢浮肿，以下肢尤甚，按之凹陷，即时难起，面色晦暗，头晕耳鸣，腰膝酸软，无力，下肢逆冷，心悸，气短。舌淡，苔白润，脉沉迟无力。治宜温肾行水。方药：茯苓、白术、生姜各 9g，白芍 6g，附子 1 枚。若见腰痛甚者加川续断、杜仲各 10g；头晕目眩加钩藤、石决明各 8g，菊花 10g；阴血不足者用济生肾气丸；若水气凌心症见心悸、气短者用桂附苓术饮，方中附子有毒，用量不宜过重，久煎可以减少毒性。

（3）气滞型：症见妊娠中后期，始于足肿，渐及于腿，皮色不变，随按随起，头晕胀痛，胸闷胁胀，厌食纳呆。舌苔薄腻，脉弦滑。治宜理气行滞，佐以健脾化湿。方药：紫苏 10g，陈皮、制香附各 8g，乌药、甘草各 6g，木瓜 5g，生姜 3g。郁久化热，症见心烦口苦、苔黄腻者加栀子 8g，黄芩 6g；湿阻甚者，症见头昏、头重、胸闷、恶呕便溏、舌苔厚腻、脉沉滑者，方用茯苓导水汤。

2. 子晕

（1）阴虚肝旺：素体肝肾阴虚，孕后血聚养胎，精血愈亏。症见妊娠后头晕，目眩，耳鸣眼花，易烦躁，腰膝酸软，心悸失眠，颜面潮红。舌红或绛，脉弦细滑数。治宜育阴潜阳。方药：熟地黄 24g，山药、山茱萸各 12g，茯苓、泽泻、牡丹皮、枸杞子、菊花、龟甲各 9g，石决明、钩藤、何首乌各 10g。若有痰热者加竹茹 10g，胆南星 8g；腰膝酸软加杜仲、桑寄生各 10g，菟丝子 12g；头痛、目眩加天麻 9g，夏枯草 10g。

（2）脾虚肝旺：素体脾虚，营血生化不足，运化失司，水湿停聚。孕后阴血养胎，脾失濡养，肝阳上亢。症见妊娠中后期面浮肢肿，头晕头重如冒状，胸胁胀满，纳差便溏。苔厚腻，脉弦滑。治宜健脾利湿，平肝潜阳。方药：白术、茯苓各12g，生姜皮6g，陈皮8g，钩藤、菊花、大腹皮各10g。有痰者加竹茹、半夏各6g；肿甚者加猪苓、泽泻各10g，赤小豆12g。

3. 子痫

本病多因子肿、子晕治疗不及时发展而来。其病机为肝风内动或痰火上扰。

(1) 肝风内动：因素体阴虚，孕后精血养胎，使精血亏少，肝肾失养，肝阳上亢，水火不济，风火相煽，遂发子痫。症见妊娠晚期，突发四肢抽搐，甚则不省人事，轻者颜面潮红、心悸、烦躁、口干。舌红，苔薄黄，脉弦滑数。治宜平肝息风。方药：羚羊角4.5g，桑叶6g，川贝母12g，生地黄、竹茹各15g，菊花、白芍、茯神、钩藤各9g，甘草3g。若因外感风寒而诱发者，酌加防风8g，葛根10g；便秘者，加何首乌10g，柏子仁12g。

(2) 痰火上扰：阴虚热盛，灼其津液，炼液为痰，或脾虚湿盛，湿聚成痰，痰火交织，上蒙清窍，发为子痫。症见妊娠晚期，或正直分娩时，猝然昏不知人，或头晕，头痛，胸闷，烦热，气粗痰鸣。舌红苔黄，脉弦滑。治宜清热、豁痰、开窍。方药：牛黄0.75g，朱砂4.5g，黄芩9g，生黄连15g，栀子19g，郁金6g，竹沥水。或安宫牛黄丸口服。

（二）中成药

(1) 五苓丸：每次6~9g，每日2次，温开水吞服。用治妊娠期浮肿。

(2) 珍珠粉：每次0.3~0.6g，每日2次，温水吞服。

(3) 羚羊角粉：每次0.3~0.6g，每日2次，温水吞服。

(4) 杞菊地黄丸：每次9g，每日2次。

(5) 安宫牛黄丸：每次1/2~1粒，凉开水调匀急救时灌服。

（6）至宝丹：每次 1/2～1 粒，急救时凉开水调匀灌服。

（三）单方验方

（1）山羊角、钩藤、生地黄、白芍各 30g，僵蚕、地龙各 20g，当归、川芎各 10g。浮肿明显加防己 12g，白术 30g；蛋白尿加鹿衔草、益母草、薏苡仁根、怀山药各 30g；中度以上妊高征加服解痉散（羚羊角粉 0.3g，全蝎 1.5g，琥珀 4.5g，研末，分 3 次服）。

（2）荆芥穗适量（焙干），研细末。每服 6g，黄酒送下。用治妊娠抽搐。

（3）黑豆、绿豆、赤小豆同煮汤或取其中 1 种豆煮汤，食豆饮汤。健脾益气消肿。其中绿豆、黑豆有清热解毒作用，常服可以预防子痫。

（4）牛乳、羊乳、豆浆平时取其中 1 种常服，健脾消肿。

（5）淡豆浆不时饮用。

（6）鲜芹菜 200g，向日葵叶 30g。水煎服，日 1 剂。

（7）黄豆芽适量，水煮 3～4 小时，每日温服数次。利湿清热。治妊高征。

（8）山药 150g，大米 100g。将山药洗净，与大米共煮成粥，连续服用。滋阴养血，疏风定痫。用治妊娠痫风。

（9）鲤鱼（或鲫鱼）400g，赤小豆 200g，陈皮 10g，大蒜 1 头。鲤鱼开膛去杂物，洗净；大蒜去皮，四味加水共煮烂，吃鱼饮汤。每日 3 次食完。利水消肿，下气，解毒。用治妊娠浮肿。

（10）冬瓜皮、赤小豆各 30g。水煎服。用治妊娠浮肿。

（11）冬瓜煎汁，随意饮之。用治妊娠浮肿。

第三节 晚期产后出血

晚期产后出血是指分娩 24 小时后，在产褥期内发生的大量出血。多见于产后 1 周左右或更晚。出血量常为少量或中量的持续或间断的流血，也有少数为急剧大量出血，甚至达到休克程度。本病属中医"恶露不尽""恶露不止"的范畴。

中医学认为，本病发生主要是冲任失调，气血运行失常。因冲为海，任主胞胎，恶露为血所化，而血源于脏腑，注入冲任。气血失调，冲任不固，则可导致恶露过期不止。

（一）辨证用药

1. 气虚

产后血崩，色鲜红或淡红，头晕眼花，面色㿠白或虚浮，神疲乏力，心悸气短，时出冷汗，四肢不温。舌淡苔薄，脉细。治宜益气摄血。方药：固本止崩汤。熟地黄、白术、当归各 12g，黄芪 15g，黑姜 6g，人参 9g。血多减当归，加仙鹤草 30g，炒山药、炒荆芥各 12g，三七粉（吞服）2g；血崩致虚脱，急煎独参汤：高丽参或吉林参 9g；出现四肢厥逆，脉微欲绝者，先予参附汤：人参 30g，炮附子 15g。

2. 血瘀

症见产后恶露淋漓，涩滞不爽，量时多时少，色紫暗，有块，小腹疼痛拒按。舌暗红或边尖有瘀点，脉沉涩或沉细数。治宜祛瘀止血。方药：加参生化汤加味。人参、川芎、炮姜各 6g，当归、焦楂炭、炒蒲黄（包）各 12g，炙甘草 3g，桃仁 10 粒，大枣 5 枚，参三七末（吞）2g。

3. 血热

产后恶露过期不止，量较多，色红，质黏稠或有臭秽气，面色潮红，口燥咽干。舌红少苔，脉细数。治宜养阴清热，凉血止血。方药：两地汤合二至丸。生地黄 15g，玄参、白芍、麦冬、地骨皮、女贞子、墨旱莲各 12g，阿胶 9g。出血多，加大小蓟、椿根皮各 12g，仙鹤草 30g；若感染，血色紫暗，臭秽，发热，下腹刺痛，减阿胶、麦冬，加金银花藤、败酱草、蒲公英各 15g，炒地榆 12g。

（二）中成药

（1）益母草膏（冲剂）：用治妇女月经不调、经期腹痛、产后恶露不绝等病证。膏滋 1 次 10g，每日 2～3 次，温开水送服；冲剂一次 1 块，每日 2 次，温开水冲服。忌食生冷。

（2）加味益母草膏：用治月经不调、产后瘀血腹痛或恶露不尽等病证。每次 10～15g，每日 2 次。

（3）失笑散：用治血瘀内阻之月经不调、产后恶露不绝等病证，布包煎服，1 次 6～9g，每日 1～2 次，孕妇忌用，忌食生冷。

（4）生化汤丸：用治产后恶露不绝、少腹疼痛拒按等病证。1 次 1～2 丸，每日 2 次，黄酒或温开水送服。血热而有瘀滞者不宜用，忌食生冷。

（三）单方验方

（1）炒云台子、当归、桂心、赤芍等份研末，每次 6g，酒调服。可治血冲心痛及恶露不尽。

（2）桃仁、当归尾、川芎、赤芍、生地黄各 9g，红花 3g。水煎服。水蛭 2.4g，研末吞服。治疗恶露不绝效好。

（3）当归 15g，川芎、桃仁、牡丹皮、丹参、血余炭、熟地黄、蒲黄（包煎）各 10g，炮姜、炙甘草各 6g，益母草 12g。治产后恶露不绝效好。

（4）鸡蛋 2 枚，益母草 30～60g，加水同煮，蛋熟去壳再煮片刻。吃蛋喝汤。用治恶露不净，产后出血。

（5）山楂 50g，茶叶，红糖 100g，共煮汁服。

第四节　产褥感染

产褥感染是指分娩时及产褥期生殖道受病原体感染，引起局部和全身的炎性变化。是产妇死亡的四大原因之一。引起产褥感染常见的病原体有β-溶血性链球菌、大肠杆菌、葡萄球菌、厌氧性链球菌、梭状芽胞杆菌、淋病双球菌及支原体、衣原体等。感染来源有自身感染和外来感染，以自身感染更重要。其病理表现为：①急性外阴、阴道、宫颈炎；②急性子宫内膜炎，子宫肌炎；③急性盆腔结缔组织炎，急性输卵管炎；④急性盆腔腹膜炎及弥漫性腹膜炎；⑤血栓性静脉炎；⑥脓毒血症及败血症。本病在中医属产后发热、产后腹痛、产后恶露不绝等范畴。

中医学认为，本病主要是产时创伤或护理不当，感染邪毒，正邪交争，产后阴血骤虚，阳易浮散，元气亏虚，易感外邪；或产后瘀血内阻，壅遏气机而发病。

（一）辨证用药

1. 热毒壅盛

产后恶露量多，色紫暗，混浊如败酱，臭秽难闻，发热，下腹疼痛，拒按。舌红绛，苔光或苔黄焦黑而干，脉洪大而数。治宜清热解毒，凉血止血。方药：五味消毒饮加味。蒲公英、紫花地丁、败酱草、红藤各30g，金银花、野菊花、紫背天葵子、侧柏叶各15g，连翘、地榆、失笑散（包）各12g。苔光少津，舌暗红，属阴亏液乏者，加玄参、生地黄、麦冬各12g；气喘、虚汗淋漓者，加太子参15g；高热、神昏、谵语者，加紫雪丹或至宝丹、安宫牛黄丸。

2. 湿热瘀结

产后恶露量多或淋漓不爽，夹有瘀块，色紫暗，小腹疼痛，拒按。舌红，苔黄厚腻，脉滑弦数。治宜清热利湿，化瘀止血。方药：银翘红藤解毒汤。金银花、红藤、败酱草各15g，连翘、薏苡仁、牡丹皮、赤芍、延胡索、川楝子各12g，栀子、桃仁各9g，乳香、没药各3g。胞宫瘀滞，淋漓不净，加熟大黄炭、炮姜炭各6g；

小便黄赤，尿道灼热者，加金钱草、海金沙各 15g，木通 9g。

（二）中成药

（1）益母草膏：10～15g，每日 2～3 次。

（2）崩漏丸：每次 6g，每日 2 次。

（3）四红丸：每次 1 丸，每日 2 次。

（4）荷叶丸：每次 1 丸，每日 2 次。

（5）清开灵注射液：用治感受邪毒之产褥感染。每日 2～4ml，肌内注射；或稀释后静脉滴注，每日 20～40ml。

（6）妇科千金片：由党参、当归、千金拔、金樱子根、鸡血藤、穿心莲、两面针、十大功劳叶组成。具有益气养血，清热解毒之功效。用治湿毒热盛之产褥感染。每次 4 片，日 2 次。

（7）金鸡冲剂：由金樱根、功劳木、鸡血藤、两面针、千斤拔、穿心莲组成。用治感受邪毒型产褥感染。每次口服 6g，日 2 次。

（三）单方验方

（1）党参 30g，生石膏（先煎）25g，知母、连翘各 10g，生甘草 6g，败酱草 15g，陈皮 5g。用于产后发热。

（2）金银花、蒲公英、野菊花、紫花地丁各 30g，紫背天葵 15g，熟地黄、当归、白芍各 10g，川芎 6g。气虚加黄芪、党参；热甚加黄芩、黄连、黄柏；血瘀加赤芍、桃仁、红花、丹参；阴虚加生地黄、麦冬。

（3）生石膏 15g，苍术、连翘、当归各 10g，薏苡仁、山楂各 12g，知母、竹叶、川芎、桃仁、甘草各 6g。

（4）金银花 30g，薄荷 10g，鲜芦根 60g，白糖适量。先煎金银花、鲜芦根 15 分钟，再加入薄荷煮 5 分钟，去渣取汁，加入白糖温服。每日 3～4 次。用治产后感染发热。

（5）桃仁 10g，大米 50g，红糖适量。桃仁去皮尖，打碎，与大米放煲内加水适量，煮稀粥，加红糖适量食用，每日 1 次。用治产后血瘀发热。

（6）何首乌 60g，大米 100g，大枣 3 枚，冰糖适量。先将何首乌煎浓汁去渣取汁，加入大米、大枣煮粥，待粥将成加入冰糖再煮冰糖溶化后，分次食用。用治产后血虚发热。

（7）桃仁 10g，莲藕 250g，红糖适量。先将桃仁去皮尖，莲藕洗净切片，放煲内加水 500ml 煮汤，加红糖调味，食藕饮汤。每日 1 次。用治产后血瘀发热。

第五节　急性盆腔炎

女性盆腔生殖器官及其周围结缔组织和腹膜的急性炎症，称为"急性盆腔炎"。根据其病变部位的不同，分别称作急性子宫内膜炎、急性输卵管炎、输卵管积脓、输卵管卵巢脓肿、急性盆腔结缔组织炎、急性盆腔腹膜炎等。急性盆腔炎发病急、病情重，病势进展迅速，延迟治疗，可发展为脓毒血症、败血症、感染性休克。其初期临床表现与古籍记载的"热入血室""产后发热"相似。

中医学认为，本病的发生机制，由于经行、产后，胞脉空虚，或平素体质虚弱，或受邪毒，客于胞中，与气血相搏，邪正交争，营卫不和，热毒壅盛，故发发热恶寒，气血瘀滞，则壅遏不行而化为瘀毒壅结，结而成症。

（一）辨证用药

1. 热毒壅盛

高热，寒战，头痛，下腹剧痛拒按，有坠胀感或有恶心呕吐，带下增多色黄，质黏稠，或有脓性带腥臭，大便秘结或溏薄，口干欲饮，小溲黄赤。苔黄腻，舌红，脉滑数有力。治宜清热解毒，行气活血。方药：红藤煎加减。红藤、紫花地丁、败酱草各 30g，金银花、连翘各 20g，延胡索、牡丹皮各 10g，制乳香、制没药各 9g。腹胀、腹痛，加木香（后入）、川楝子各 30g，茯苓 20g；热毒盛，加安宫牛黄丸 1 丸，分 2 次服。

2. 热毒内陷

面色灰暗，四肢厥冷，汗出而喘。舌质红绛，苔灰黄，脉微弱或细数。治宜清热解毒，回阳救逆，在热毒壅盛治疗的基础上加用参附汤。西洋参、熟附子（先煎 2 小时）各 15g。

3. 寒凝气滞

少腹胀痛冷感，腰骶酸痛，畏寒肢冷，经血量少色暗，带下清稀量多。舌质淡或有瘀点。苔白腻，脉沉迟。治宜温经散寒，行气化瘀。方药：少腹逐瘀汤加减。当归、赤芍、生蒲黄（包煎）、五灵脂（包煎）、延胡索、丹参、川芎、木香各 10g，小茴香、肉桂粉（冲服）、柴胡各 6g。

（二）中成药

（1）大黄藤素注射液：每次 2～4ml，每日 2 次，肌注。

（2）徐长卿注射液：每次 2～4ml，每日 2 次，肌注。

（3）清开灵注射液：具有清热解毒，镇静安神之功效。用治感染邪毒之盆腔炎。每日 2～4ml，肌内注射；或稀释后静脉滴注，每日 20～40ml。

（4）妇科千金片：由党参、当归、千金拔、金樱子根、鸡血藤、穿心莲、两面针、十大功劳组成。具有益气养血，清热解毒之功效。用治湿毒热盛之盆腔炎。每次 4 片，日 2 次。

（5）金鸡冲剂：由金樱根、功劳木、鸡血藤、两面针、千金拔、穿心莲组成。具有清热解毒，健脾除湿，通络活血之功效。用治急、慢性附件炎、盆腔炎、子宫内膜炎等。每次口服 6g，日 2 次。

（6）妇宝冲剂：由川续断、生地黄、忍冬藤、延胡索、麦冬、白芍等组成。具有益肾和血，理气止痛之功效。用治妇女急、慢性盆腔炎、附件炎、子宫内膜炎等。每次1袋，日2次。

（三）单方验方

（1）黄连30g，黄柏、黄芩、大黄各90g。共研细末，蜜调或水煮，热敷下腹部。适于急性盆腔炎、炎症浸润期。

（2）大黄、黄柏、姜黄、白芷各150g，制天南星、陈皮、苍术、厚朴、甘草各60g，天花粉300g。共研细末。用法同上。

（3）金银花30g，土茯苓15g，牡丹皮9g，木通6g，大黄4.5g，白鸡冠花12g。水煎2次分服，每日1剂。适于急性盆腔炎。

（4）马齿苋60g，车前草30g。共煎汤代茶饮。适于湿热壅盛型。

（5）败酱草45g，紫草根15g。水煎加红糖服用。适于湿热壅盛型。

（6）白花蛇舌草、蒲公英、野菊花、透骨草各30g，栀子15g。共研细末装入袋内，缝好袋口，隔水煎30分钟，热敷腹部，冷后除去，每日2次。

第六节　功能失调性子宫出血

凡月经紊乱或子宫异常出血、经诊查未发现明显周身或生殖器官器质性病变（如肿瘤、炎症、外伤等），亦无妊娠或全身出血性疾病，而系由神经内分泌系统功能障碍所致，称为功能失调性子宫出血（简称功血）。根据卵巢有无排卵，可分为排卵型和无排卵型两类。本病属中医"崩漏"范畴。

中医学认为，本病的发生主要由于外感六淫、内伤七情、饮食劳倦、房事不节、久病大病等，导致血热、血瘀、脾虚、肾虚，或由月经失调发展而来。

（一）辨证用药

1. 肾阴虚

经乱无期，出血淋漓不尽或量多，色鲜红，质稍稠，头晕耳鸣，腰膝酸软，或心烦。舌质偏红，苔少，脉细数。治宜滋水益阴，止血调经。方药：左归丸合二至丸加减。熟地黄、山药、枸杞子各 10g，山茱萸、菟丝子、龟甲胶、女贞子、墨旱莲各 15g。腰膝酸软，加炒杜仲、续断各 15g；出血多，熟地黄改为生地黄，加生牡蛎、生龙骨各 30g。

2. 肾阳虚

经来无期，出血量多或淋漓不尽，色淡质清，畏寒肢冷，面色晦暗，腰腿酸软，小便清长。舌淡，苔薄白，脉沉细。治宜温肾固冲，止血调经。方药：固本止崩汤加减。党参、熟地黄、菟丝子各 12g，白术、当归、鹿角胶（烊冲）、山茱萸、枸杞子各 9g，黄芪 15g，黑姜 5g。

3. 肝郁

出血量时多时少，或淋漓不断，精神抑郁，乳房作胀，或少腹胀痛。治宜疏肝理气，凉血止血。方药：平肝开郁止血汤加减。当归、牡丹皮、白芍、侧柏炭各 9g，生地黄、黑芥穗各 12g，柴胡、参三七各 3g，白术 6g。加减：兼有瘀阻加花蕊石 15g，蒲黄炭（包煎） 12g。

（二）中成药

（1）左归丸：用治肾阴虚之崩漏、腰痛、头晕等。每次 9g，日 2～3 次。

（2）右归丸：用治肾阳不足，命门火衰之腰酸腿软、崩漏下血等。每次 1 丸，日 2 次。

（3）女宝：用治肾阳"亏虚"，崩漏带下、腰痛、不孕等。每次 3 粒，日 3 次。

（4）云南白药（胶囊）：用治功血、月经过多、过频等。每次 0.4～0.5g，日 3～4 次，连服 3～4 周。

（5）断血流片：具有凉血止血，固冲之功效。用治月经过多、崩漏等。每次 2～3 片，日 3 次。

（6）益母草流浸膏：用治血瘀之崩漏、经血淋漓不尽等。每次 5～10ml，日 3 次。

（7）血见愁片：用治功血，月经过多及一切失血症。每次 6～8 片，日 2～3 次。

（8）宫血宁胶囊：具有清热化瘀止血之功效。用治瘀热之崩漏下血等。每次 1～2 粒，日 3 次。

（9）妇宝片：用治虚寒之月经不调、崩漏、痛经等。每次 4 片，日 2～3 次。

（10）失笑散与四物丸：合用，治疗血瘀之崩漏、痛经等。每次 5～9g，日 2 次。

（11）少腹逐瘀丸：用治寒凝血瘀之崩漏、痛经等。每次 1 丸，日 1～2 次。

（12）妇康宁片：用治气滞血瘀之痛经、闭经、崩漏、产后恶露不绝等。每日 4 次，日 2～3 次。

（13）益母草冲剂：用治血瘀之崩漏、月经不调等。每次 1 袋，日 2～3 次。

（三）单方验方

（1）鹿角片、龟甲、当归、白芍各 10g。肾阳虚者加仙茅、淫羊藿（仙灵脾）各 10g；肾阴虚者加知母、牡丹皮各 10g。水煎服，日 1 剂。本方对无排卵型功血效佳。

（2）黄芪 30g，白术 15g，海螵蛸、牡蛎各 20g，生地黄炭

30g，汉三七 5g，柴胡 10g，菟丝子 20g。每日 1 剂，水煎服。治疗更年期功血。

（3）贯仲炭、海螵蛸（乌贼骨）各 30g。共为末，分 10 包。每日早晚服 1 包，温开水下。可治崩漏。

（4）艾叶炭 3～10g。研末，米汤冲服，日 2 次。可治血崩。

（5）鸡蛋 6 枚，龙骨 10g。将龙骨研末，分作 6 份，每个鸡蛋内放 1 份，面粉糊口蒸熟。每日早晨空腹服 1 枚。连服 6 枚。可治崩漏日久，淋漓不断之患者。

（6）豆浆 1 碗，韭菜 250g。韭菜洗净，捣烂取汁，兑入豆浆。空腹时 1 次饮下。可治气虚型崩漏。

（7）乌梅 9g，红糖适量。将乌梅、红糖加清水一大碗，煎至半碗，去渣饮用，每日 2 次，温热饮服。可治崩漏。

第七节　痛经

凡在经期前后或月经期出现痉挛性下腹痛，腰部疼痛，以致影响工作及生活，需医治者称痛经。临床以下腹疼痛随月经周期反复发作为特征；严重时可伴有恶心、呕吐、腹泻、盆腔不适，甚至昏厥，本病中医称"经行腹痛""痛经"。

中医学认为，本病主要由于气血运行不畅所致，其原因主要有内伤气滞血瘀、寒凝胞宫、气血虚弱等。

（一）辨证用药

1. 气滞血瘀

症见经前或经期，小腹剧烈胀痛，经色紫暗夹血块，量少排出不畅，胸胁或乳房胀痛。舌质正常或有紫点，脉沉弦。治宜调气活血，行瘀止痛。方药：土鳖虫 9g，当归 18g，三棱、莪术、两头尖、川芎、延胡索、乌药、香附各 12g。水煎服，每日 1 剂。也可用血府逐瘀汤加减。

2. 寒凝胞宫

症见经前或经期小腹冷痛，甚则牵引至腰脊疼痛，得热则舒，月经量少，经色暗有瘀块，时觉泛涎，口淡，畏寒，四肢不温，大便溏薄，纳呆。舌苔白腻，脉沉紧。治宜温经散寒，活络止痛。方药：附子、制川乌、川芎、法半夏、炙甘草各 12g，当归、艾叶、泽兰各 18g。水煎服，每日 1 剂。也可用少腹逐瘀汤加减。

3. 气血虚弱

症见经期或经净时呈持续性的绵绵作痛，伴有小腹拘急，热熨则缓解，月经量少，色淡，质清稀，身体虚弱，面色无华，头晕乏力。舌质淡，脉沉细弱。治宜补气养血，调经止痛。方药：当归、川芎、熟地黄、党参、益母草、香附各 18g，白芍 12g，大枣、北黄芪各 30g。水煎服，每日 1 剂。

（二）中成药

（1）延胡索止痛片：具有行气活血止痛之功效。用治气滞或气滞血瘀之痛经。每次 4～6 片，日 3 次。

（2）复方延胡止痛片：具有舒肝行气，活血止痛之功效。用治气滞血瘀之子宫内膜异位症、痛经等。每次 3g，日 2～3 次。

（3）血府逐瘀丸：具有活血逐瘀，行气止痛之功效。用治血瘀气滞之痛经。每次 1～2 丸，日 2 次。

（4）妇女痛经丸：具有理气活血，化瘀止痛之功效。用治气滞血瘀之痛经。每次 30 粒，日 2 次。

（5）调经活血片：具有舒肝解郁，利气行血，调经止痛之功效。用治肝郁气滞之痛经。每次 5 片，日 3 次。

（6）痛经丸：具有行气活血，散寒止痛之功效。用治气滞寒凝之痛经。每次 6～9g，日 2 次。

（7）按摩乳：具有温通血脉，散寒止痛之功效。用治经脉瘀滞之痛经。适量外用。日 1～2 次。

（8）乌鸡白凤丸：具有补气养血调经之功效。用治体弱血虚之痛经。每次 1 丸，日 2 次。

（9）女宝：具有温宫散寒，调经止带之功效。用治肾阳亏虚之痛经。每次 3 粒，日 3 次。

（10）当归调经丸：用治气血两虚、冲任虚寒之痛经，每次 1 丸，日 2 次。

（三）单方验方

（1）益母草 30g，艾叶 18g，红糖适量。水煎服。

（2）当归、熟地黄、香附、延胡索各 12g，川芎 6g，白芍、桃仁、红花、五灵脂（包煎）各 10g，肉桂 3g。用法：每于行经前 4 天，日服 1 剂。一般连服 4 天，经至药停。

（3）小茴香、干姜、肉桂、吴茱萸、细辛各 6g，延胡索、五灵脂（包煎）、当归、蒲黄（包煎）、赤芍、乌药各 12g，乳香、没药、半夏各 9g。水煎服。经前 7 天开始服用，共 7 剂。连服 3 个月经周期为 1 个疗程。

（4）丹参 30g，乌药、枳壳、桃仁、红花各 10g，香附 12g。水煎服，每日 1 剂，每次月经前服。有热者方中丹参改为牡丹皮 10g。

（5）炒茴香 7 粒，炒干姜 0.6g，延胡索、肉桂各 3g，赤芍、炒五灵脂各 6g，蒲黄、当归各 10g。水煎服，每日 1 剂。

（6）鲜姜 3 片（切碎），红糖适量，用滚开水沏，顿饮，或煮沸后饮之，热服。

（7）阿胶 6g，黄酒 50ml。将阿胶用蛤粉炒，研细末，用黄酒兑温开水送服。

（8）当归 10g，肝 60g，同煮食。

（9）益母草 30～60g，延胡索（玄胡）20g，鸡蛋 2 个，加水煮熟后去壳取蛋，再煮片刻，去药渣，吃蛋饮汤。月经前每日 1 次，连服 5～7 天。

（10）韭菜 150g，羊肝 200g，炒食。适于肝肾亏损之痛经。

第八节　不孕症

女子婚后夫妇同居 2 年以上，配偶生殖功能正常，未避孕而未受孕者；或曾孕育过，未避孕又 2 年以上未再受孕者，称为"不孕症"。前者称为"原发性不孕症"，后者称为"继发性不孕症"。古称前者为"全不产"，后者为"断绪"。

中医学认为，男女双方在肾气盛，天癸至，任通冲盛的条件下，女子月事以时下，男子精气溢泻，两性相合，便可媾成胎孕。可见不孕主要与肾气不足，冲任气血失调有关。临床常见有肾虚、肝郁、痰湿、血瘀等类型。

（一）辨证用药

1. 肾虚阳衰证

婚后不孕，或流产后不孕，精神疲惫，形寒肢冷，初潮迟至，月经不调，带下清稀，腰膝酸软，舌淡，苔薄，脉沉细而弱。治宜温肾助阳益精。方药：右归丸加减。

肾虚阳寒而四肢不温，小腹冷痛，大便溏薄者，加炮姜 5g，吴茱萸 6g；肾阳虚衰而腰脊酸冷，性欲淡漠，精神萎靡者，加党参 12g，锁阳 12g，巴戟天 10g；肾虚阳衰者腰酸溲清，四肢逆冷，气微，加肉苁蓉 9g，菟丝子 12g，覆盆子 12g，党参 12g，肉桂（后下）5g，煅龙骨（先煎）15g；肾气虚寒而伴月经过多如崩，色淡清稀者，加黄芪 30g，煅牡蛎（先煎）30g，赤石脂 15g，巴戟天 12g；肾虚宫寒而小腹冷痛，带多清稀者，加炮姜 5g，艾叶 6g，乌药 9g。

2. 脾肾阳虚证

婚久不孕，神疲乏力，纳呆便溏，腰膝酸软，肢体肿胀，月经不调，舌淡，苔薄白，脉细沉无力。治宜健脾益肾助阳。方药：四君益肾汤（经验方）。

大便溏薄者，去当归，加炮姜 5g，补骨脂 12g；带多者，加薏苡仁 12g，芡实 12g，煅牡蛎（先煎）30g；月经前期者，加香附9g；月经中期者，加赤芍 12g。

3. 肝肾不足证

婚久不孕或流产后不孕，形瘦纤弱，头晕耳鸣，月经后期，量少色红，或带下赤白，舌淡红，苔薄，脉沉细。治宜养肝益肾填精。方药：左归丸加减。

头晕目眩甚者，加紫河车片（吞）5 片；肾气虚者，加党参12g，淫羊藿 9g；基础体温不升者，加淫羊藿 10g，石楠叶 10g，锁阳 10g，赤芍 15g；经前乳胀者，加柴胡 9g，炒白芍 12g，当归 9g。

4. 肝肾阴虚证

婚久不孕或流产后不孕，头晕目眩，腰膝酸软，口干咽燥，手足心热，月经失调，舌红而干或有裂纹，脉细弱而数。治宜滋肾养肝助孕。方药：归芍地黄汤（经验方）。生地黄 15g，山茱萸 9g，山药 9g，泽泻 9g，牡丹皮 6g，茯苓 10g，当归 10g，炒白芍 12g，枸杞子 12g。

便秘者，加制何首乌 12g；手足心热者，加麦冬 9g，女贞子9g；月经淋漓不净者，加墨旱莲 15g，地榆 12g。

5. 肝郁肾亏证

婚久不孕或流产后不孕，郁郁寡欢，月经失调，经前乳胀或有结块，少腹滞胀，苔薄，脉细弦。治宜疏肝益肾种子。方药：开郁益肾汤。柴胡 9g，郁金 9g，佛手片 9g，当归 9g，白芍 12g，制何首乌 12g，女贞子 12g，菟丝子 12g，桑寄生 10g，淫羊藿 9g，巴戟天 10g，枸杞子 12g。

肝郁蕴热者，去淫羊藿、巴戟天，加夏枯草 9g，黄芩 9g，枸杞子 10g；口干津少者，加石斛 9g，沙参 12g，麦冬 10g，炙龟甲 12g；下腹胀痛者，加川楝子 12g，失笑散（包）9g。

6. 肾虚痰盛证

婚久不孕，或流产后不孕，形体肥胖，痰黏腻，神疲劳倦，肢体沉重或嗜睡，经稀带多，性欲淡漠，舌胖，苔薄腻，脉细滑无力。治宜益肾豁痰调冲。方药：苍附导痰汤加减。

便溏者，加炮姜炭 9g，薏苡仁 9g，白扁豆 12g；经闭者，加红花 9g，赤芍 12g，莪术 9g；带多者，加薏苡仁 12g，芡实 9g；性欲淡漠者，加阳起石 12g，锁阳 9g；体温不升者，加石菖蒲 9g，皂角刺 9g，败酱草 12g。

（二）中成药

（1）艾附暖宫丸：大蜜丸每次 1 丸，小蜜丸每次 9g，每日 2～3 次。用治子宫虚冷、月经不调、虚寒不孕等病证。

（2）参茸鹿胎膏：每次 10～15g，每日 2 次。温开水送服。阴虚火旺者忌服。

（3）胚宝胶囊：每次 1～3 粒，每日 3 次。用治肾阳不足、妇女不孕等病证。

（4）女青春：每次 5～6 片（1.5～1.8g），每日 3 次。用治闭经、不孕症等病证。

（5）定坤丹（丸）：每次服 1 丸，每日 2 次。温水或温黄酒送下。凡非气血不足而挟瘀滞者忌用。用治气血两虚并兼有郁滞的月经不调、不孕症等病证。

（6）威喜丸：每次服 6～9g，日服 2 次。空腹时细嚼，待满口生津时徐徐咽下。属于命门火衰精滑或气虚下陷者，忌服。服药期间，忌食酸醋。

（7）清宫长春胶囊：口服，每次 1～2 粒，每日 2～3 次。凡感冒或有其他外感热病时，宜暂停使用。用治身体虚弱，精血不足之不孕症等病证。

（8）五子衍宗丸：有人用其口服，治疗不孕症，每次 9g，每日 3 次。

（9）暖宫孕子丸：每服 8 丸，每日服 2～3 次。忌气恼、劳伤，忌食生冷。用治月经不调、闭经、痛经、带下、不孕等病证。

（三）单方验方

（1）当归、川芎各 100g，白芍 500g，茯苓、白术各 120g，泽泻 250g。共研为末，每次服 2g，每日 3 次，连服 2～6 个月。适于气血虚弱之不孕症者。

（2）蒲公英 30g，柴胡、路路通各 6g，白芍、红花、山药、陈皮、青皮、香附、皂角刺各 10g，当归 12g。每日 1 剂，每周 5 剂，水煎服。8 周为 1 个疗程。同时用皂角刺、川厚朴各 15g，生大黄 10g，金银花藤、蒲公英各 30g。每晚 1 剂，50～100ml 保留灌肠，经期停用。此外，用蒲公英 30g，路路通、红花、透骨草、皂角刺、赤芍各 15g，威灵仙、乳香、没药各 20g。用纱布包后隔水蒸 40 分钟，敷下腹部。每次敷 30 分钟，可重复使用 2～3 次，疗程不限。以上三方联合使用可疏通输卵管，适用于体质强盛，但每次月经期有明显痛经症状的不孕妇女。

（3）五灵脂、白芷、青盐各 6g，麝香 0.15g。先将前 3 味共研细末，再加入麝香同研和匀，储瓶备用，勿泄气。先用荞麦粉入水调和搓成条状，围于脐周，脐中纳入本散（适量），用艾炷灸之，脐内有微温感即停灸，每日 1 次。适于女子因子宫寒冷，经闭或月经不调而致的不孕症。

（4）酒炒白芍 30g，酒洗当归、土炒白术各 15g，酒洗牡丹皮、茯苓、酒炒香附各 9g，天花粉 6g。水煎服，每日 1 剂。适于肝气郁结的不孕症。

（5）取橘皮 10g。用沸水冲泡代茶饮用，每日 2 次。用于痰多不孕症患者。

（6）每日取金橘 60g，连皮吃下。用于白带多，痰多，体型偏胖的不孕症患者。

（7）取鸡蛋 1 枚，开 1 小孔，放入藏红花 1.5g 搅匀，蒸熟。月经来潮后 1 天开始食用，每日 1 枚，连吃 9 天为 1 个疗程，持续食用 3～4 个月经周期。用于子宫发育不良造成的不孕症。

（8）取鹿茸 10g 切片，山药 30g。将二药置干净瓶中，以好酒 500ml 浸泡，封口，7 天后开取。每日 3 次，每次空腹饮 1～2 小杯。用于宫寒型不孕症患者。

第九节　子宫脱垂

子宫颈外口达坐骨棘水平以下，甚至子宫全部脱出于阴道口外，称子宫脱垂。老年人较常见。

中医学认为，子宫脱垂一般是由于生育过多，使体虚中气下陷，或饮食不节，损伤脾胃，使中气不足而下陷，或久病、年老肾气衰弱所致。

生育过多使脾肾之气被耗，下陷而升举无力出现子宫脱垂。

思虑劳倦则伤脾，饮食不节者亦伤脾，脾虚气陷，升举无力而子宫脱垂。

（一）辨证用药

1. 气虚型

症见阴户内有块物脱出，阴户坠胀，活动和体力劳动时加重，小腹下坠，神疲倦怠，四肢乏力，心悸气短，小便频数，带下量多，色白质稀。舌质淡润，舌苔薄白，脉象虚弱。治宜补中益气，升提举陷。方药：补中益气汤加味。党参 10g，黄芪、金樱子各 12g，当归、白术、川续断各 9g，陈皮 6g，升麻 5g。

2. 肾虚型

症见阴户中有块状物脱出，阴户坠胀，甚者脱出不收，阴道干涩不适，腰腿酸软，头晕耳鸣，小腹下坠，小便频数，或遗尿。舌质淡红，脉象沉弱或沉细。治宜补肾养血，益气固脱。方药：大补元煎加味。党参、怀山药、金樱子各 12g，当归、熟地黄、山茱萸、杜仲、枸杞子、紫河车各 9g，炙甘草 5g。白带增多者，加芡实 12g，煅牡蛎（先煎）30g。

3. 湿热型

症见阴户中有块状物脱出，表面红肿溃烂，黄水淋漓不断，白带增多，色黄如脓，有秽臭气，身热心烦，口苦口干，小便短赤而灼热。舌质红，舌苔黄腻，脉象滑数。治宜清热利湿，佐以升提。方药：龙胆泻肝汤加味。龙胆 4.5g，栀子、当归、泽泻、黄芩、生地黄各 9g，木通 6g，柴胡、生甘草、升麻各 5g，车前子（包）10g。

（二）中成药

（1）补中益气丸：每次 6g，每日 3 次。

（2）知柏地黄丸：每次 6g，每日 2 次。

（3）健脾资生丸：每次 9g，每日 3 次。

（4）抗炎灵：每次 4 粒，每日 3 次。

（5）大补元煎丸：每次 1 丸，每日 3 次。

（6）人参鹿茸丸：每次 1 丸，每日 3 次。

（三）单方验方

（1）蓖麻籽 20～50 粒，捣如泥，摊于白布上，贴患者头顶百会穴。如子宫上收时，应及时将药膏揭下。或贴脐下 3cm、10cm 处。

（2）北黄芪、熟地黄、黄精各 30g，升麻、小茴香、川乌各 12g，茯苓、党参各 18g。水煎服。

（3）五倍子 6 份，枯矾 4 份，蜂蜜适量，加少许冰片，搅拌成面块状，再制成枣大的丸（约 12g 重），每次放 1 丸于阴道后穹隆部，4 天 1 次，一般 4 次可愈。

（4）老南瓜蒂 6 个，将瓜蒂对剖开，煎取浓汁顿服，每日 1 次，5 天为 1 个疗程。经反复验证，治疗子宫脱垂，效果良好。

（5）枳壳、茺蔚子各 15g，浓煎成 100ml，加糖适量，每日服 100ml，1 个月为 1 个疗程。

（6）苦参、蛇床子、黄柏、黄连、白芷、枯矾各 15g。每日 1 剂水煎，趁热先熏后洗。有感染者加金银花、紫花地丁、蒲公英各 30g。

（7）黄芪 35g，枸杞子、茯苓各 18g，升麻 35g，金樱根 90g。用水加酒煎，内服，一般连服 5 剂可愈。病情较重者，可连服 7～10 剂。服药期间注意卧床休息，并忌房事，进高蛋白质食物（瘦猪肉、蛋类等）；为巩固其疗效从服药时起，1 个月内，忌剧烈运动。

（8）乌梅 12g，石榴皮 8g，五倍子 15g。水煎，熏洗，每日 2 次。

（9）炒全蝎 15g，升麻子 3g。共研细末，储瓶备用。每取本散少许，令患者口含凉开水，搐鼻。不应，隔 1 小时再搐 1 次。效果显著。

（10）棉花根 60g，枳壳 30g。水煎服。

（11）金樱子根 60g。水煎服，连服 3～4 天。

（12）蛇床子 30g，乌梅 15g。煎水熏洗。

（13）丹参 15g，五倍子、诃子各 9g。煎水趁热熏洗。

（14）五倍子 9g，蛇床子 30g，荆芥 10g，枳壳 30g。煎水熏洗，坐浴。

（15）川乌、五倍子各 9g。水煎后加醋 60g 熏洗。

（16）鸡蛋 2 个，陈艾 18g，红糖少量。先用净水煮艾叶出味后滤渣取汁，用艾汁煮蛋，加少量红糖，每隔 3 天空腹服 1 次。

（17）鲜芹菜 250g 洗净，用沸水烫 2 分钟，切细，用干净纱布包好绞取汁液，加点白糖即成。每日 2 次，每次一小杯。适于子宫脱出阴道口外，摩擦出现红肿溃烂，黄水淋沥、带下量多黄臭等。

（18）人参研末，每次取 3g，粳米 30g，冰糖少许，入砂锅内加水 400ml，以慢火煮至米开花粥稠时即可。每日早晨空腹服。

（19）黄芪 20g，加水 200ml，煎至 100ml，去渣留汁，用粳米50g，再加水 300ml 左右，煮至米花汤稠为度，食时可加红糖少许，每早、晚温热各服 1 次，7～10 天为 1 个疗程。

第十节　阴痒

妇女外阴及阴道瘙痒，甚则痒痛难忍，坐卧不宁，或伴带下增多者，称为"阴痒"。亦称"阴门瘙痒"。

中医学认为，本病相当于西医学"外阴瘙痒症""外阴炎""阴道炎"及"外阴营养不良"。

中医学认为，病因病机主要是感染湿、热、毒、虫邪，以及肝肾阴虚、精血亏损、外阴失养所致。

（一）辨证用药

1. 湿热蕴结型

症见阴部瘙痒，甚则疼痛，坐卧不安，带下量多，色黄如脓，或呈泡沫米泔样，味腥臭，心烦少寐，口苦而腻，胸闷不适。舌苔黄腻，脉弦数。治宜清热化湿，杀虫止痒。方药：白头翁、牡丹皮各 18g，土茯苓 30g，苦参、玄参、白鲜皮、防风、地肤子各 15g，黄柏 12g。小便黄赤、尿痛灼热者加木通 12g，萆薢 30g；有化脓性感染者加金银花、白花蛇舌草各 18g。水煎服，每日 1 剂。

2. 血燥风盛型

症见阴部干涩，灼热瘙痒，遇热痒甚，带下量少色黄，心烦失眠，口燥咽干，时有潮热汗出。舌质红、少苔，脉细数。治宜清热凉血，祛风止痒。方药：当归、川芎各 12g，生地黄 30g，赤芍、牡丹皮、白鲜皮、防风、荆芥各 15g，白花蛇 10g，玄参 18g。水煎服，每日 1 剂。

（二）中成药

（1）乌蛇止痒丸：具有清热燥湿，养血祛风之功效。用治湿热下注兼有血虚之外阴瘙痒。每次 0.5 袋，日 2 次。

（2）洁尔阴洗液：使用时先将皮肤湿润，直接涂擦在皮肤上揉搓 5 分钟以上，洗净即可，日 2 次，2 周为 1 个疗程。

（3）二妙丸：具有燥湿清热之功效。用治湿热下注之阴痒。每次 6～9g，日 2 次。

（4）三妙丸：具有燥湿清热之功效。用治湿热下注之阴痒。每次 6～9g，日 2 次。

（5）龙胆泻肝丸：具有清肝胆，利湿热之功效。用治肝胆湿热之外阴瘙痒。水丸每次 3～6g，日 2 次，蜜丸每次 1 丸，日 2～3 次。

（6）妇科止带片：具有清热燥湿之功效。用治湿热之阴痒。每次 5 片，日 3 次。

（三）单方验方

（1）蛇床子、地肤子、苦参各 20～30g，花椒、黄柏各 12g，苍术、防风各 12～15g。以纱布包扎加水 2000ml，煎至约 1500ml，待温热适度时，先熏后洗，每日 2 次。适用于霉菌性、滴虫性阴道炎等阴痒患者。

（2）芒硝、苦参、蛇床子、黄柏、川椒各 15g。加水 1500ml，煎至约 1000ml 去渣，倒入盆内，至温度适宜，坐浴，浸洗 15～20 分钟，每日 1～2 次。

（3）蛇床子 60g，苦参 30g，当归尾、赤芍各 15g，明矾 10g。煎水半盆，热时熏蒸患处；半温时坐浴与反复洗患处。冷时再温，日 2～3 次。

（4）蛇床子、紫草、苦参各 30g，黄柏 12g，明矾、枳壳各 10g，椒目 20 粒。水煎，外洗患处。

（5）椿根皮 200g。煎汤坐浴，对妇女滴虫或霉菌性阴道炎、外阴瘙痒等症有效。

（6）大蒜 4 头切片，鲜小蓟 120g。水煎温热外洗。

（7）大蒜 2 头，去皮捣碎，加水煎汤，局部浸洗，每日 2～3 次。

第十一节　外阴白色病变

外阴白色病变是由多种病变引起的外阴部皮肤变白的总称，本组疾病虽然可发生在任何年龄，但绝经前后的妇女较为常见。过去人们常习惯于将皮肤和黏膜变白、变粗或萎缩的外阴病变统称为"外阴白斑"，甚至视为癌前病变，其实这种看法是不正确的，近年来研究证实，许多种皮肤疾病都可以发生在外阴部，并使局部色素脱失或变为白色。其中最多见的是硬化性苔藓（简称硬萎），其次是慢性皮炎、神经性皮炎、扁平苔藓、外阴白斑等。符合外阴白斑的只占很小部分。因此不能把外阴皮肤变色或色素有脱失就称为"外阴白斑"。在尚未确定是哪种疾病之前应该称为外阴白色病变。

中医学认为，外阴白色病变为"阴痒""阴疮"等。一般认为其病因主要为风、湿、热、虚。与肝、脾、肾关系较为密切。

风为百病之长，常与湿、热之邪合而致病，入侵阴部，留而不去，或外感之邪沿肝经郁留于阴部，或肝经湿热，侵袭阴部，或肝郁气滞，肝经疏泄失常，日久化火生风，留滞于阴部而不去，均可导致本病。

年老体衰，久病体弱，或脾胃功能不健，使气血来源不足，均可使气血亏虚，阴部得不到濡养，或血亏津少，血燥风生，均可导致本病。

久病或年老体弱，损及肾精，或后天不健，不能补给先天，使肾精匮乏，肝者络阴器，肾者主二阴，若精血亏损，肝肾同虚，则阴部失于滋养而导致本病。

（一）辨证用药

1. 肝经郁滞型

症见外阴皮肤黏膜有不同程度的增厚、粗糙、色泽暗红或色白，外阴瘙痒，夜间尤甚，胸闷嗳气，时欲叹息。苔薄白，脉弦或涩。舌质紫暗或有瘀斑。治宜疏肝解郁，活血通络。方药：丹栀逍遥散加减。牡丹皮 10g，栀子 10g，当归 12g，白蒺藜 12g，柴胡 6g，赤芍 10g，白术 10g，白鲜皮 20g，甘草 3g，地肤子 15g，土茯苓 15g。

2. 湿热下注型

症见外阴皮肤发白，奇痒难忍，灼热疼痛，皮肤湿润浸渍，带多而色黄，胸闷胁满，口干不欲饮，尿黄或急痛。苔黄腻，脉弦数或滑。治宜清热除湿，消斑止痒。方药：苏甲马鞭散加味。苏木 15g，炙鳖甲 15g，马鞭草 15g，萆薢 15g，生地黄 30g，龙胆 10g，地肤子 15g，白鲜皮 15g，黄柏 12g，白茅根 15g，土茯苓 15g。

3. 气血亏虚型

症见外阴部有硬化性苔藓，萎缩性改变，头晕目眩，面色萎黄，心悸乏力，舌苔薄白，舌质淡，脉细弱。治宜益气养血，和营润肤。方药：黑白和营汤加味。黑芝麻 30g，黑大豆 30g，白鲜皮 20g，黄芪 15g，白芍 12g，当归 12g，女贞子 12g，墨旱莲 15g，白术 10g，牡丹皮 10g，生何首乌 15g，防风 9g，生甘草 6g，地肤子 15g，土茯苓 15g。

4. 脾肾阳虚型

症见外阴部瘙痒，热则痒减，冷则痒甚，皮肤色白、萎缩、脆而薄，面色㿠白，少腹隐痛，形寒肢冷，腰膝酸软，性欲淡漠，尿频或夜尿增多，便溏，舌白质淡，脉沉细无力。治宜温补脾肾，活血祛风。方药：右归丸加减。熟附子 12g，肉桂 12g，干姜 10g，花椒 10g，熟地黄 15g，山药 12g，枸杞子 12g，杜仲 12g，菟丝子 15g，当归 12g，鹿角胶 12g，白鲜皮 20g，地肤子 15g，土茯苓 15g，防风 10g。

5. 肝肾阴虚型

症见外阴部瘙痒，凉则减轻，热则加重，皮色红嫩，萎缩，脆薄，面色潮红，心烦口干，咽燥欲饮，眼干涩，大便干结，舌红少津，脉细数或沉细而数。治宜滋养肝肾，祛风止痒。方药：左归丸加减。熟地黄 15g，山药 15g，山茱萸 12g，菟丝子 12g，枸杞子 12g，川牛膝 12g，龟甲 12g，生牡蛎 15g，白茅根 30g，白鲜皮 15g，土茯苓 15g，地肤子 15g，防风 10g，荆芥 10g，生薏苡仁 15g。

（二）单方验方

（1）鹿衔草、淫羊藿、覆盆子各等量，共研细末，香油调匀，局部涂擦，每日 2 次。

（2）枯矾、槟榔各 30g，雄黄 9g，碱砂、硼砂各 0.3g，冰片 0.6g。共研细粉，香油调匀，局部擦涂，每日 2 次。适用于增生、过度角化的治疗。

（3）蛇床子、百部、苦参、黄柏、五倍子、白鲜皮各 15g，川椒 10g，明矾 5g。水煎，熏洗患处，每日 1～2 次。

（4）茵陈、野菊花、土茯苓各 30g，蒲公英、鹤虱、蚤休各 15g，黄柏、苏木各 12g，牛膝 10g。水煎，熏洗外阴部。

（5）外阴皮肤溃疡破溃用石膏、寒水石、野菊花各 30g，煎汤熏洗外阴部，每日 1～2 次。

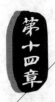

恶性肿瘤

第一节　鼻咽癌

鼻咽癌是常见的恶性肿瘤之一，发病率以我国南方几省为高。在中医学文献中，属于"鼻渊""失荣""控脑砂""上石疽"等范畴。临床上常见有鼻衄、鼻塞、耳鸣、耳聋、头痛及听力减退等病证。

中医学认为，鼻咽癌多为风邪挟毒形成，正气虚弱，风邪挟毒侵袭鼻咽，着而不去，气血瘀滞，积瘀不散而成肿块。历代医家认为本病多属肺热，因肺开窍于鼻，肺气通于鼻，肺的功能失常，气滞火灼，上焦热盛，迫血妄行而鼻衄；气血凝滞，壅塞不通，则成疮疽；肝郁气逆，瘀血不散，肝胆热盛，蕴结于脑则成脑漏。

（一）辨证用药

鼻咽癌手术治疗很难达到根治的目的，一般较少采用，但对放射治疗甚为敏感，所以现以放射治疗为首选方法，化疗作为辅助治疗。因放射治疗常常耗人津液，损人真阴，一般在放射治疗时应配合中药治疗，预防真阴亏损，常用沙参麦冬汤加味：沙参30g，麦冬15g，天冬15g，天花粉15g，石斛30g，女贞子15g，生地黄

15g，枸杞子 20g，白芍 12g，玄参 15g，每日 1 剂，水煎服。

1. 肝郁犯肺型

症见鼻涕带血，耳内胀闷，头痛眩晕，自觉烦热，胸胁胀痛，大便秘结，烦躁易怒，颈部肿块，舌质暗或紫暗，苔黄，脉弦。治宜疏肝解郁，消肿散结。方药：丹栀逍遥散加减。牡丹皮 30g，栀子 12g，柴胡 12g，赤芍 12g，龙胆 10g，夏枯草 30g，丹参 30g，白茅根 30g，生薏苡仁 30g，仙鹤草 30g，郁金 10g，苍耳子 10g，白花蛇舌草 30g，半枝莲 30g。

2. 阴津亏耗型

症见口干唇裂，咽燥，毛发干枯，大便干结，小便短赤，舌质红而干燥，或光剥或有裂纹，脉细数。治宜滋阴生津，甘寒增液。方药：沙参麦冬汤加减。沙参 30g，麦冬 30g，天冬 20g，生地黄 15g，知母 15g，牡丹皮 12g，芦根 30g，白茅根 30g，金银花 15g，天花粉 15g，石斛 12g，枸杞子 12g，女贞子 12g，丹参 15g，生天南星 10g（久煎），生半夏 10g（久煎），石上柏 30g，白花蛇舌草 30g，半枝莲 30g。

3. 脾虚痰湿型

头痛绵绵不休，鼻咽部分泌物多而清稀，头目眩晕，泛恶或呕吐，腹泻，痞满纳呆，倦怠乏力，面色少华，舌体肥胖而色淡，苔白腻或黄腻，脉濡细或细滑。治宜健脾化湿，祛痰消瘤。方药：平胃散合导痰汤加减。苍术 15g，白术 30g，茯苓 15g，半夏 15g，制天南星 12g，陈皮 10g，生薏苡仁 30g，党参 12g，厚朴 15g，扁豆 10g，砂仁 8g，猪苓 15g，白花蛇舌草 30g，半枝莲 30g，土贝母 15g，土茯苓 30g，夏枯草 30g。

4. 热毒瘀结型

症见头痛头晕，视物模糊，甚至面瘫，鼻衄，脓涕，牙痛龈肿，渴喜冷饮，舌质紫暗或有瘀斑，脉细或滑数。治宜清热解毒，化瘀消肿。方药：五味消毒饮加减。蒲公英 30g，紫花地丁 20g，金银花 15g，板蓝根 30g，黄连 10g，黄芩 12g，赤芍 12g，牡丹皮 15g，生地黄 15g，水牛角 30g，水蛭 12g，全蝎 10g，蜈蚣 3 条，蟾蜍皮 12g，五灵脂 12g，土鳖虫 12g，白茅根 30g，生薏苡仁 30g。

5. 气阴两虚型

症见头晕，神疲乏力，心悸气短，耳鸣耳聋，颧赤自汗，或五心烦热，大便干结，面色㿠白或萎黄无华，舌质胖嫩，苔少，脉细数。治宜益气养阴，扶正消瘤。方药：四君子汤合沙参麦冬汤加减。黄芪 60g，党参 15g，白术 15g，沙参 30g，麦冬 15g，天冬 30g，玄参 15g，黄精 15g，山药 12g，五味子 12g，女贞子 15g，墨旱莲 15g，仙鹤草 30g，槲寄生 30g，生薏苡仁 30g，白花蛇舌草 30g，半枝莲 30g，五加皮 20g。

6. 气血双亏型

症见面色晦暗，四肢无力，肢冷畏寒，形体瘦弱，腰酸骨痛，舌质暗淡，舌苔白，脉沉细。治宜补气养血，健脾益肾。方药：人参养荣汤加减。人参 10g，党参 15g，茯苓 30g，黄芪 30g，甘草 10g，当归 15g，白芍 20g，熟地黄 15g，女贞子 20g，槲寄生 30g，淫羊藿 30g，五味子 10g，白花蛇舌草 30g，半枝莲 30g，生薏苡仁 30g，仙鹤草 30g，紫草 30g，五加皮 20g。

（二）中成药

（1）千柏鼻炎片：有清热解毒，活血祛风的功效。用于各种鼻炎及鼻咽癌。每次 6～8 片，每日 3 次。

（2）平消片：有抑制肿瘤生长，提高免疫功能的疗效。可化瘀解毒，清热散结，止痛。每次 4～8 片，每日 3 次。

（3）玉枢丹：适用于老年性鼻咽癌属于痰热壅盛者。每次

1.5g，每日2次，温开水送服。

（4）一粒止痛丹：对老年人鼻咽癌疼痛明显者，即气滞血瘀型疗效较好。每次1粒，每日3次。温开水送服。

（三）单方验方

（1）生晒参、牡丹皮、侧柏炭、百合各9g，玄参、南北沙参各15g，鱼腥草、藕节各20g，重楼（七叶一枝花）、生甘草各6g。水煎服，每日1剂。

（2）金银花研粉，从患鼻吸入。每日3～10次。

（3）十大功劳60g，鲜石棉皮120g，夏枯草45g，甘草9g。水煎服，每日1剂。

（4）紫草根、白芍各15g，浙贝母、野菊花、连翘各9g，党参、藁本、木通、黄芩各12g。水煎服，每日1剂。

（5）龙胆、两面针、重楼（七叶一枝花）、茅莓各30g，野菊花、苍耳子、玄参、孩儿参各15g。水煎服，每日1剂。

第二节　甲状腺癌

甲状腺癌可见于各年龄层，但60岁以上是发病高峰，女性患者是男性患者的3倍。从病理角度可分乳头状腺癌、乳头状囊腺癌、滤泡状腺癌、未分化癌，此外还有嗜酸细胞癌和鳞状细胞癌，但较少见。甲状腺癌早期仅为坚硬肿块，高低不平，边界不清，活动度差，无疼痛及其他不适。后期可出现颈部淋巴结肿大，压迫或侵蚀喉返神经引起声音嘶哑；侵犯气管，可出现气管软化下陷、呼吸困难等。甲状腺癌与中医的"瘿瘤""石瘿"相类似。

中医学认为，甲状腺癌多因七情内伤，气血逆乱，痰湿壅滞，积于颈部，渐成肿块。

（一）辨证用药

1. 肝郁气滞型

症见颈前肿块，坚硬如石，或有胀痛，推之不动，胸闷气憋，妨碍呼吸或吞咽，心烦易怒，头痛目眩，两胁闷胀，舌质暗，脉弦或弦数。治宜疏肝理气，化痰破结。方药：通气散结丸加减。莪术 15g，三棱 15g，当归 15g，川芎 12g，柴胡 15g，黄芩 15g，赤芍 15g，海藻 15g，昆布 15g，夏枯草 30g，生牡蛎 30g，干蟾皮 15g，蚤休 30g，全蝎 10g，僵蚕 10g。

2. 痰凝毒结型

症见颈前肿块有时胀痛或刺痛，质地坚硬，逐渐长大，较为固定，状如覆杯，咳嗽痰多，或颈两侧淋巴结肿大，大便干结，舌苔厚腻，脉弦滑。治宜化痰软坚，解毒散结。方药：海藻玉壶汤加减。海藻 30g，昆布 30g，生牡蛎 30g，夏枯草 30g，半夏 15g，土茯苓 30g，土贝母 20g，黄药子 20g，三棱 12g，川芎 12g，赤芍 12g，白花蛇舌草 30g，半枝莲 30g，生薏苡仁 30g，生大黄 10g。

3. 气滞血瘀型

症见颈部肿块坚硬如石，迅速增大，颈两侧淋巴结肿大、坚硬，按之不移，胸闷胁痛，肿块局部刺痛或剧痛，舌质紫暗，或有瘀斑，舌苔白或白厚，脉弦或涩。治宜理气活血，散瘀解毒。方药：血府逐瘀汤加减。桃仁 15g，当归 12g，红花 12g，生地黄 12g，怀牛膝 12g，赤芍 15g，柴胡 15g，桔梗 10g，海藻 30g，昆布 30g，夏枯草 30g，丹参 30g，水蛭 15g，全蝎 10g，土鳖虫 12g，蜈蚣 4 条，重楼 15g，白花蛇舌草 30g。

4. 肝热血瘀型

症见颈部肿块坚硬如石，活动受限，胸胁胀满，心烦易怒，头晕目眩，声音嘶哑，目赤面红。苔黄质紫暗，或舌有瘀斑，脉弦数。治宜清肝泄热，化瘀解毒。方药：当归龙荟丸加减。龙胆10g，黄芩15g，芦荟3g，生大黄10g（后下），柴胡15g，当归15g，赤芍12g，熟地黄12g，夏枯草30g，莪术30g，黄药子15g，水蛭15g，全蝎10g，生牡蛎30g。

5. 心肾阴虚型

症见瘿瘤突然增大，声音嘶哑，胸闷憋气，吞咽困难，或手术、放疗、化疗后，心悸怔忡，失眠多梦，心烦咽干，腰膝酸软，盗汗耳鸣，舌红无苔或光红，有裂纹，脉细数无力。治宜滋阴补肾，养心安神，解毒散结。方药：补心丹合都气丸加减。生地黄15g，熟地黄12g，玄参12g，天冬30g，人参10g，柏子仁10g，酸枣仁10g，牡丹皮15g，赤芍15g，女贞子15g，槲寄生30g，仙鹤草30g，生薏苡仁30g，水蛭15g，全蝎10g，莪术15g，蚤休15g，土茯苓25g，土贝母30g，生牡蛎30g。

（二）中成药

（1）四海消瘿丸：有软坚散结，化瘀消瘤的作用。每次1丸，每日3次，温开水冲服，1个月为1个疗程。

（2）内消瘰疬丸：有清肝降火，软坚散结，祛痰消肿的功能。对老年性甲状腺癌，属肝火旺盛、痰浊瘀结者适用。每次6～9g，每日2次，温开水送服。

（3）琥珀黑龙丹：有化痰软坚，补虚消瘤的作用。对老年人甲状腺癌晚期元气亏虚者适用。每次3g，每日3次，以热黄酒送服。

（4）五海瘿瘤丸：有软坚散结，化瘀消肿的作用。每次9g，每日3次，温开水送服，可长期服用。

（三）单方验方

（1）黄白汤（湖北中医研究院验方）：夏枯草15g，山豆根

15g，生牡蛎 15g，黄药子 15g，白药子 15g，橘核 12g，王不留行 12g，天葵子 12g，紫苏梗 9g，射干 9g，马勃 9g，昆布 30g。水煎服，日 1 剂。1 个月为 1 个疗程，主治甲状腺癌。

（2）野菊花汤：野菊花 20g，鳖甲 15g，三棱 12g，莪术 12g，海藻 20g，昆布 20g，生牡蛎 30g，白花蛇舌草 30g，蒲公英 15g，生薏苡仁 30g，五加皮 15g，夏枯草 15g。每日 1 剂，水煎服。主治甲状腺癌。

（3）上海中医学院夏少农教授方：夏枯草 12g，海浮石 30g，土茯苓 30g，白芍 12g，芥子 12g，玄参 12g，制香附 12g，泽漆 12g，黄芪 20g，石见穿 20g，瓦楞子 20g，党参 15g，北沙参 15g，僵蚕 9g。每日 1 剂，水煎服。

（4）山东省肿瘤防治研究院史兰陵方：青皮 9g，陈皮 9g，莪术 9g，枳壳 9g，枳实 9g，黄药子 9g，海藻 15g，昆布 15g，夏枯草 15g，三棱 15g，金银花 15g，甘草 10g。隔日 1 剂，水煎服。

第三节　食管癌

食管癌在世界各地的发病率有明显差异。据统计，全世界每年约有 20 万人死于食管癌。我国是世界上食管癌发病率和死亡率最高的国家，食管癌死亡占全部恶性肿瘤死亡的 22.34%，仅次于胃癌，占第二位。河南、河北、山西交界的太行山区南段为食管癌高发区。食管癌的发生部位以中段为最多，约占 57%；下段次之，约占 30%；上段较少，约占 13%。食管癌的大体形态，早期分为隐伏型、糜烂型、斑块型和乳头型，其中隐伏型较早，为原位癌，乳头型病变相对较晚。晚期分为髓质型、蕈伞型、溃疡型和缩窄型，以髓质型为最多见，约占 60%。食管癌的组织学类型分为鳞状细胞癌、腺癌（包括单纯腺癌、鳞腺癌、黏液表皮样癌、腺样囊性癌）和未分化癌。以鳞状细胞癌为最多见，占 90% 以上。本病与中医的"噎膈"相类似。

中医学认为，噎膈与情志变化、精血衰少等因素有关。在病因方面亦认为与长期饮热酒有关。总之噎膈之病多由七情内伤，阴伤不润，饮酒过度，致使气血凝滞，痰火丛生，日久不散，阻塞食管，噎膈乃成。

（一）辨证用药

1. 肝郁气滞型

症见饮食哽噎，胸骨后隐痛或胸胁胀痛，胸闷口苦，烦躁失眠。舌苔薄黄，脉弦。治宜疏肝理气，降逆散结。方药：逍遥丸合旋覆代赭汤加减。药用：柴胡 12g，杭芍 20g，茯苓 15g，赭石 30g，旋覆花 12g，陈皮 10g，竹茹 10g，山豆根 30g，郁金 12g，白花蛇舌草 30g，水蛭 15g，地龙 30g。

2. 痰瘀互结型

症见饮食哽噎，食入即呕吐痰涎，胸闷脘胀，咳嗽痰盛。苔白腻而厚，舌质紫暗或有瘀斑，脉弦滑。治宜化痰散结，祛瘀消瘤。方药：海藻玉壶汤合旋覆代赭汤加减。药用：旋覆花 15g，赭石 30g，竹茹 12g，海藻 30g，昆布 30g，黄花子 30g，露蜂房 15g，水蛭 15g，莪术 15g，三棱 15g，清半夏 15g，土贝母 15g，壁虎 12g，干蟾皮 15g，山豆根 30g。

3. 热毒津伤型

症见口干唇燥，咽痛烦渴，胸背灼痛，夜间加重，午后低热，或有盗汗，大便干结，声音嘶哑，舌红少津，苔黄，脉弦数。治宜清热解毒，生津养阴。方药：沙参麦冬汤加减。药用：南沙参 30g，北沙参 30g，天冬 30g，生地黄 20g，天花粉 15g，桑叶 15g，白花蛇舌草 30g，鱼腥草 30g，白英 30g，紫草 30g，白茅根 30g，生大黄 12g，山豆根 30g，地龙 30g。

4. 阴液枯竭型

症见病程日久，吞咽困难，形体消瘦，乏力气短，面色萎黄或苍白，低热盗汗，口干咽燥，大便燥结，舌红绛无苔或光亮如镜，脉沉细无力。治宜滋阴养血，润燥生津，方药一贯煎合大补阴丸加减。药用：北沙参 30g，天冬 30g，麦冬 30g，当归 12g，生地黄 20g，枸杞子 15g，黄柏 15g，知母 20g，龟甲 20g，女贞子 20g，玄参 15g，天花粉 15g，仙鹤草 30g，槲寄生 30g，薏苡仁 30g，守宫（壁虎）12g，干蟾皮 12g。

（二）中成药

（1）六神丸：每次 15 粒，日 3 次，1 个月为 1 个疗程。

（2）平消片：每次 4～6 片，日 3 次，温开水送服。

（3）冬凌草片或糖浆冬凌草片：每次 4 片，日 3 次，温开水送服；冬凌草糖浆（100%），每次 50ml，日 3 次。

（4）开胸顺气丸：有理气化瘀，散结止痛的功效。每次 9g，日 2～3 次，温开水送服。

（5）抗癌乙丸：有活血散结、消肿止痛、抗癌等功效。每次 6g，每日 2～3 次。温开水送服。

（6）复方天仙胶囊：有清热解毒、理气化瘀、增强体质等功效。每次 4 粒，每日 3 次，温开水送服。

（三）单方验方

（1）守宫（壁虎）70 条焙干研粉，加三七粉 50g，空腹服 3～4g，日 2 次。党参、黄芪、茯苓各 15g，夏枯草 20g，姜竹茹 10g，姜半夏、旋覆花各 12g，白花蛇舌草、赭石、丹参、半边莲各 30g，露蜂房 9g，炙甘草 6g。并随证加减。日 1 剂，水煎服。

（2）生黄芪 30g，白及 30g，生海螵蛸（乌贼骨）30g，煅珍珠 9g，枯矾 10g，麝香 2g，马勃 30g。共研细末备用。先用藕粉或山药粉 15g 加水 15～20ml，用文火制成稠糊状，取补瘘散药粉 4～5g 放入糊内搅匀，待不烫时服用。食管后壁穿孔可取仰卧位，穿孔在左侧取左侧卧位，在右侧取右侧卧位，徐徐吞咽，不可咽之过快。每日 3 次，临睡前服药最重要。服药后不要饮水。

（3）活蟾蜍大小不等 50 只，饿养 2 天，用水洗净，不切头，不去皮，不去内脏，以河水 5000ml 烧开，放入活蟾蜍，先武火后文火煮 3～4 小时，使成烂糊状，倾出经纱布过滤、去渣，再入锅内煮 1～2 小时，使成 500ml 左右半流膏，取出加入炒熟玉米粉 1kg，搅匀晒干备用。每次 10g，日 2 次，连服 3 天停 1 天，用 1 匙蜂蜜送服。

（4）茯苓、姜半夏各 13g，陈皮、炒神曲、炒麦芽、鸡内金各 10g，炒山楂 13g，炒柿蒂 9g，急性子、黄药子各 15g，石打穿 16g。日 1 剂，水煎后兑蜂蜜 120g 服。南沙参、玉竹各 24g，麦冬 15g，山药 24g，黄药子、急性子、石打穿各 16g，白茅根 60g，白花蛇舌草 120g。日 1 剂，水煎后兑蜂蜜 120g 服。生水蛭 80g，白鹅尾毛烧成灰 30g，熊胆 16g。研细，每日 7g 冲服。

（5）南沙参、玉竹各 15g，怀山药 24g，麦冬、旋覆花各 9g，白茅根、白花蛇舌草各 60g。日 1 剂，水煎后兑蜂蜜 120g 服。白鹅 1 只宰后饮其热血，鹅肉另做汤菜食用。

（6）沙参 12g，川贝母、桃仁各 6g，砂仁 2g，郁金、茯苓、丹参、荷叶各 10g，米糠、白蜜（冲）各 30g。日 1 剂，水煎服。

（7）泽泻 100g，守宫（壁虎）50 条（夏季用活壁虎 10 条与锡块 50g），蟾皮 50g，浸黄酒 1000ml 中，每日搅动 2 次，注意密封，浸泡 5～7 天，滤出药渣，静置 2 天后口服。每次 25～30ml，每日 3 次，饭前服。能进食者，再每次调服壁虎粉 2g，蟾皮粉 1g。

第四节　乳腺癌

乳腺癌亦称乳房癌，是女性乳房最常见的肿瘤。在我国占全身各种恶性肿瘤的 7%～10%，在妇女仅次于子宫颈癌，但近年来有超过子宫颈癌的倾向。据国内统计，发病率为23/10万。多发生于40～60岁绝经前后的妇女，男性极少发病。临床特点是乳房部肿块，质地坚硬，推之难移，溃后凸如泛莲或菜花，或凹陷如岩穴。

中医文献中无乳腺癌病名，但文献中所述"乳岩""恶核""乳石痈""失荣"等类似乳腺癌。

中医学认为，乳腺癌内因致病占主要因素，一般认为与肝关系密切。肝经布两胁，循乳部而过，肝气横逆，脾气消沮，或脏腑功能衰退，均可使气血瘀滞，痰湿停留，蕴久成核。

（一）辨证用药

1. 肝郁气滞型

症见乳房肿块，不痛不痒，皮色不变，坚硬如石，情志忧郁，胃纳欠佳，胸胁胀痛，或走窜性疼痛，苔薄黄，脉弦。治宜疏肝理气，消肿散结。方药：柴胡15g，枳壳12g，香附12g，当归12g，赤芍20g，郁金15g，青皮10g，丹参30g，瓜蒌皮30g，三棱15g，莪术15g，山慈菇30g，土茯苓30g，白鲜皮30g，海藻30g，急性子15g。

2. 热毒蕴结型

症见乳房肿块溃破、疼痛、流脓血、恶臭，发热恶寒，舌质暗红，舌苔黄厚，脉弦数或洪数。或有大便秘结。治宜清热解毒，化瘀散结。方药：蒲公英30g，紫花地丁30g，紫草30g，蚤休15g，白花蛇舌草30g，土茯苓30g，猫爪草30g，露蜂房20g，金银花15g，野菊花15g，山慈菇15g，牡丹皮15g，赤芍15g，白茅根30g，生薏苡仁30g。

3. 脾肾亏虚型

症见乳房肿块坚硬，溃不破口，神疲乏力，腰膝酸软，腹胀纳呆，低热盗汗，面色㿠白，苔薄白，舌质淡，脉细无力。治宜补益脾肾，化瘀消瘤。方药：河车大造丸加减。熟地黄 15g，紫河车 15g，天冬 30g，麦冬 30g，黄芪 30g，白术 30g，茯苓 15g，牛膝 15g，枸杞子 30g，槲寄生 30g，仙鹤草 30g，生薏苡仁 30g，龟甲 15g，鳖甲 15g，丹参 15g，水蛭 15g，全蝎 10g，蜈蚣 4 条，紫草 30g。

4. 脾虚湿困型

症见肿块溃破，久不收口，分泌物量多而清稀，面色萎黄，精神不振，周身沉重，舌质淡而胖大，苔白腻而厚，脉虚。治宜温阳健脾，化痰散结。方药：补气健脾丸加减。黄芪 60g，党参 30g，白术 30g，茯苓 30g，山药 15g，生薏苡仁 30g，甘草 10g，仙鹤草 30g，槲寄生 30g，半夏 15g，胆南星 15g，山慈菇 30g，夏枯草 15g，土茯苓 30g，土贝母 15g。

5. 阴虚火旺型

症见乳房肿块坚硬，或溃或未溃，心烦易怒，失眠多梦，口干咽燥，形体消瘦，大便干结，小便短黄，舌质红绛无苔，或光红而嫩有裂纹。脉细数。治宜滋阴清火，化瘀消瘤。方药：知柏地黄丸加减。黄柏 15g，地骨皮 15g，银柴胡 15g，知母 30g，生地黄 20g，赤芍 15g，牡丹皮 15g，龟甲 20g，天冬 20g，麦冬 20g，枸杞子 20g，生薏苡仁 30g，鳖甲 15g，水蛭 15g，全蝎 10g，山慈菇 30g，土茯苓 30g，土贝母 20g。

（二）中成药

（1）小金丹：每日 2 次，每次 1 丸，黄酒送服。

（2）乳康片：每次 6～8 片，每日 3 次，温开水送服。有疏肝解郁，软坚散结的功效，主要用于乳腺增生及肝郁气滞型乳腺癌。

（3）逍遥丸：每次 8 粒，日 3 次，温开水送服。有疏肝健脾的功效。

（4）牛黄醒消丸：有清热解毒，散结止痛的功能。用于乳腺癌毒热蕴结型。每次 3g，每日 2 次，温开水送服。

（5）加味犀黄丸：有解毒散结，化瘀止痛的功能。用于乳腺癌热瘀互结型。每次 1 丸，每日 2～3 次。温开水送服。

（三）单方验方

（1）公英汤：蒲公英 10g，瓜蒌 60g，紫花地丁 10g，夏枯草 15g，金银花 15g，当归 30g，黄芪 15g，天花粉 6g，白芷 15g，桔梗 15g，薤白 15g，远志 10g，肉桂 10g，甘草 6g。水煎服，日 1 剂，3 个月为 1 个疗程。

（2）柴胡 15g，黄芩 15g，紫苏子 30g，党参 30g，夏枯草 30g，王不留行 20g，生牡蛎 30g，瓜蒌 30g，石膏 30g，陈皮 30g，白芍 30g，川椒 5g，甘草 6g，大枣 10 枚。水煎服，日 1 剂，早、中、晚饭前温服。

（3）山慈菇 100g，露蜂房 100g，漏芦 50g。共研粉，制成胶囊，每次服 1.5g，日服 3 次。

（4）山慈菇 200g，蟹壳 100g，蟹爪 100g。共研细粉，做成蜜丸，每丸重 10g，每次 1～2 丸，每日 3 次，温开水送服，或用稀饭送服。

（5）陈南瓜蒂用法：将已熟透长时间阴干（时间愈长愈佳，一般 2 年即可用）的陈南瓜瓜蒂采下。用时入炭火中烧红，立即取出，急速以瓷碗覆其上，使之与空气隔绝，约 15 分钟取出晾冷，研成细粉。每次服用 2 个，清晨时空腹用烧酒冲服（不能饮酒者可将原酒稀释半倍，如用水服则无效），共服 2～3 次。

（6）紫金锭 12g，王不留行 30g，猫眼草 30g，金银花 30g，冰片 0.6g。王不留行、猫眼草、金银花制成浸膏，干燥研粉，加紫金锭、冰片研细和匀。每日 4 次，每次 1.5～3g。

（7）黄芪、白术、败酱草各 4g，白茯苓 30g，甘草 2g。研细粉，3 次口服。

（8）蟹爪壳焙焦研粉，每次吃饭时用黄酒冲服 10g，不间断应用。

（9）鲜金针菜根 15g（或干金针花 24g），猪蹄 2 个，王不留行 30g（布包）。三物同煮，肉熟为度。吃肉、菜，渴汤，每日 1 次。

具有清热消肿，通经散结之功。

（10）金针菜 30g，瘦猪肉 60g。上两物一同放砂锅内炖熟透。吃肉、菜，喝汤。有补虚散结的功能。

（11）螃蟹壳 10 枚，焙焦研细，每次 10g，每日 2 次（孕妇忌服），黄酒冲服。

（12）柴胡、黄芩各 15g，紫苏子、党参、夏枯草、牡蛎、瓜蒌、石膏、陈皮、白芍各 30g，王不留行 90g，川花椒 5g，甘草 6g，大枣 10 枚。水煎服，每日 1 剂，120 剂为 1 个疗程。对中晚期乳腺癌有效。

（13）海藻、昆布、决明子、女贞子各 30g。水煎服，每日 1 剂。

（14）紫花地丁、蒲公英各 9g，加黑糖 9g。水煎服。

（15）川楝子 20g，延胡索 40g，白芍 60g。水煎服，每日 1 剂。适用于各种晚期癌症疼痛。

（16）云南白药适量，加白酒或 75% 酒精调成糊，每天涂药 1 次。适用于各种癌痛。

（17）蜈蚣 1～2 条（研细），鸡蛋 2 枚。炒食，连食十数日，每日 1 次。用于治疗乳腺癌。

（18）橘子皮泡水饮，长期饮服预防乳腺癌。

（19）茄子叶晒干研细，治疗乳腺癌溃烂，敷药后 15 分钟可减轻疼痛。

第五节　肺癌

肺癌又称原发性支气管肺癌，为最常见的恶性肺肿瘤。肿瘤细胞源于支气管黏膜或腺体，常有区域性淋巴结转移和血行播散。早期常有刺激性咳嗽、痰中带血。进展速度与细胞生物学特性有关。肺癌是常见的恶性肿瘤之一，发病率居全部肿瘤的第一或第二位，且有逐年增高的趋势。发病年龄多在 40 岁以上，男性发病率高于女性，但近年来女性发病率上升特别快，男女两性发病比例逐步缩小（约为 2：1）。5 年生存率为 $8\%\sim13\%$。根据肺癌的临床表现，中医古籍有关肺癌的论述散见于"肺积""咳嗽""咯血""胸痛"等病证中。

中医学认为，肺癌的发生，外因为六淫风、寒、暑、湿、燥、火；内因为脏腑功能失调或功能低下，内生痰湿、瘀血等。外界六淫之邪侵袭肺脏，灼伤津液，肺的功能失常，气滞血瘀，痰湿阻滞，蕴久化热，发为毒瘤；脾肺肾功能失调，阳气不宣，水湿不化，津液升降散布失常，痰湿凝结，日久成块，发为肿瘤；脏腑功能失调，气血运行失常，血行不畅，留滞不去，日久结块而发为肿瘤。

（一）辨证用药

1. 阴虚热盛型

症见发热呛咳，无痰或痰少咳吐欠爽，为泡沫黏痰或痰黄而稠，痰中夹血，气急胸痛，口干唇燥，心烦失眠盗汗，语声嘶哑，小便黄赤，大便干结不畅。舌苔薄黄，舌质红绛，脉象细数。治宜养阴润肺，清热解毒。方药：肺积方（经验方）。生地黄、熟地黄、玄参、天冬、麦冬各 12g，鱼腥草、漏芦、土茯苓、蒸百部、野百合各 30g，升麻 15g。

2. 气阴两虚型

症见咳嗽气短，痰少且黏，痰血时作，咳声低弱，动则喘促，精神疲惫，四肢乏力，面色㿠白，口干不多饮，自汗或盗汗。舌苔薄白，质淡红，脉象细弱。治宜补益肺气，润肺养阴。方药：生脉散加味。生黄芪、潞党参各 15g，麦冬、制黄精、制何首乌、枸杞子、炙鳖甲（先煎）、炙龟甲（先煎）各 12g，五味子 6g。

3. 脾虚痰浊型

症见咳嗽不扬，痰多而稀或黏，胸闷气短，胃纳呆滞，脘腹作胀，神疲乏力，少气懒言，面浮肢肿，大便溏薄。舌苔白或厚腻，舌质淡胖有齿痕，脉濡缓。治宜健脾益气，化痰软坚。方药：香砂六君子汤加减。潞党参、云茯苓、猪苓、夏枯草各 15g，苍术、白术各 12g，砂仁 3g（后下），陈皮、广木香各 6g，生半夏、生天南星、海藻各 30g。

4. 气血瘀滞型

症见咳嗽频作，咳痰不畅，胸胁胀闷疼痛，面紫唇暗，肌肤甲错，大便秘结。舌苔薄腻或薄黄，舌质紫暗或见瘀点，脉弦细或细涩。治宜行气宽中，活血化瘀。方药：桃仁红花煎加减。桃仁、红花、制香附各 9g，赤芍、白芍各 12g，当归、生莪术各 15g，川芎6g，延胡索、露蜂房、两面针各 30g，炙全蝎粉 3g（分吞）。

5. 阴阳俱虚型

症见咳嗽胸闷气急，动则喘促，难以平卧，面色㿠白，神疲乏力，腰膝酸软，畏寒肢冷。苔薄白，舌质淡，脉细沉。治宜温阳滋阴。方药：附桂八味丸加减。熟地黄、怀山药、淫羊藿（仙灵脾）、菟丝子各 12g，粉牡丹皮、炮附块各 9g，山茱萸 6g，泽泻、云茯苓、猪苓、潞党参各 15g，上肉桂 3g（后下），煅龙骨（先煎）、煅牡蛎（先煎）各 30g。

（二）中成药

（1）平消片：每次 4～8 片，每日 3 次，温开水送服。对各类肺癌均有一定疗效。

（2）小金丹：有化痰祛湿，祛瘀通络，抗癌止痛的功效。每次5 粒，每日 2～3 次，3 个月为 1 个疗程。

（3）鹤蟾片：有益气抗癌功能。每次 6 片，每日 3 次。3 个月为 1 个疗程。

（4）散结片：有解毒化瘀，祛痰消肿的功能。每次 4～6 片，每日 2～3 次。可长期服用。

（5）复方天仙胶囊：有活血化瘀，解毒消肿的作用。每次 4 粒，每日 3 次，一个月为 1 个疗程。

（三）单方验方

（1）上海中医学院刘嘉湘方：南沙参 15g，北沙参 15g，天冬 9g，麦冬 9g，百部 12g，桔梗 9g，鱼腥草 30g，山海螺 30g，生薏苡仁 30g，金银花 30g，八月札 15g，苦参 15g，生牡蛎 30g，白毛藤 30g，干蟾皮 12g。水煎服。

（2）清肺抑癌汤：夏枯草 30g，海藻 30g，海带 30g，生牡蛎 30g，石见穿 30g，徐长卿 30g，牡丹皮 9g，瓜蒌皮 15g，生地黄 30g，野菊花 30g，王不留行 30g，铁树叶 30g，蜀羊泉 30g，望江南 30g，鱼腥草 30g，蒲公英 30g。加减：咳嗽者加半夏 12g，陈皮 9g，枇杷叶 9g（包煎），芥子 30g；咯血者加生地榆 12g，大蓟 12g，小蓟 12g，花蕊石 15g，仙鹤草 30g。水煎服，日 1 剂。

（3）陈锐深方：鱼腥草 30g，仙鹤草 30g，猫爪草 30g，蚤休 30g，山海螺 30g，天冬 20g，生半夏 15g，浙贝母 15g，葶苈子 12g。随证加减，日 1 剂，水煎服。蜈蚣（川足）、守宫各 30 条，全蝎、干蟾皮、水蛭各 30g。烘干研末，分 7 天服用。

（4）干蟾皮 30g，藤梨根 30g，鱼腥草 30g，金银花 30g，沙参 15g，天冬 15g，麦冬 15g，百部 15g，夏枯草 15g。日 1 剂，水煎服。

（5）黄芩 30g，鱼腥草 30g，仙鹤草 30g，生薏苡仁 30g，白附子 15g，白鲜皮 30g，天冬 30g，五加皮 20g，海藻 30g，生牡蛎 30g，夏枯草 20g，白茅根 30g，蚤休 30g。每日 1 剂，水煎服。对肺癌有较好疗效。

（6）半枝莲、白英、肿节风、核桃枝、猪苓各 30g，僵蚕 10g，天龙、干蟾皮各 6g。水煎长期服用。

（7）南瓜子、南瓜蔓各适量。煎汤代茶饮。

（8）石见穿、半枝莲各适量。水煎代茶饮。

（9）露蜂房（焙）120g，蛇蜕、北沙参、浙贝母各90g，蜈蚣30条，僵蚕30g。共研细末，每次6g，日服3次，温水送下。

（10）南沙参、海藻、昆布各16g，甜杏仁、炙紫菀、旋覆花、天冬、百部、川贝母各10g，蒲公英、紫花地丁各26g，白茅根30g，白花蛇舌草60g。水煎浓汁去渣，加蜂蜜60g，搅匀，分4次服，每日1剂。

（11）天冬、麦冬、干蟾皮、守宫各10g，百部、八月札、南沙参、北沙参各12g，夏枯草、葶苈子各15g，鱼腥草、山海螺、金银花、白英、铁树叶、苦参、白花蛇舌草、生牡蛎各30g。小火慢煎，每日1剂。

（12）蜀羊泉、牡蛎、夏枯草、金银花、连翘、紫草根、白毛藤、五味子、川贝母、象贝母各10g，海藻30g，海带、全瓜蒌、炙鳖甲、王不留行各12g，干蟾皮、鱼腥草、藤梨根、山豆根各15g，半枝莲60g。水煎服，用于肺腺癌，宜配合小剂量化疗如5-Fu 250mg静注，每日1次。

（13）半枝莲、白毛藤各30g。水煎服，每日1剂。

（14）鲜龙葵250g，或干品200g。水煎服，每日1剂。

（15）北沙参、黄芩、浙贝母各12g，鱼腥草、半枝莲、炒谷芽、焦山楂、仙鹤草各30g，当归、制天南星、橘红各9g，蜈蚣3条。水煎服，每日1剂。

（16）鱼腥草、白花蛇舌草各24g，茯苓、猪苓、沙参、绞股蓝各15g，麦冬、川贝母、紫菀、款冬花各9g，仙鹤草、白毛藤各30g，人参6g（另炖），太子参、金银花各10g，瓜蒌20g，甘草3g。每剂水煎3次，每日1剂。

（17）仙茅、淫羊藿、菟丝子、锁阳、王不留行、三棱、莪术、当归各9g，黄精、牡蛎、铁树叶、芙蓉叶、石上柏、山豆根各30g，天冬、赤芍各12g，北沙参、夏枯草各15g。水煎服，每日1剂。

（18）鱼腥草、白花蛇舌草、蛇六谷各30g，生地黄、银柴胡、桔梗各 10g，地骨皮、秦艽各 12g，沙参、麦冬、玉竹、杏仁、党参各 15g，甘草 6g。水煎服，每日 1 剂。

（19）龙葵 120g，去根首煎留汁适量（100ml 左右），复煎 1 次，两次煎液兑匀，分晚睡前、次晨各服半量。本方对癌性胸腹水疗效甚佳。

（20）乌骨鸡 1 只，加白果 10 枚，杏仁 9g，核桃肉 5 枚，橘饼 2 枚，蒸食。补肺化痰，主治肺癌咳嗽。

（21）每用猪胰灰 6g，白粥送服，可作抽胸腔积液后调理。主治肺癌胸腔积液。

（22）海参、南瓜切碎煮粥，治胸痛。

第六节　胃癌

胃癌是最常见的恶性肿瘤之一，居消化道肿瘤第一位。在胃的恶性肿瘤中，腺癌占 95%。胃癌多见于 40 岁以上的男性，国内统计男与女之比为（2.3～3.6）∶1，70% 的患者年龄在 40～60 岁。

中医历代文献中胃癌病名，根据胃癌的临床表现文献中描述与"反胃""心下痞""积聚""伏梁""胃脘痛"等相类似。

中医学认为，胃癌的病因分内因和外因两种，内因可见肝脾不和、脾虚气弱不能运化水湿，痰湿停于胃中，日久化火生毒，发为肿瘤。外因为饮食不洁，酒与辛辣之物或外感寒邪，居于中焦，蕴于胃府，日久化火生毒，癌瘤乃发。

（一）辨证用药

1. 肝胃不和型

多见于胃癌早期，病灶多在胃窦部，伴有或不伴有不全性幽门梗阻。症见胃脘胀满，两胁隐痛，气郁不舒，食后疼痛，嗳气陈腐，口苦心烦，时有便干。舌质红，苔薄黄，脉弦细或沉弦。治宜疏肝和胃。方药：柴胡疏肝散加减。柴胡、枳壳、制香附、旋覆花

（包）各 10g，青皮、陈皮、广木香、降香、厚朴各 6g，砂仁（后下）3g，延胡索 15g。

2. 气滞血瘀型

症见胃脘疼痛部位固定，面赤烦渴。舌质暗红，有瘀点、瘀斑，脉弦或涩。治宜理气活血。方药：桃红四物汤加减。桃仁、红花、三棱、生莪术、王不留行、五灵脂、广郁金各 10g，当归 15g，蒲黄（包）、广木香、青皮、陈皮各 6g。

3. 痰湿结聚型

症见胃脘疼痛，食减腹胀，呃逆呕吐，涌泛清水痰涎，胃脘包块痞硬。苔腻，脉濡或见滑象。治宜消痰散结。方药：海藻玉壶汤加减。海藻、昆布、夏枯草、黄药子、生牡蛎（先煎）各 30g，象贝母、姜半夏、陈胆南星、山慈菇、皂角刺、葶苈子、瓜蒌子各 10g，海浮石（先煎）15g。

4. 胃热伤阴型

中晚期胃癌多见，常伴有自主神经功能失调。症见胃脘灼热，嘈杂，纳后痛剧，口干欲饮，五心烦热，小便短赤，大便秘结。舌质绛红或光红少苔，脉弦细或弦数。治宜滋阴清热，养胃和中。方药：沙参麦冬汤合竹叶石膏汤加减。泡参、北沙参、麦冬、知母各 15g，玉竹 10g，天花粉、黄柏各 12g，生石膏 30g。

5. 气血两虚型

晚期胃癌，贫血，消瘦，恶病质，血浆蛋白低下。症见心悸气短，头晕目眩，自汗盗汗，虚烦不眠，面色萎黄，肌肤消瘦，下肢浮肿或有腹水，大便溏或秘结。舌质淡红或瘦小光红，苔薄或无苔，脉沉细无力。治宜补气养血，健脾益肾。方药：十全大补汤合脾肾方加减。党参、白芍、补骨脂、淫羊藿、阿胶各 15g，白术、大枣各 10g，黄芪 30g，茯苓、熟地黄、枸杞子、女贞子、鸡血藤各 20g。

（二）中成药

（1）平消片：每次 4～8 片，每日 3 次，温开水送服。

（2）六神丸：每次 15 粒，每日 3 次，温开水送服。

（3）犀黄丸：每次 3g，每日 2 次，黄酒送服。

（4）小金丹：每次 0.6g，每日 2 次，温黄酒送服。

（5）肿节风片：每次 6 片，每日 3 次，温开水送服。

（6）猴头菌片：每次 6 片，每日 3～4 次，温开水送服。

（7）参莲胶囊：有清热解毒，化瘀消瘤的功能。每次 4 粒，每日 3 次，温开水送服。

（三）单方验方

（1）黄芪 15g，党参 15g，生白术 15g，仙鹤草 30g，白英 30g，蚤休 30g，生薏苡仁 30g，白花蛇舌草 30g，五加皮 20g。每日 1 剂，水煎服。对胃癌有较好疗效。

（2）党参 30g，瓦楞子 30g，茯苓 15g，白术 15g，清半夏 15g，陈皮 12g，露蜂房 15g，全蝎 10g，黄芪 20g，生薏苡仁 30g。每日 1 剂，水煎。

（3）藤梨根 30g，生薏苡仁 30g，仙鹤草 30g。煎水代茶常饮。

（4）白茅根 60g，半枝莲 60g，生薏苡仁 60g。水煎加红糖 30g，代茶饮用。

（5）核桃枝 100g（鲜品），煮鸡蛋 2 枚，日服 1 剂。

（6）党参 15g，黄芪 15g，白术 15g，茯苓 15g，甘草 12g，生薏苡仁 20g，夏枯草 15g。煎水代茶饮，每日 1 剂。

（7）大蒜 60g，豆腐 200g。一起炖汤服用，有开胃抗癌作用。

（8）生薏苡仁 50g，山药 30g，红枣 10 枚。煮粥服，有养胃利湿，抗癌作用。

（9）猴头菇 30g，枳实 15g，生薏苡仁 30g。煮粥饮服，有抗癌止痛作用。

（10）香菇 20g，火头鱼 1 条。炖汤饮用，有抗癌补虚的作用。

（11）白花蛇舌草、白茅根、冰糖各 20g。先将白花蛇舌草、白茅根加水煎两次熬成 2000ml，再加入冰糖溶化后 4 小时服 1 次，每次 150ml。

（12）活全蝎 1 只，置青瓦上焙干后研细，再取新鲜鸡蛋 1 枚，搅匀后加沸水冲成蛋花，撒上全蝎粉趁热顿服，每日 3 次，饭前服。能缓解晚期癌症疼痛。

（13）鲜姜 30g 捣烂加香附 5g（研细），置杯中加沸水搅匀，用纱布浸药液在胃脘部轻轻摩擦 20 分钟。每日 3 次，3 天为 1 个疗程。对胃癌疼痛效果较好。

（14）白花蛇舌草 1.25g，半枝莲 1.25g。每天早饭后分别泡 10 分钟后去沫口服，再加水浸泡代茶饮，每日 1 剂。能防治各种癌症及尿毒症。

（15）绿茶 3g，薏苡仁 100g。先将薏苡仁加水 800ml 煮烂加绿茶再煮 1 分钟，分 3 次温服，每日 1 剂。有抗胃癌、肠癌、解毒排脓、健胃除湿之功。

（16）制川乌 3g，半夏、枳壳、丹参、党参各 9g，赭石 15g，半枝莲、白茅根各 30g，鸡内金 12g，巴豆霜 0.15g。浓煎取液，加白糖 50g，制成糖浆 200ml，每日 3 次，每次服 20ml。

（17）蜈蚣 10 条（去头），金银花 50g。加水 1500ml 煎至 500ml，连续煎 2 次，药液混合。早晚 8 时服。每日 1 剂，连服 10 剂（忌吃鸡肉、鸭肉、鸡蛋、鸭蛋和牛奶）。

（18）向日葵秆内芯 4g。水煎服。每日 1 剂。

（19）海螵蛸（乌贼骨）310g，甘草 95g，白及 190g，瓦楞子 95g，蛤粉 64g，陈皮 32g，枯矾 250g，香附 32g，苏打 160g（碳酸氢钠）。研细混匀，每次服 3g。治溃疡型胃癌。

（20）藤梨根（猕猴桃根）50g，鸡蛋 2 枚。先将藤梨根煮液再加鸡蛋煮熟食，长期服对胃肠道癌症有一定疗效。

（21）无花果 100g，瘦猪肉 250g。加水煮熟后加盐调味，吃肉饮汤，隔日 1 次。有健胃利肠、消炎解毒、抗癌防癌的功效。对胃癌、幽门癌、食管癌有辅助治疗作用。

（22）白菜捣烂取汁，每次服 100ml。有清热、散结之功效，是预防胃癌的良方。

（23）茄子中含有龙葵素，它能抑制消化道肿瘤细胞的增殖，特别是对胃癌、直肠癌有抑制作用。化疗期间出现发热时，可将茄子煮熟后凉拌食，有退热功效。

（24）韭菜、桔梗各适量，水煎服。可治疗因进食热物或心情不畅所引起的胃癌。

（25）番茄 150g（切块），鱼肉丸 120g，豆腐 1 份（切块），葱 1 根。煮熟调味食。能清润生津，开胃消食，防癌益寿。

（26）薏苡仁 30g，野菱仁 60g。煎浓汁，每日早晚各服 1 次，连服 1 个月为 1 个疗程。对胃癌、子宫癌，可抑制肿瘤发展。

第七节　肝癌

肝癌是以脏腑气血亏虚为本，气、血、湿、热、瘀、毒互结为标，蕴结于肝，渐成癥积，肝失疏泄为基本病机，以右胁肿硬疼痛，消瘦，食欲不振，乏力，或有黄疸或昏迷等为主要表现的一种恶性疾病。

肝癌严重危害着人类健康，是我国常见的恶性肿瘤之一。根据流行病学资料，我国肝癌的发病率和死亡率占全部恶性肿瘤的第三位，仅次于胃癌、肺癌。肝癌可发生于任何年龄，但以 31～50 岁最多，男女之比约为 8：1。

肝癌属中医"胁痛""臌胀""阴黄"等范畴。

中医学认为，肝癌的病因病机多为毒邪外侵，气血虚弱，引起脏腑功能失调，导致气滞血瘀，邪凝毒聚而成。

（一）辨证用药

1. 肝郁气滞型

症见两胁胀痛，食后闷胀，胃纳减退，舌苔薄白或白腻而薄，脉弦。治宜疏肝理气，消食除胀，方药：柴胡疏肝散加味。药用：柴胡 20g，枳实 15g，制香附 12g，槟榔 20g，延胡索 12g，清半夏 10g，砂仁 8g，炒莱菔子 30g，焦三仙各 15g，白术 15g，半枝莲 30g，白花蛇舌草 30g，生薏苡仁 30g，白芍 15g，炙甘草 10g，枸杞子 15g。

2. 气滞血瘀型

症见肝区刺痛或钝痛，食减纳差，腹胀泄泻，面色萎黄，或有肌肤甲错，或有舌下静脉瘀滞，或见蜘蛛痣，舌质青紫或有瘀斑，舌苔薄白或白腻，脉弦有力。治宜疏肝理气，活血化瘀，方药：大黄䗪虫丸加减。药用：柴胡 15g，八月札 30g，大黄 12g，黄芩 15g，桃仁 10g，杏仁 10g，赤芍 15g，生地黄 12g，干漆 6g，虻虫 4g，水蛭、土鳖虫各 15g，半枝莲 30g，白花蛇舌草 30g，生薏苡仁 30g，鳖甲 15g，当归 12g，焦三仙各 15g，炒白术 15g。

3. 肝郁脾虚型

症见胸胁痞满，腹胀不适，进食后尤甚，或食欲不振，纳少体倦，肠鸣便溏，口淡无味。舌淡、苔白或滑腻，脉弦细。治宜疏肝解郁，健脾补气，方药：逍遥散合参苓白术散加减。药用：柴胡 15g，茯苓、白术、白芍、当归各 10g，茵陈、麦芽、怀山药、生薏苡仁、党参各 15g，陈皮、甘草各 6g，黄芪 30g，枸杞子 10g，槲寄生 30g，仙鹤草 30g，车前子 10g。

4. 肝热血瘀型

症见上腹或两胁刺痛或钝痛，口干口苦，烦热寐差，知饥而饮食无味，小便黄短，大便干结，舌质暗红或干红或紫红，或有蜘蛛痣，或有舌下静脉壅滞，或有肌肤甲错，苔黄，脉弦数。治宜清肝祛瘀法，方药：龙胆泻肝汤合大黄䗪虫丸加减。药用：龙胆 10g，栀子 8g，柴胡 12g，紫草 15g，白茅根 30g，生大黄 10g（后下），黄芩 10g，白花蛇舌草、半枝莲、重楼各 30g，田三七、郁金、牡丹皮、赤芍、土鳖虫、水蛭各 10g，甘草、虻虫各 6g。

5. 肝胆湿热型

症见上腹胀闷，口干口苦，饥不欲食，渴不思饮。甚至目及皮肤黄染，腹胀肢肿，尿黄便结。舌红、苔黄或焦黄，脉弦数。治宜清热利湿，行气消滞。方药：茵陈蒿汤合枳实导滞丸加减。药用：茵陈、蒲公英、白花蛇舌草、半枝莲、白茅根、紫草、生薏苡仁各 30g，黄芩、黄连、枳实、白术、茯苓、栀子、生大黄、鸡内金各 10g，焦三仙各 15g，炒莱菔子 30g。

6. 肝肾阴虚型

症见消瘦乏力，身热烦躁，头目眩晕，口干失眠，或五心烦热，盗汗，胁肋部隐痛绵绵不休，心悸气短，纳少消瘦，腰酸腿软，肝掌，蜘蛛痣，小便短赤。舌红干而少苔，或光剥无苔或有裂纹，脉细弦数或细涩无力。治宜滋补肝肾，益气育阴。方药：六味地黄汤合青蒿鳖甲汤加减。药用：黄芪、北沙参、天冬、生地黄、山药、鳖甲、龙骨、牡蛎各 30g，山茱萸、茯苓、牡丹皮、当归、银柴胡、青蒿、大枣各 10g，白芍、枸杞子、龟甲各 20g，仙鹤草 30g。

（二）中成药

（1）消癥益肝片：有疏肝理气，化瘀消肿的作用。对肝癌有较好的疗效。每次 6 片，日 3 次。

（2）散结片：由白附子与白鲜皮两味药组成。有祛瘀化痰，散结消肿的作用。对肝癌有较好疗效。

（3）六神丸：每次 15 粒，日 3 次。温开水送服。

（4）宣乌片：主要成分为乌头，有祛寒止痛消瘤的作用。每次 4～6 片，每日 3 次，温开水送服。

（5）平消片：每次 4～8 片，每日 3 次，温开水送服。

（6）去甲斑蝥素片：每日 3 次，每次 6mg。有活血化瘀消癌作用。

（7）葫芦素片：每日 3 次，每次 2～4 片，饭后服。

（8）云南白药：有活血化瘀，抗炎消肿的功能。每次 2g，每日 2～3 次吞服。

（9）片仔癀：有清热解毒，化瘀镇痛的功能。每次 3 粒，每日 3 次口服。

（10）安宫牛黄丸：有清热解毒，芳香开窍，抗癌的功能。每次 1～2 丸，每日 2 次。

（11）大黄䗪虫丸：有活血化瘀，散结消癥功能。每次 1 丸，每日 2～3 次口服。

（三）单方验方

（1）当归、重楼、生地黄、女贞子、土茯苓、丹参各 30g，杭白芍、牡丹皮、合欢皮、焦三仙、赤芍各 15g，龙胆、焦栀子各 9g，丝瓜络 24g，生薏苡仁 40g，白茅根 18g，郁金 12g，败酱草、泽兰各 21g，田三七 6g（研末分冲），麝香少许（冲）。水煎服，每日 1 剂。适用于肝肾阴亏，血热毒结，气滞血瘀患者。

（2）王不留行 150g，生牡蛎 120g，壁虎、蜈蚣各 10g，蟾蜍 10 个，桃叶 5000g。煎膏外敷肿块处，每日或隔日换药 1 次。

（3）当归、丹参、鳖甲、金钱草各 30g，延胡索、莪术、龙胆各 20g，桃仁、三棱各 15g，土鳖虫、甘草各 10g，半枝莲 25g。水煎服，每日 1 剂。同时外用癞蛤蟆 1 只，剖开腹部撒入蒲黄粉 15g，贴在肝区包块上，1 日换 1 次，连换 6 日，包块可基本消失。并取半枝莲 50g，泡开水，每日当茶饮。内服除汤剂外，须再服全虫散（全蝎、蜈蚣、土鳖虫、蛴螬各 25g，烘干研粉，每次 2.5g，

1 日 3 次）。

（4）水蛭、虻虫、土鳖虫、壁虎、蟾皮各等量，制成散剂或丸剂，每次 9g，每日 2 次。

（5）仙鹤草、白毛藤各 30g，龙葵 25g，清半夏 10g，大枣 10 枚。仙鹤草单煎。每日 1 剂，服 20 剂后，可间天服 1 剂。亦可随证加味，须长期服用。

（6）每日服河豚皮粉 30～50g，对肝癌腹水、疼痛有效。

（7）党参、白术、白芍、丹参各 15g，黄芪、鸡血藤各 30g，赤芍、红花、五灵脂各 10g。每日 1 剂，效验显著。

（8）太子参、黄芪、山药各 12g，何首乌、鸡血藤、黄精、焦麦芽各 15g，菟丝子、锁阳各 9g，佛手 6g。水煎服，每日 1 剂，对肝癌化疗所致红、白细胞及血小板减少，有较好疗效。

（9）槐耳 50g，水煎服，每日 1 剂。或槐耳制成浸膏、冲剂，每日冲服 10～15g，1 日 2 次。

（10）茯苓、猪苓、半枝莲各 15g，太子参、沙参、郁金、茵陈、三棱、莪术各 12g，天冬 18g，白花蛇舌草、白毛藤各 20g，白芍 10g，红参须 6g（另炖）或西洋参 4.5g（另炖）。本方治疗原发性肝癌有扶正与祛邪作用。若每天以绞股蓝 30～35g 煎汤代茶，效果更好。

（11）黄芪、茯苓、白花蛇舌草、半枝莲各 30g，白蔹 25g，党参 18g，制香附、全当归各 15g，土炒白术、三棱、莪术、延胡索各 15g，三七粉 2g。水煎服，三七粉冲服。

（12）茵陈、生薏苡仁、半枝莲各 50g，丹参 40g，大青叶、当归、鸡内金、佛手、郁金各 20g，甘草 15g。水煎服。独角莲根剥皮捣烂敷肝肿块处，每日换药 1 次。

（13）生黄芪 10g，北沙参 45g，生白芍 30g，土鳖甲 45g，生香附 20g，生牡蛎 20g，制没药、制乳香各 20g，炙全蝎 60g，露蜂房 120g，炙马钱子 3g，半边莲 15g，凌霄花 15g，钩藤 15g，佛手 15g，炒苍术 15g，广陈皮 15g，赭石 15g，赤练蛇粉 45g。共研细末，每次 3g，每日 2 次。

（14）三棱、莪术、赤芍、鳖甲、当归、川芎、延胡索、丹参、紫草根各 15g，白花蛇舌草、半枝莲、蒲公英、猪苓各 30g，并随症加减。

（15）土鳖虫、甘草各 10g，半枝莲 25g。水煎服，每日 1 剂。同时外用蟾蜍 1 只，剖开腹部撒入蒲黄粉 15g，贴在肝区包块上，1 日换 1 次。并取半枝莲 50g，泡开水，每日当茶饮。内服除汤剂外，须再服全虫散（全蝎、蜈蚣、土鳖虫、蛴螂各 25g，烘干研粉，每次 2.5g，1 日 3 次）。

（16）鳢鱼 1 条剖腹洗净，将绿矾 20～35g 装入鱼肚，置炉上煨熟，待绿矾溶化渗入鱼肉后将鱼烘干，每服 30～50g，每日 3～5 次。

（17）茵陈、夏枯草、牡蛎、丹参、漏芦、铁树叶各 15g，海藻、昆布、桃仁、三棱、莪术各 10g，党参、黄芪、延胡索、川楝子、石斛各 12g，白花蛇舌草、半枝莲各 30g，青皮、木香各 6g。水煎服，日 1 剂，1 个月为 1 个疗程。

（18）当归、丹参、薏苡仁各 15g，川芎、木香、郁金、鸡内金、重楼、红参各 10g，醋柴胡 12g，血余炭 30g（冲服），水煎服。

（19）炒柴胡 5～10g，茯苓、赤芍、白芍、茜草、当归、广郁金、制香附、甘草各 10g，重楼、黄芩、莪术各 15g，全瓜蒌、生鳖甲、虎杖各 20g，云南白芍 1.5g（吞服）。用于肝癌Ⅳ型。茵陈、车前草、半枝莲、虎杖、茯苓、白花蛇舌草、金银花各 30g，板蓝根、焦栀子、茜草根各 15g，黄连、红花、牡丹皮各 5g，重楼（研吞）3～5g，云南白药 2～3g（吞）。用于肝癌Ⅱ型。

（20）生黄芪、太子参、鲜石斛、麦冬各 15g，玄参、赤芍、白芍、山茱萸、徐长卿各 10g，猫人参、芦根、虎杖、生薏苡仁、猪苓、茯苓各 30g，全瓜蒌 20g。用于肝癌Ⅲ型。

（21）茵陈、茯苓、薏苡仁各 20g，栀子 10g，半枝莲、白花蛇舌草各 30g，滑石、丹参各 15g，郁金 18g，大黄（熟军）、泽泻各 12g，三七 6g。水煎服。

（22）人参（另炖）6g，炒白术、川贝母（分冲）、金银花各 9g，陈皮、赤芍、桔梗、甘草各 6g，五味子 5g，茯苓 15g，白花蛇舌草 20g，云南白药 0.5g（日 4 次冲服）。日 1 剂。水煎服。

（23）党参 20g，白术、茯苓、牛膝、赤芍各 9g，郁金、鳖甲各 10g，大腹皮、茯苓皮各 15g，半枝莲、藤梨根、生麦芽各 30g。每日 1 剂，水煎服。

（24）当归、夏枯草、焦山楂、半枝莲、郁李仁、金钱草各 30g，赤芍、海藻、昆布、鳖甲各 15g，柴胡、延胡索各 6g，牡蛎 60g，青皮 9g。水煎服。

第八节　大肠癌

大肠癌包括结肠癌与直肠癌，是常见消化道的恶性肿瘤。近 20 多年来，世界上多数国家大肠癌发病率呈上升趋势。可能与生活水平改善、饮食结构西化有关，我国大肠癌发病率上升趋势亦十分明显。

中医文献中没有肠癌这一病名，但根据其临床表现与中医"肠覃""癥块""关格""伏梁""肥气"等相类似。

中医学认为，大肠癌的病因有内因和外因两种，外因为感受寒湿或湿热之邪；内因为情志不遂、脏腑功能失调等。

饮食不节，久坐湿地均会感受寒湿或湿热之邪，入侵体内，留而不去，化火生毒，恶瘤乃作；脏腑功能失调，或情志不遂，气机不畅，气滞血瘀，痰湿停聚，湿热内生，结为毒瘤。正气不足，毒邪居之，蕴结大肠，凝聚成积，热伤肠络，湿热滞留，阻碍血运，所谓肠毒下血是也。

（一）辨证用药

1. 湿热蕴结型

症见腹部疼痛，下利赤白，胃纳呆滞，恶心，胸闷，口渴，小便短赤。舌苔黄腻，脉濡数或滑数。治宜清热化湿。方药：白头翁汤加减。白头翁、藤梨根各 30g，秦皮、红藤、败酱草、苦参片、马齿苋各 15g，黄连 3g，黄柏 9g，白槿 12g。

2. 脾虚挟湿型

症见面色萎黄，气短乏力，食欲不振，腹部隐痛，大便稀溏，便下脓血，里急后重。舌淡苔黄腻，脉沉、细或沉滑。治宜健脾化湿，清热解毒。方药：参苓白术散加减。党参、石榴皮各 15g，白术、苍术、厚朴、广木香各 12g，茯苓 20g，薏苡仁、扁豆、白芍、半枝莲各 30g，儿茶、甘草各 6g。

3. 瘀毒内阻型

症见下利紫褐色脓血，里急后重，烦热口渴，胸满腹胀，腹块坚硬不移。舌质紫暗，或有瘀血斑点，苔黄，脉弦数或细涩。治宜化瘀解毒。方药：膈下逐瘀汤加减。当归尾、红花、桃仁、赤芍、生地黄、红藤各 15g，薏苡仁、败酱草、半枝莲、藤梨根各 30g。

4. 脾肾阳虚型

症见畏寒怕冷，少气懒言，腹痛喜温，久泻久痢，五更泄泻。舌质淡，舌体胖，苔薄白，脉细弱。治宜温补脾肾，祛湿化浊。方药：理中汤加减。党参 15g，炒白术、补骨脂各 12g，炮姜炭、淡吴茱萸、肉桂（后下）各 3g，肉豆蔻 9g，五味子、炮附块各 6g。

（二）单方验方

（1）白花蛇舌草、仙茅各 120g，水煎服。

（2）半枝莲 60g，红枣、苦参各 30g，赤石脂、禹余粮各 15g。水煎服。

（3）芒硝、制马钱子、郁金、白矾各 15g，生甘草 3g。共研为细粉，水泛为丸，如绿豆大小。每次服 0.3～0.9g，一日 3 次。黄芪煎水或开水送下。适用于肠癌肿块坚硬疼痛。

（4）石打穿、土茯苓、凤尾草、藤梨根各 30g，白头翁 30～60g。每日 1 剂，水煎服。

（5）八角金盘 12g，山慈菇、蛇莓、八月札、石见穿、败酱草、生薏苡仁各 30g，黄芪、鸡血藤、丹参各 15g，大黄 6g，枳实 10g。日 1 剂，水煎服，连服 90 剂后改用 2 日或 3 日 1 剂，连用 6～12 个月。

（6）黄芪 30g，黄精、枸杞子、鸡血藤、槐花、败酱草、马齿苋、仙鹤草各 15g。随证加减，日 1 剂，水煎服。

（7）红藤、八月札、苦参、丹参、凤尾草各 15g，白花蛇舌草、菝葜、野葡萄藤、生薏苡仁、白毛藤、瓜蒌子、贯众炭、半枝莲各 30g，土鳖虫、乌梅肉、广木香各 9g，壁虎 4.5g（吞）。日 1 剂，水煎服。

（8）炮附子 10g，肉桂粉 6g，红参、半夏、桃仁各 15g，大黄（生军）15g，土鳖虫 30g，大米 10g，蜂蜜 150g，黄酒 200g。前八味加水 1000ml，煮米熟汤成，去渣加黄酒、蜂蜜，煎取 900ml，1 剂分 2 日服。

（9）水杨梅根、藤梨根、半枝莲、白花蛇舌草、白英各 30g，党参、白术、茯苓、当归各 9g，虎杖、生薏苡仁、红枣各 15g。水煎服，每日 1 剂。

（10）生大黄粉 9g，加入生理盐水 140ml 保留灌肠。1 日 1 次，一般 3 天为 1 个疗程。本法对肠癌术后大量便血颇有效。

（11）白花蛇舌草、红藤、瓦楞子、黄芪、薏苡仁各 30g，龙葵、鳖甲、龟甲各 15g，大黄 9g，牡丹皮 12g。每日 1 剂，水煎，分 2 次温服。适用于结肠癌肿块增大，有时发生肠梗阻，腹部阵阵疼痛，或腹胀便秘者。

（12）白花蛇舌草、半枝莲、黄毛耳草、薏苡仁各 30g，冬瓜子 20g，槐花、山慈菇、白术、莪术、墨旱莲、丹参各 15g，水蛭 12g。水煎服，每日 1 剂。

（13）槐角、金银花各 12g，生地榆、苦参、侧柏叶各 9g，白花蛇舌草、藤梨根、生薏苡仁、土茯苓各 30g，猫人参 60g，无花果 15g。每日 1 剂，水煎服。适用于直肠癌。

（14）败酱草、仙鹤草、白花蛇舌草、白毛藤各 30g，槐花、黄芩各 9g，地榆、茯苓各 12g，金银花、白术各 10g，厚朴 8g，薏苡仁 20g，秦皮 19g，党参、绞股蓝各 15g，甘草 3g。此方对直肠结肠癌便次增多，里急后重，排黏液血便尤为合适。若伴腹痛加白屈菜 9g，米壳 10g。

（15）青蒿、鲜野葡萄根、地榆各 60g，鲜蛇莓 30g。以上各药洗净后沥干，置热水瓶内，倒入沸开水浸过药面，浸泡 12 小时，滤出药液。每日 1 剂，随时饮服，15 天为 1 个疗程。

（16）闹羊花 10g，何首乌、白毛藤、薏苡仁各 25g，威灵仙 20g，黄毛耳草、菝葜、藤梨根、金银花各 100g，白茅根、党参各 15g。研末制蜜丸，每丸重 15g。每次 1 粒，每日服 3 次。

（17）金银花、白茅根、土茯苓各 25g，蒲公英、紫花地丁、升麻、槐花、墨旱莲各 15g，葛根、赤芍各 10g，生甘草 5g，白花蛇舌草 50g，龟甲 20g。水 6 碗，煎取 1 碗，一次服完。对直肠癌有效。

（18）生黄芪、无花果、白花蛇舌草、马鞭草、马齿苋、仙鹤草各 30g，砂仁、鸡内金、升麻、厚朴各 10g，炒地榆、炒槐花、郁金、墨旱莲、白芍、木瓜各 15g，石见穿 18g。日 1 剂，水煎服，并随证加减。

（19）藤梨根 60g，野葡萄根、水杨梅根、凤尾草、蚤休、半枝莲、半边莲、土贝母各 15g，黄药子、白茅根各 30g。随证加减，日 1 剂，水煎服。藤梨根、瞿麦、瘦肉各 12g。煎取后饮汁吃肉。两方交替使用。

（20）生牡蛎 30g，夏枯草、海藻、海带、玄参、川楝子各 12g，白花蛇舌草、贯众炭各 30g，露蜂房、蜀羊泉、丹参各 15g，川贝母 9g。随证加减，每日 1 剂，水煎服。

（21）八角金盘、生山楂各 12g，石见穿、山慈菇、八月札、黄芪、鸡血藤各 30g，败酱草、党参、丹参各 15g，大黄 6g，枳壳 10g。随证加减，日 1 剂，水煎服。

（22）蟾酥、雄黄各 20g，白及粉 15g。研细，加颠茄浸膏 5g，甘油 75g 并调成糊状；取甘油明胶 65g，置水浴上加热，熔后加入上糊状物，搅匀后倾入已涂过润滑剂的鱼雷形栓模内，冷凝取出以蜡纸包备用。取栓剂 1 颗塞入肛内约 10cm，俯卧 30 分钟，每日 2 次，30 日为 1 个疗程。

第九节　胰腺癌

胰腺癌大多数起源于腺管上皮细胞，少数为起源于胰腺腺泡的腺泡癌，前者为含纤维多的白色硬癌，而后者较软。胰腺癌有胰头癌、胰体癌、胰尾癌之分。其主要的临床表现为腹痛、腰背痛、黄疸、恶心、呕吐等。

中医文献中没有胰腺癌这一病名，根据临床表现类似于中医的"痞块""黄疸""腹痛""伏梁"等病症。

中医学认为，胰腺癌的病因以内因为主，一般认为肝主疏泄，主人一身之气机，脾脏和胰相互关联。人之机体气机不畅，脾湿郁热，湿热蕴结，日久或火或毒，形成脾胃湿热之症；情志不遂，气滞怒郁，饮食不节，过食油腻厚味，脾失运化，痞结心下，形成肝脾郁结之症；机体素有蕴热火毒，耗伤阴血，阴虚内热，心火上炎，形成心脾实热之证。

（一）辨证用药

1. 气滞血瘀型

症见中上腹痛如针刺、刀割、钝痛或绞痛，上腹部可扪及包块，拒按，肿块固定不移。腹胀纳差，消瘦乏力，面色萎黄，苔薄黄或白，舌质紫暗或有瘀斑，脉沉弦或涩。治宜理气活血，化瘀散结。方药：膈下逐瘀汤加减。药用：丹参 30g，牡丹皮 15g，桃仁 12g，红花 12g，三棱 20g，莪术 20g，水蛭 15g，五灵脂 30g，制香附 15g，柴胡 12g，乌药 10g，槟榔 15g，干蟾皮 15g，白花蛇舌草 30g，肿节风 30g，生薏苡仁 30g，焦三仙各 15g。

2. 湿热郁结型

症见周身及面目黄，头重身困，脘腹痞满，上腹部肿块固定疼痛，舌苔黄腻，脉濡数。治宜清热利湿，化瘀散结。方药：茵陈五苓散加减。药用：茵陈 90g，白茅根 60g，紫草 30g，红藤 30g，茯苓 15g，白术 15g，泽泻 10g，猪苓 30g，石上柏 15g，白花蛇舌草 30g，肿节风 30g，壁虎 12g，水蛭 15g，生薏苡仁 30g，干蟾皮 15g，五灵脂 15g，鱼腥草 30g。

3. 心脾实热型

症见胃纳不佳，消化不良，形体消瘦，疲乏无力，上腹部肿块疼痛固定，拒按，发热心烦，小便短黄，大便干结，舌苔白或黄，舌质暗，脉沉细或细数。治宜清热宁心，泻火运脾。方药：清心莲子饮加减。药用：栀子 10g，连翘 10g，黄连 10g，莲子心 10g，木通 10g，生地黄 20g，三棱 15g，莪术 15g，仙鹤草 30g，藤梨根 30g，白花蛇舌草 30g，夏枯草 15g，生黄芪 30g，山慈菇 15g，肿节风 30g，水蛭 15g，干蟾皮 15g。

4. 气血亏虚型

症见胰腺癌晚期，正气大伤，神疲乏力，贫血，消瘦，面色萎黄或黧黑，或有恶病质，腹胀腹痛，腹部肿块固定。苔白质淡，或淡胖，脉细无力。治宜益气养血，扶正抗癌。方药：十全大补汤加减。药用：黄芪 60g，党参 30g，白术 15g，枸杞子 30g，鳖甲 15g，当归 15g，熟地黄 15g，茯苓 15g，仙鹤草 30g，生薏苡仁 30，槲寄生 30g，干蟾皮 15g，壁虎 12g，水蛭 15g，肿节风 30g，白花蛇舌草 30g。

（二）中成药

（1）肿节风片：每次 6 片，每日 3 次，温开水送服。

（2）犀黄丸：有活血祛瘀，化痰散结的功能。每次 3～5g，每日 3 次，口服。

（3）新癀片：有散瘀消肿，清热解毒的功效。每次 2 片，每日 2 次，口服。

（4）六神丸：每次 15 粒，每日 3 次，温开水送服。

（5）开胸顺气丸：每次 6g，每日 2～3g，温开水送服。

（三）单方验方

（1）生牡蛎 20g，夏枯草 20g，土贝母 15g，玄参 20g，天冬 20g，青皮 12g，党参 15g，芥子 30g，何首乌 30g，白术 12g，胆南星 15g，清半夏 15g，生薏苡仁 30g，茵陈 20g，白茅根 30g，每日 1 剂，水煎，以茶频饮。对胰腺癌有较好疗效。

（2）生牡蛎 30g，夏枯草 20g，海藻 15g，漏芦 15g，白花蛇舌草 30g，铁树叶 30g，当归 12g，赤芍 15g，丹参 15g，党参 15g，白术 15g，茯苓 15g，甘草 15g，川楝子 15g，白附子 15g。每日 1 剂，水煎，当茶频频饮服，对胰腺癌有较好疗效。

（3）生薏苡仁 100g，五加皮 20g，仙鹤草 30g。煎水，代茶饮用，对胰腺癌有益气、除湿、化瘀消癌等疗效。

（4）菝葜 60～100g，每日 1 剂，水煎服。对胰腺癌有一定疗效。

（5）鸡内金 30g，青黛 15g，人工牛黄 15g，紫金锭 10g，野菊花 60g，重楼 30g，三七 30g。共研粉，每次 2g，日 3 次冲服。

（6）柴胡、炒黄芩、赤芍、半夏、枳实、槟榔、厚朴、茵陈、栀子、金钱草、败酱草、王不留行、郁金、香附各 9g，炒草果 2 枚，甘草 3g，烧姜 3 片。日 1 剂，水煎服。

（7）茵陈、半枝莲、鳖甲各 30g，栀子、郁金、延胡索、桃仁各 10g，茯苓、丹参、王不留行各 15g，当归、僵蚕各 12g，牡蛎 24g，鸡内金 8g。日 1 剂，水煎服。

（8）党参、当归、熟地黄各 12g，白术、大枣、栀子、桃仁、僵蚕各 10g，鳖甲、贝母各 20g，何首乌 15g。日 1 剂，水煎服。

（9）丹参 15g，龙葵、石见穿、红花、枸杞子、川楝子各 30g，郁金 10g，香附、青皮、陈皮、八月札各 12g，夏枯草 24g。每日 1 剂。水煎服。适用于胰腺癌。

（10）茵陈、赤小豆、蟾蜍、半枝莲、白花蛇舌草各 30g，茯苓、水蛭、山慈菇各 10g，薏苡仁、夏枯草各 15g。每日 1 剂，水煎服。适用于胰腺肿瘤，上腹结节状肿块，黄疸，腹痛，消瘦。舌淡，苔腻，脉弦紧。

（11）柴胡、丹参、茯苓、郁金各 12g，龙胆 6g，栀子、黄芩、大黄各 9g，黄连 3g，茵陈、生地黄、蒲公英各 15g，白花蛇舌草、土茯苓、薏苡仁各 30g。每日 1 剂，水煎服。